消化内镜基本操作规范与技巧

第2版

主　编　吴　斌　陈小良　李建忠

科学出版社
北　京

内 容 简 介

《消化内镜基本操作规范与技巧》是消化内镜的入门工具书，应读者要求进行再版。本书主要包括消化内镜中心结构、功能、设置与管理的基本知识，消化内镜的清洗与消毒，消化内镜的常见故障及处理，并重点介绍消化内镜的操作规范与技巧。此次再版根据消化内镜最新进展进行了修订，补充了蓝激光成像技术和联动成像检查术及细胞内镜、磁控胶囊内镜检查术、胆道子母镜等内容，增加了消化内镜中心行政管理结构、消化内镜中心安全监控、消化内镜的质量与安全管理等内容。

本书内容全面、条理清晰、图文并茂、可读性强，可作为消化内镜工作者的入门工具书。

图书在版编目（CIP）数据

消化内镜基本操作规范与技巧 / 吴斌，陈小良，李建忠主编 . —2 版 . —北京：科学出版社，2024.1

ISBN 978-7-03-077306-7

Ⅰ . ①消… Ⅱ . ①吴… ②陈… ③李… Ⅲ . ①消化系统疾病 – 内窥镜检 – 技术操作规程 Ⅳ . ① R570.4-65

中国国家版本馆 CIP 数据核字（2023）第 251985 号

责任编辑：丁慧颖 戚东桂 / 责任校对：张小霞

责任印制：肖 兴 / 封面设计：陈 敬

科学出版社 出版

北京东黄城根北街16号

邮政编码:100717

http://www.sciencep.com

河北鑫玉鸿程印刷有限公司 印刷

科学出版社发行 各地新华书店经销

*

2018年 1 月第 一 版 开本：787×1092 1/16

2024年 1 月第 二 版 印张：13 1/2

2024年 1 月第四次印刷 字数：310 000

定价：128.00元

（如有印装质量问题，我社负责调换）

编写人员

主　　编　吴　斌　陈小良　李建忠

编　　者　（以全书章节为序）

吴　斌　梁艳娉　缪惠标　周少丽

陈小良　李建忠　林显艺　陶　力

柯比伦　杨逸冬　陶　金　王　省

杨　齐　潘雪梅

学术秘书　杨逸冬

作者单位　中山大学附属第三医院消化内科

第一主编简介

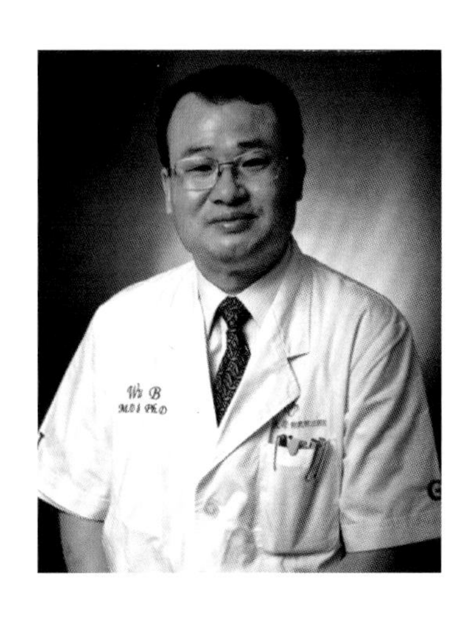

吴　斌　教授，主任医师，博士生导师，中山大学附属第三医院消化内科学科带头人，广东省消化内镜工程技术研究中心主任。日本佐贺大学医学部医学博士，美国匹兹堡大学医学中心博士后，美国哈佛大学医学院附属布列根和妇女医院研究员。中山大学“百人计划”引进学者，教育部“长江学者”创新团队骨干成员，国家973计划“重大疾病药物新靶点及治疗机制”首席科学家，国家自然科学基金重点项目负责人，国家科技进步奖及国家自然科学基金评委。主编《消化道出血诊断与治疗学》《肝硬化》《肠道疾病学》等多部专著。

前　言

《消化内镜基本操作规范与技巧》作为一本简单实用的入门工具书，于2018年1月由科学出版社出版后得到了读者的肯定及好评，应广大读者要求，在科学出版社大力支持下，我们组织专家根据消化内镜最新进展进行了修订。《消化内镜基本操作规范与技巧》（第2版）补充了蓝激光成像技术和联动成像检查术及细胞内镜、磁控胶囊内镜检查术、胆道子母镜等内容，增加了消化内镜中心行政管理结构、消化内镜中心安全监控、消化内镜的质量与安全管理等内容。此次再版除了为读者提供内镜基本理论、基本知识、基本技术外，也期望为读者提供消化内镜中心设置、行政管理、安全监控、质量监督等方面可借鉴的经验，为初学者提供一本简单实用的入门工具书，为成长者提供一本参考书，为管理者提供一本指引书。

中国消化内镜经历了从无到有，从单一到全面，从落后到先进，从专注于诊断到加强发展治疗技术的成长过程。在我国消化内镜先行者的带领下，诊疗技术蓬勃发展、日新月异，内镜诊疗适应证不断拓展，已从消化道腔内拓展到消化道腔外；内镜诊疗涉及的领域不断扩展，已有从人工操作到人工智能辅助的发展趋势。此外消化内镜辅助材料的开发、消化内镜主机及操作镜的研发也得到了长足的进步。

对于消化内镜工作者，能否做到科学、严谨、规范地进行内镜诊疗操作，直接关系到内镜诊疗的质量与安全。中山大学附属第三医院消化内镜中心作为广东省消化内镜工程技术研究中心的主体单位，在消化内镜诊疗技术领域坚持走自己的发展道路，积累了丰富的经验，也有很多宝贵的教训。我们深深体会到，培养一个消化内镜医师，坚实的理论基础、扎实的基本功、规范化的诊疗流程非常重要。

本书旨在为消化内镜工作者提供简单实用的诊疗技术操作指导，重点阐述各种消化内镜基本操作要领、技术规范及相应的技巧和围术期管理，为进一步提高消化内镜诊疗技术打下坚实的基础。本书编写人员为我院长期工作在一线的临床医师，在内镜工作中积累了丰富的经验。本书绝大部分图片来自我们以往内镜工作的积累，为了保证内容的完整性及可读性，也引用了少量国内外相关参考资料图片。我们期待本书出版后得到各位读者的批评指正，为进一步修订后再版打下基础。

吴　斌　陈小良　李建忠
中山大学附属第三医院
2023 年 6 月

目　　录

第一章 消化内镜中心的设置与管理

随着医学科学技术的飞速发展，各项先进诊疗技术在临床广泛应用，综合性医院的各学科及各专科的设置也越来越细化与齐全。消化内镜中心作为各级医院很重要的疾病诊治部门，在临床、科研及教学工作中具有无法替代的功能，消化内镜中心的布局及人员配备是否科学，直接关系到消化内镜中心运行是否顺畅、高效、安全。

第一节 消化内镜中心的设置规范与人员配备

一、消化内镜中心设置的基本原则

（1）能够很好地满足患者顺利从内镜预约至完成内镜诊疗的全部流程。

（2）能够满足医护人员内镜诊治工作的全部需要。

（3）各功能区既相对独立，又能相互联系，并顺利沟通。

（4）内镜操作间尽量宽敞明亮，最好只放置一套内镜主机并配备必要的操作镜，室内必须配齐诊疗所需的辅助药品、抢救药品、抢救设施、生命监护与支持系统。

（5）人员配备合理充足，不同功能区由专人负责运作。

（6）配备具有实时音像传输功能的网络系统，设置能实时视频监控各功能区的中央监控室，各功能区均可实时呈现在中央监控室监视器中。

二、消化内镜中心的基本架构

消化内镜中心一般应由以下功能区组成：接诊预约区，候诊区（包含术前注射室），内镜诊疗区，术后复苏观察区，器械清洗消毒区，器械储藏室，医生办公室，护士技师办公室，中央监控室与多媒体示教室，储物室，男更衣室、女更衣室，患者用卫生间，工作人员用卫生间，污物处理区及污物输送通道。

三、消化内镜中心布局原则

（1）环境安静、宽敞明亮、简洁舒适。

（2）各功能区既能紧密联系，容易沟通，又互不干扰。

（3）各功能区设备配置齐全，能充分发挥相应的功能。

（4）严格区分生活区与工作区及清洁区与污染区。

（5）分开设置医护人员工作通道、患者通道及清洁通道、污物通道。

（6）能维持舒适的温度、湿度与光线，保证良好的空气流通。

四、各功能区及人员配置

1. 接诊预约区 配备1～2名护士，负责咨询、预约、划价、取结果。

2. 候诊区 设置自动取号、叫号系统，由患者或家属根据诊疗项目自行取号，并排队候诊；设置足够数量的患者候诊椅；配备1～2名护士，负责术前准备工作，包括签署知情同意书、派发并督促使用相关必要的术前准备药品等，由专人安排引导不同患者进入相应的诊疗间。

3. 内镜诊疗区 根据诊疗工作的需要，配备一至数名巡回护士，统一协调内镜中心的各项工作，各独立操作间配备相应数量的操作医生、护士，具体人员数量依诊疗技术项目不同而不同，每间操作室均配备用于诊疗图像/视频传送、保存的计算机网络系统终端，并能和中央监控系统连接。

4. 术后复苏观察区 配备基础生命监护与支持系统，以及1台以上的抢救车，主要用于镇静、静脉浅麻醉患者术后观察与复苏，最少配备2名护士，同时负责建立患者术前静脉通路等工作。

5. 内镜储藏室 一般设置在紧邻诊疗区，便于及时输送，室内温度、湿度可控，配备紫外线消毒灯，储镜柜保持恒温恒湿，并带有柜内紫外线消毒功能，以利于延长内镜使用寿命及内镜清洁，由专职的技师负责，并且记录日志。

6. 配件储藏室 一般设置在紧邻诊疗区，便于器械及时输送，室内环境条件可控，保持通风干燥，进行紫外线消毒，由专职的护师负责，扫码进行出入库登记。

7. 中央监控与多媒体视教室 配备屏幕墙及对讲系统，实时监控各功能区及显示诊疗实时图像，可兼作多媒体教学区或手术观摩区，面积大小视需要而定，由专职技师负责技术支持工作。

8. 清洗消毒区 配备多台专用的清洗消毒机、多个清洗消毒池及各种器械检测装置、干燥装置，上消化道与下消化道内镜及器具必须分开使用不同的清洗消毒池及消毒机进行消杀，由2～3名护士或技师负责。

9. 医生、护士技师办公室 供相关工作人员办公之用。

10. 更衣室 设男更衣室、女更衣室，供医护人员更换工作衣、工作鞋。

11. 储物室 主要用于储存诊疗辅助用品，如医用床单、被褥、患者衣裤等，由1～2名助理护士负责。

12. 污物处理间 由1～2名经过专门培训的卫生清洁人员负责。

13. 卫生间 医护人员及患者卫生间设置在不同区域，各自分开独立使用。

14. 总巡回护士 1名，由高年资护师负责全面的护理协调工作。

15. 当值主管医师 1名，由高年资主治及以上职称医师全面负责当天内镜诊疗工作，负责协调运行、质量监控、安全监督。

第二节 消化内镜中心行政管理结构

消化内镜中心行政管理是其良好运行的保障，在不同的医院，消化内镜中心定位不同，有些医院消化内镜中心作为辅助诊疗科室，但大部分综合性医院将其作为临床诊疗科室。目前国际国内通行做法是消化内镜中心归属于消化疾病中心（或消化科）统一管理，日常工作由有内镜操作资质的专科医师完成，必要时通过多学科合作完成大型复杂内镜诊疗。

一、消化内镜中心主任

（1）一般由消化内科主任兼任，便于人员统一调配、人才培养及节省人力成本，当然，也可以根据各医院的具体情况分设。

（2）应有良好的行政管理能力，以保证消化内镜中心长远发展及良好运行。

（3）应具备高水平的临床技能及消化内镜诊疗技术，能够指导及培养下级医师。

（4）应有超前的眼光和开阔的视野及新技术研发潜力。

（5）应具有良好的学界沟通能力及社会影响力。

二、消化内镜中心护士长

（1）一般与消化内科护士长分设，便于中心的日常管理，小的中心也可以由消化内科护士长兼任。

（2）应具有良好的行政管理能力，高水平的护理技能，并掌握消化内镜诊疗规程。

（3）应具备指导及培养下级护理人员的业务能力。

（4）应具有良好的医护沟通及医患沟通能力。

三、消化内镜中心技师长

（1）应熟练掌握消化内镜中心所有设备的性能、使用方法、维护保养方法及具有基本的维修能力。

（2）应具有良好的设备管理能力，掌握各项消化内镜诊疗的设备和耗材配备及使用方法。

（3）应掌握设备的使用次数、使用寿命，规划设备的更新换代。

（4）应具备指导及培养下级技师的业务能力。

第三节 消化内镜中心安全监控

消化内镜中心必须保证医务人员、患者、设备安全，在中心安装全方位的监控设备，出现问题时能够及时查找原因，并能够及时改进。

设置中央监控系统，由一名高年资医师负责中央监控室工作，实时监控各诊疗室的患者动态及医护操作和诊疗过程，发现问题及时指挥处理。

第四节 消化内镜中心的质量与安全管理

医疗质量与医疗安全是消化内镜中心的生命线，一流的内镜技术必须由一流的质量管理来保证，才能保证诊疗过程安全。

（1）大体按医院医务部门及质量管理部门的要求进行监管。

（2）建立完善的医师培训制度及计划，高年资医师应明确专业方向。

（3）制订内镜操作技术等级准入制度，必须经过技术考核后才能进入更高一级技术的独立操作。

（4）制订各项操作的技术流程及围术期管理原则。

（5）定期召开内镜阅片会，讨论内镜诊疗存在的问题及解决方案。

（6）每月进行内镜质量与医疗安全检查。

（7）制订内镜诊疗安全核查清单，以保证整个诊疗过程安全及规范（表 1-1）。

表 1-1 住院患者内镜诊疗安全核查清单

患者姓名：________ 性别：________ 年龄：________ 科室及床号：________ 登记号________

仔细确认并检查以下流程完成情况					
进入内镜中心时		诊疗过程情况		离开内镜中心时	
确定患者信息	□	确定麻醉 / 检查 / 手术方式	□	组织样本已正确标记	□
了解患者既往胃 / 肠镜检查情况、本次检查目的及项目	□	检查相关设备及器械可正常工作	□	病理申请单已记录、核对清楚	□
签署知情同意书	□	监护仪工作正常	□	完成内镜诊疗记录	□
是否空腹、禁食禁水，肠道清洁情况	□	是否建立静脉通路，准备必要的药品	□	交代患者 / 家属注意事项、随访内容 / 时间	□
无内镜诊疗禁忌证	□	麻醉及生命体征正常	□	完成医疗收费	□
抗凝药物使用情况	□	诊疗过程中抗生素使用情况	□	与输送中心交接	□
药物过敏史（包括抗生素、镇静 / 麻醉药）	□	诊疗过程中止血剂、组织胶、硬化剂等使用情况	□		
牙齿松动、义齿、口腔疾病情况	□	诊疗过程中钛夹、支架、引流管、气囊等使用情况	□		
传染病情况（如乙型肝炎、丙型肝炎、艾滋病、结核等）	□				
核查者签名： _____年 _____月 _____日		操作者签名： _____年 _____月 _____日		核查者签名： _____年 _____月 _____日	
如有其他特殊情况，记录在此：					

第五节　消化内镜中心的教学与科研管理

大型消化内镜中心有本科生、研究生、进修生的教学任务，承担者必须具备良好的职业素养、专业素质和一定的技术水平，以及熟悉规章制度。同时，为了开展科研工作及进行技术创新，必须进行规范化管理。

（1）承担教学任务者必须经过科室讨论及主任指派。

（2）教学工作做到集体备课、系统并有针对性。

（3）建立数据库，临床数据、内镜图片、操作视频均输入数据库，分门别类由专人负责管理。

（4）数据、图片、视频输出及借阅必须经过消化内镜中心主任同意。

（5）学术论文、技术报告的发表须得到署名者的同意及消化内镜中心主任的审批。

第六节　消化内镜图像存储与传输

目前，各医院内镜中心普遍采用专门设计的内镜图文工作系统专业软件采集和保存内镜检查的文字资料、图像、录像、视频等，并且可以采用局域网的形式使各个内镜诊疗终端互联，达到资料共享的目的，每个终端的资料可以用光盘和（或）硬盘备份，永久保存。此外，为了达到多媒体教学、视频会议、远程会诊、人工智能远程操作等实时传输的目的，可以将内镜诊疗室的动态场景、图文等资料通过局域网或互联网实时传送至中央监控室（图 1-1 和图 1-2）、多媒体教学 / 会议室、大会会场、院外，甚至实现全球传送。

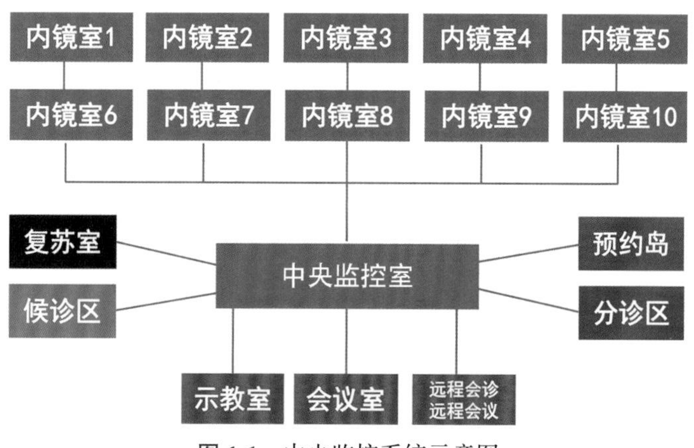

图 1-1　中央监控系统示意图

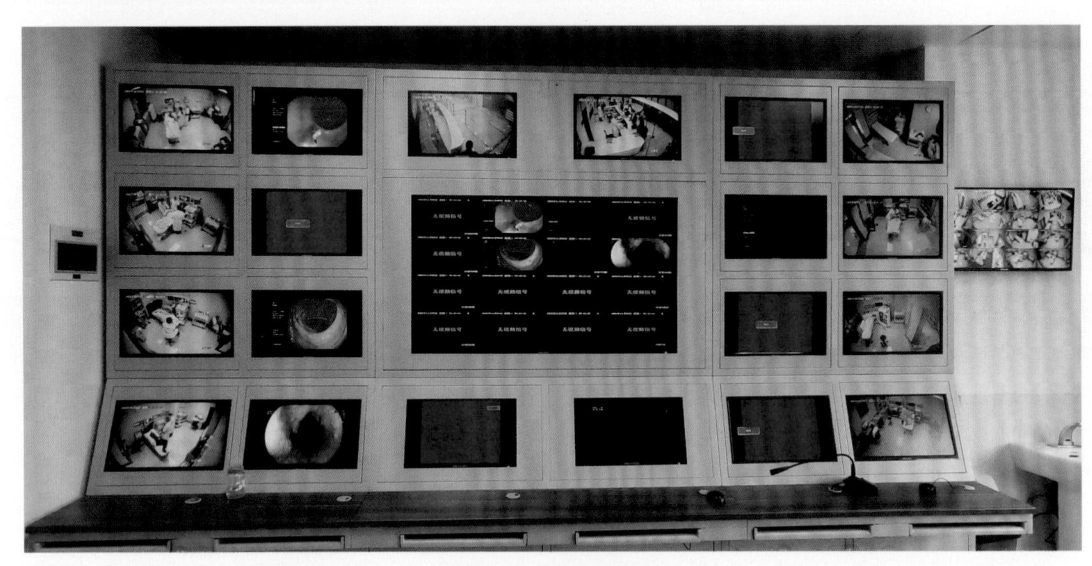

图 1-2 中央监控室

（吴 斌）

第二章 消化内镜中心的设备管理

第一节 消化内镜的清洗与消毒

自 20 世纪 60 年代起，随着纤维内镜在临床上的广泛应用，内镜消毒问题开始得到关注。每一名接受内镜检查的患者均是潜在的传染源，因此所有的内镜及其附件均须经过严格的清洗及消毒。内镜中心的工作人员（医生、护士、助理护士、洗镜工人等）应当接受标准的内镜及其附件的清洗、消毒、灭菌等规范化培训，从而避免医源性交叉感染，并保护检查人员的自身安全。

一、内镜清洗与消毒的基本流程

严格按照内镜操作指南规范操作是保障内镜重复操作中安全性的关键。不规范的操作不仅会导致病原菌传播、仪器失常、仪器寿命缩短，还可能导致内镜诊断错误（如不清洁的内镜或附件会将前一患者的病理组织带到下一患者的体内，而污染此患者的病理组织标本）。

消化内镜的清洗与消毒应该按照以下 8 个步骤进行：预处理→测漏→清洗（cleaning）→漂洗（rinsing）→消毒（disinfection）→终末漂洗（rinsing）→干燥（drying）→储存（storage）或再次使用（表 2-1）。

表 2-1 消化内镜的清洗与消毒步骤

步骤	建议
预处理	内镜使用完毕后，立即进行床边预清洗
测漏、清洗	将内镜浸入清洗液前，均进行内镜测漏试验及封闭性试验
漂洗	清洗及消毒的程序之间均进行一次漂洗
消毒	需将内镜及各个阀门均浸没入消毒液中以保证消毒效果
	用注射器向各个内镜工作通道注入消毒液，直到完全排出管道内的气体和液体，避免出现无效腔
	消毒液接触器械需要达到制造商推荐的最短浸泡时间，并维持适当的温度
	压缩空气系统必须能达到制造商推荐的压缩空气值
	在漂洗前用气流清除消毒液
	需要经常使用制造商提供的试纸检测消毒液是否仍有效

续表

步骤	建议
终末漂洗	每次漂洗后都要更换漂洗液以防消毒剂富集而引起人体腔道黏膜损伤
	初次漂洗和终末漂洗不可使用同一漂洗槽
干燥	内镜在储存之前需要进行干燥处理，以防内镜管道中微生物滋生
储存	干净的内镜应垂直悬挂于湿度、温度适宜的地方，不可储存在运输容器中

内镜的再处理包括以下两个基本步骤。

（1）手工清洗：包括用内镜适用的低泡清洗剂刷洗暴露在外的所有部件。

（2）自动消毒、漂洗和干燥所有已经暴露出来的内镜部分。

二、内镜的清洗

（一）基本步骤

1. 第一步 预清洗，应当在内镜拆离光源和视频处理器前进行。在内镜从患者体内拔出后，应立即开始清洗消毒程序，步骤如下。

（1）立即用含有清洗液的一次性湿巾或湿纱布自上而下擦去外表面的污物。

（2）将内镜的先端置入装有清洗液的容器中，通过按动吸引按钮吸引清洗剂（多酶洗剂）以清洗较大的碎屑（至少 250ml）。

（3）确保内镜孔道无阻塞。

（4）反复送气 / 送水至少 10s，检查送气 / 送水管道有无阻塞。

（5）检查镜身有无咬痕或不光滑之处。

（6）关闭光源和电源开关，将内镜从主机上拆下。

（7）盖好防水盖，将内镜平放于运送容器中，运送至清洗消毒室。

（8）每次在清洗内镜前需进行试验，检查管道的密闭性。

2. 第二步 测漏试验，步骤、方法及要点如下。

（1）取下各类按钮和阀门。

（2）连接好测漏装置，并注入压力。

（3）将内镜全部浸泡于水中，使用注射器向各个管道注水，以排出管道内气体。

（4）首先向各个方向弯曲内镜先端，观察有无气泡冒出；再观察插入部、操作部、连接部等部分是否有气泡冒出。

（5）如发现渗漏，应及时送检、保修。

（6）测漏情况应有记录。

（7）也可采用其他有效的测漏方法。

3. 第三步 清洗，步骤、方法及要点如下。

（1）水洗

1）将内镜放入清洗槽内，在流动水下彻底冲洗，用纱布反复擦洗镜身，同时将操作部清洗干净；取下活检孔道阀门、吸引按钮和送气 / 送水按钮，用清洁毛刷彻底刷洗活检孔道和导光软管的吸引器管道，刷洗时必须将毛刷刷头分别完全插入并露出镜身两端，洗净刷头上的污物；安装全管道灌流器、管道插塞、防水帽和吸引器，用吸引器反复抽吸活检孔道；全管道灌流器接 50ml 注射器，吸清水注入送气 / 送水管道；用负压吸干活检孔道的水分并擦干镜身。

2）将取下的吸引器按钮、送气 / 送水按钮和活检孔道保护帽用清水冲洗干净并擦干。

3）内镜附件如活检钳、细胞刷、切开刀、导丝、碎石器、网篮、造影导管、异物钳等使用后，先放入清水中，用小刷刷洗钳瓣内面和轴节处，清洗干净后擦干。

4）清洗纱布应当采用一次性使用的方式，清洗刷应一用一消毒。

（2）酶洗

1）多酶洗液的配制和浸泡时间遵循产品说明书。

2）将擦干的内镜置于酶洗槽中，用注射器抽吸多酶洗液 100ml，冲洗送气 / 送水管道，利用负压将含酶洗液吸入活检孔道，操作部用多酶洗液擦拭。

3）擦干的附件、各类按钮和阀门用多酶洗液浸泡，附件还需要在超声清洗器内清洗 5 ～ 10min。

4）多酶洗液应每清洗 1 条内镜后更换。

（3）漂洗

1）多酶洗液浸泡后的内镜，用动力泵或压力水枪或注射器彻底冲洗各管道，以去除管道内残余的多酶洗液及松脱的污物，同时冲洗内镜的外表面。

2）用 50ml 注射器向各管道充气，或用动力泵或压力气枪向各管道充气至少 30s，排出管道内的水分，以免稀释消毒剂。

（4）手工清洗和消毒所有暴露的表面（包括内部各种通道及外部），应注意以下几点。

1）使用专门为医疗器械设计的低泡清洗剂。

2）根据制造商的建议适当稀释清洗剂。

3）冲洗并刷洗所有管道，以去除所有有机残留物如血液、组织等，使用专门为清洗内镜设计的一次性清洗刷。

4）使用适当大小的清洗刷刷洗内镜管道、部件、连接部位及开口；刷毛应当能接触到所有表面部位。

5）在清洗过程中反复开关阀门以便于清洗所有表面。

6）使用软布、海绵或刷子清洁内镜外表面及部件。

7）重复使用的内镜附件及部件应进行超声清洗，以清除难以清洁部位的污物。

8）丢弃所有一次性清洁用品。

（5）如果因条件所限难以达到以上步骤，可考虑进行以下调整。

1）使用非含酶清洗剂。

2）使用肥皂及合格质量的水仔细清洗。

3）使用经消毒、过滤可饮用质量的水或煮沸过的水清洗。

（二）超声清洗

对于内镜部件及附件中难以清洁的部位，超声清洗也许是比较好的选择。超声清洗的清洗剂应与手工清洗所用的相同。建议遵循以下几点。

（1）使用不起泡的清洗剂，其既适用于手工清洗，也适用于超声清洗。

（2）多酶洗剂是较好的选择。

（3）内镜浸泡于多酶洗剂的时间应遵照制造商的建议。

（4）吸入含酶的气溶胶有发生过敏反应的风险，因此应当盖好清洗槽以最大限度降低这种风险。

（三）清洗剂

（1）内镜清洗可使用含酶或不含酶的清洗剂，以及含有抗菌剂的清洗剂。推荐使用无泡型清洗剂。因为泡沫会阻碍液体与器械表面接触，并在清洗过程中影响视野，可能对工作人员造成伤害。

（2）所选用的清洗剂应当能有效地松解附着的有机物及无机物，以便于进一步冲洗。不建议使用含有醛类的清洗剂，因为其可以引起蛋白质变性和凝固。

（3）基本成分为胺类化合物或葡糖鱼精蛋白（glucoprotamine）的清洗剂不建议与戊二醛合用，否则发生化学反应而可能导致有色残留物形成。

（4）如清洗剂不含抗菌成分，不能抑制微生物生长，则应在每次使用后丢弃。

（5）清洗剂通常含有抗菌成分，可降低工作人员被感染的风险，但其不能代替消毒步骤。

（6）酶类洗剂在高于室温（＞20℃）的条件下更为有效，使用时应当遵循制造商的建议。

三、内镜的消毒

（一）基本步骤

消毒的目的是杀灭或清除内镜上的病原微生物，达到无害化处理。内镜在使用前及使用后需要在专用的清洗室由受过专门训练的人员进行消毒处理。

1. 推荐使用液体化学杀菌剂的有效消毒方案

（1）使用自动内镜消毒机。

（2）在有抽气设备的指定地点进行消毒。

（3）在适当的温度下，用高剂量的消毒剂或化学杀菌剂冲洗内镜，冲洗过程需要持续一定的时间。

（4）消毒结束后用无菌水、蒸馏水或95%乙醇溶液再次冲洗内镜。

（5）用适当强度的气流干燥内镜，应选用清洁压缩空气。

2. 推荐的着装及保护用具 为了保护清洗消毒工作人员，避免其在消毒过程中受伤害，推荐以下着装及配备相应的保护用具。

（1）长袖防水外套。

（2）长度可以覆盖前臂的手套。

（3）护目镜：保护眼不受消毒剂刺激，并防止消毒剂喷溅至眼中。

（4）一次性带有木炭过滤的面具：减少空气中挥发的消毒剂吸入。

（5）防毒面具：可用于防止消毒剂泄漏或其他紧急情况。

（6）消毒室内应有通风及空气交换设备。每天换气频率≥ 10 次 / 小时，最小通风频率宜达到 2 次 / 小时。

（二）人工消毒

在人工消毒时，内镜连同全管道灌洗器及其部件应当完全浸泡在高剂量消毒剂、杀菌剂中，使用动力泵或注射器，使各管道内充满消毒液，消毒方式和时间应遵循产品说明书。更换手套，向各管道至少充气 30s，除去管道内的消毒液。内镜注水瓶及其连接管道至少每天消毒 1 次（或每天更换），在可能的情况下，应当将其浸没在装满消毒剂的消毒池中进行消毒（图 2-1）。

（三）自动消毒

在自动消毒时，内镜及其部件应当置于自动消毒机中（图 2-2），所有的通道均应与自动消毒机相应的管道相连。自动消毒机可以保证内镜所有表面均接触到消毒剂。一旦自动消毒程序中止，需要重新进行消毒。

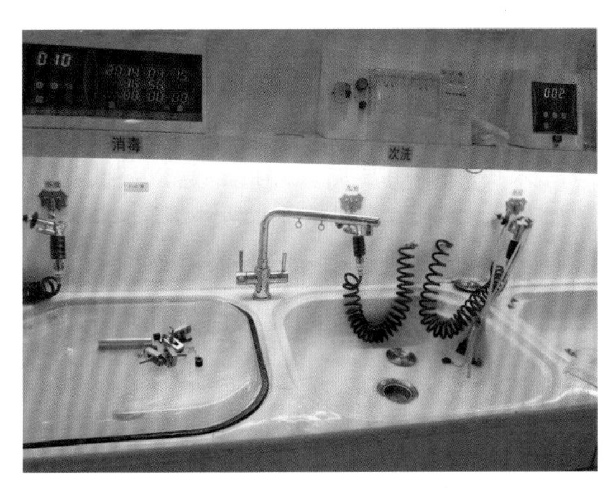

图 2-1 人工消毒池

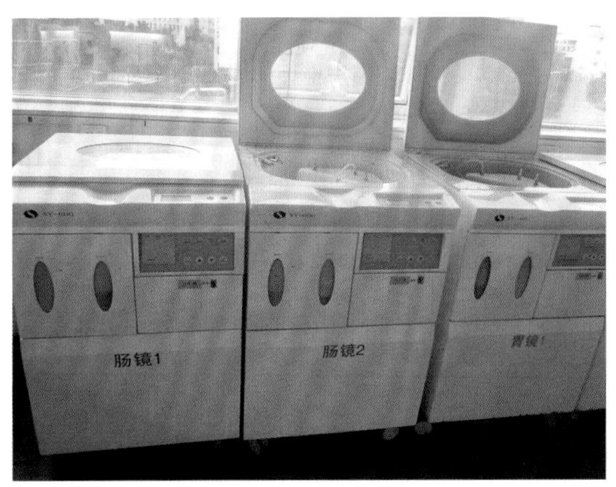

图 2-2 自动消毒机

自动消毒机中的洗镜用水应当保持无菌（使用细菌过滤器、杀菌剂等处理清洗液）。如当地供水为硬水，需使用软水器。消毒机终末漂洗用水，每周至少进行一次细菌检测。

（四）漂洗及干燥的重要性

内镜在连续检查过程中通常是不干燥的。干燥是为了防止内镜存储时微生物繁殖。最终的干燥步骤可以最大限度减少洗镜水中微生物污染的可能。建议遵循以下步骤。

（1）消毒后，将内镜连同全管道灌洗器、按钮、阀门移入终末漂洗槽内，使用动力泵或压力水枪，用纯化水或无菌水冲洗内镜各管道至少 2min，直至无消毒液残留。

（2）每次漂洗后，更换漂洗用水。

（3）使用 75% ～ 95% 乙醇或异丙醇溶液冲洗管道（如干燥步骤已恰当进行，此步骤可以省略）。

（4）使用压缩空气枪干燥内镜。

（5）消毒剂应漂洗干净。如使用自来水漂洗，需加用乙醇冲洗，使用乙醇时谨防爆炸。

（五）消毒剂

理想的消毒剂应当有广谱的抗微生物作用，包括血液携带的病毒及朊病毒蛋白；并适用于内镜、内镜附件及内镜消毒设备；对使用者无刺激且安全；无环境污染。消毒剂应当在合适的温度下，并按照制造商的说明使用。应定期检测消毒剂（使用制造商提供的试纸）以保证其最佳的效果。

消毒剂溅出：消毒剂如戊二醇等有毒性，一旦发生外漏或溅出，应及时进行中和。醛类中和剂应就近放置，稀释至低于 1/5 000 000 的浓度，并加用还原剂（亚硫酸氢钠）或碱化剂（氢氧化钠）。如果洗镜人员的黏膜分泌物增多，提示通风设备出现问题，应立即离开洗镜室，必要时使用恰当的辅助呼吸器械。

1. 选择消毒剂的影响因素 ①稀释过程；②溶剂的稳定性；③可重复使用的次数；④直接成本；⑤间接成本（如合适的自动消毒机、储存空间、使用条件、工作人员的保护措施等）。

2. 常用的消毒剂

（1）戊二醛（glutaraldehyde）：是内镜消毒中最常用的消毒剂之一。戊二醛消毒效果确切，相对较便宜，而且不会损伤内镜、附件或自动清洗机。但是，仍需要关注其对健康、安全及环境等的影响。戊二醛的副作用在清洗人员中相当常见，因此，建议尽可能降低戊二醛在空气中的浓度。因为戊二醛无法直接倾倒入下水道，故对其废弃液的处理比较重要。只要将其稀释至 5% 以下，戊二醛就可以被自然分解。采用 2% 碱性戊二醛浸泡消毒或灭菌时，应当将清洗擦干后的内镜置于消毒槽并全部浸没于消毒液中，各孔道用注射器灌满消毒液。

采用 2% 碱性戊二醛消毒时，浸泡时间如下：胃镜、肠镜、十二指肠镜浸泡不少于 10min；结核杆菌、其他分枝杆菌等特殊感染的患者使用后的内镜浸泡时间不少于 45min。胃镜、肠镜、十二指肠镜等当天不再继续使用的需要消毒的内镜采用 2% 碱性戊二醛消毒时，应当延长消毒时间至 30min。

戊二醛的毒性作用如下。

1）悬浮于空气中：①皮肤刺激，如过敏性皮炎、皮疹；②呼吸道反应，其改变呼吸节律，导致职业性哮喘；③急性中毒，表现为头晕、头痛、胸闷、心悸、呼吸困难、晕倒、僵直、抽搐；④慢性中毒，表现为神经衰弱、视物模糊、胸闷、憋气、手及面部瘙痒。

2）残留在器械上：导致相关部位炎症及过敏反应（如结肠炎）。

（2）邻苯二甲醛（orthophthalaldehyde，OPA）：是一种更为稳定的替代消毒剂。它几乎没有气味，不会散发有害气体，并且其杀菌活性比戊二醛高 2%，对细菌繁殖体、病毒和分枝杆菌杀灭速度快、效果好，其杀灭微生物的作用和稳定性受 pH 影响小。邻苯二甲醛不会对器械造成损害，但同其他醛类一样，它会与蛋白交联并着色。

（3）过氧乙酸（peracetic acid，PAA）：是一种更为高效的消毒剂（属灭菌剂），在

5min 内杀灭细菌，在 10min 内杀灭分枝杆菌和孢子。优点是不产生有害分解产物，促进有机物清除，无残留。但其对皮肤黏膜有刺激性，对金属及其他物品有腐蚀性，对纺织品有漂白作用。其性质不稳定，易分解。

（4）酸性氧化电位水（electrolyzed-oxidizing water，EOW）：在经过软化处理的自来水中加入微量的氯化钠（氯化钠浓度小于 0.05%），在有离子隔膜式电解槽中电解后，从阳极一侧得到的酸性水溶液。其有快速强效的灭菌能力，特别是电解强酸水。EOW 无刺激性，而且毒性小，对患者、工作人员、环境都比较安全；且生产成本低，生产 EOW 只需要盐、自来水和电力。它的缺点在于，当遇到有机物或生物膜时，其杀菌能力会极大降低，这使得彻底清洗在应用 EOW 时极为必要。

此外，还有较少使用的环氧乙烷、季铵盐类消毒剂、复方过氧化氢消毒剂等。

3. 清洗消毒室的通风

（1）清洗消毒室应独立设置。

（2）进行清洗消毒的房间，必须保证通风良好。

（3）清洗消毒室的通风要求：室内为负压，换气频率为 12 次 / 小时，室内外气体置换频率为 2 次 / 小时。

（4）如采用机械通风，应采取“上送下排”的方式。

（5）戊二醛、邻苯二甲醛、过氧乙酸相对于空气的比重分别是 3.4、4.6、2.5，均比空气重，因此，需要将这些消毒剂置于较低的位置，或在清洗装置的盖子处设置强排气口。

四、内镜的灭菌

灭菌主要用于内镜附件的处理，可应用物理或化学方法。我们要认识到“灭菌”与“消毒”不同，而且不存在“部分灭菌”的概念。医疗机构主要采用的灭菌方法有高压蒸汽灭菌、干热灭菌、环氧乙烷气体灭菌、过氧化氢灭菌、气体等离子灭菌及化学液体灭菌。软式内镜不能承受高温（＞60℃）、高压蒸汽灭菌或热水（不低于 60℃）浸泡、低压蒸汽灭菌。尽管灭菌的价值显而易见，但对于软式内镜，目前仍无证据表明灭菌可以降低感染概率而提高安全性。

五、内镜的储存

残留的水分可能成为微生物的滋生来源，恰当干燥可以去除内镜内外表面的水分。储存前进行内镜干燥可以减少细菌定植。加压气流烘干可以使消毒过程更加有效。推荐的储存步骤如下。

（1）在储存前确保适当烘干。

（2）垂直悬挂可以更好地帮助干燥。

（3）按照制造商的说明移除橡胶帽、阀门及其他可拆卸的部件。

（4）舒展镜身。

（5）使用一次性包装覆盖内镜以保护其不受污染。

（6）将洗消干净的内镜独立储存于通风良好的房间或柜子。

（7）清晰标注哪些内镜是处理过的。

（8）避免将消毒过的内镜接触周围环境或过久放置于可能滋生病原体的地方。

（9）新的储存设备能避免交叉感染风险，可在储镜柜拿出后直接使用（图 2-3）。

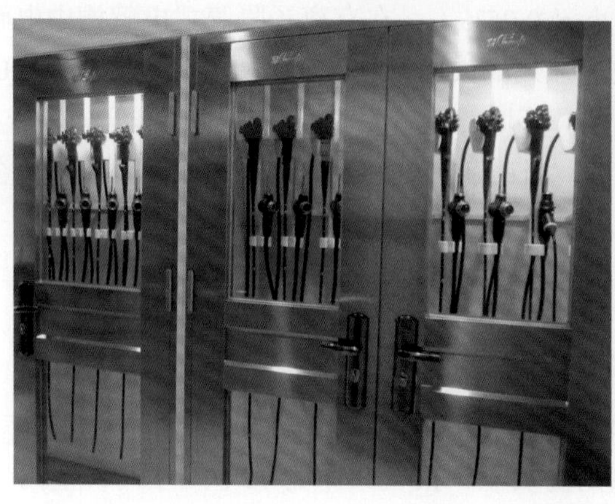
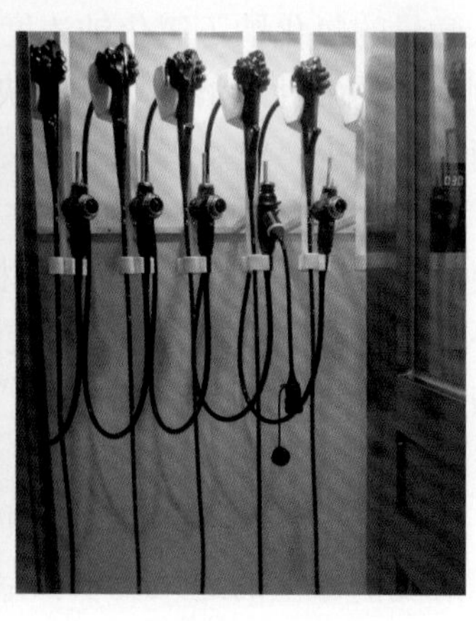

图 2-3 储镜柜

六、内镜的附件

一次性附件不应重复使用。如果因为资源有限而多次使用一次性附件，则有必要在每次使用后进行彻底清洗、消毒及灭菌，但是经过上述处理后，有的附件操作性能会变差甚至存在安全隐患，因此应尽量避免。简要步骤如下：拆卸→刷洗→冲洗→干燥。

内镜附件的消毒与灭菌方法及要点如下。

（1）活检钳、细胞刷、切开刀、导丝、碎石器、网篮、造影导管、异物钳等内镜附件必须一用一灭菌。首选灭菌方法为压力蒸汽灭菌，也可用环氧乙烷、2% 碱性戊二醛浸泡 10h 灭菌，或者选用适用于内镜消毒的消毒剂、消毒器械进行灭菌，具体操作方法遵照使用说明。

（2）弯盘、敷料罐等应当采用压力蒸汽灭菌；非一次性使用的口垫可采用高水平化学消毒剂消毒，如用有效氯含量为 500mg/L 的含氯消毒剂或 2000mg/L 的过氧乙酸浸泡消毒 30min。消毒后，用水彻底冲净残留消毒液，干燥备用；注水瓶及其连接管采用以上高水平无腐蚀性化学消毒剂浸泡消毒，消毒后用无菌水彻底冲净残留消毒液，干燥备用。注水瓶内的用水应为无菌水，每天更换。

（3）灭菌后的附件应按无菌物品储存要求进行储存。每天诊疗工作结束，用 75% 乙醇溶液对消毒后的内镜各管道进行冲洗并干燥，储存于专用储镜柜或镜房内。镜体应悬挂，弯角固定钮应置于自由位。储镜柜内表面应光滑、无缝隙、便于清洁，每周清洁消毒 1 次。

（4）每天诊疗工作结束后，必须对吸引瓶、吸引管、清洗槽、酶洗槽、冲洗槽进行清洗消毒，具体方法及要点如下。

1）吸引瓶、吸引管经清洗后，用有效氯含量为 500mg/L 的含氯消毒剂或者 2000mg/L 的过氧乙酸浸泡消毒 30min，刷洗干净，干燥备用。

2）清洗槽、酶洗槽、冲洗槽经充分刷洗后，用有效氯含量为 500mg/L 的含氯消毒剂或者 2000mg/L 的过氧乙酸擦拭。消毒槽在更换消毒剂时必须彻底刷洗。

（5）每天诊疗工作开始前，必须对当天拟使用的已消毒内镜进行再次消毒。如应用 2% 碱性戊二醛浸泡，消毒时间不少于 20min，冲洗、干燥后，才可用于患者诊疗。

（6）内镜附件消毒与灭菌的注意事项

1）需要用优质水（杀菌的、滤过的或可达到直接饮用质量的水）和消毒液，或至少用肥皂水清洁。

2）穿透黏膜屏障的附件（如活检钳、导丝、细胞刷及其他切割器械）必须消毒与灭菌。

3）最好使用一次性使用品，用后丢弃。

4）需要重复使用时，每次使用后用超声 / 机器清洗，并且灭菌 / 高压蒸汽灭菌。

5）不通过活检孔道的附件（如注水瓶、探条）应在 134℃下高压蒸汽灭菌 20min。

6）橡胶阀在活检钳、导丝或其他附件穿过后应更换。

七、内镜消毒的效果评价及质量监测

（一）内镜消毒的影响因素

消毒过程可去除大部分病原菌，但不包括细菌孢子。内镜通常采用液体化学消毒剂消毒法或巴氏消毒法消毒，其效果受到以下因素的影响。

（1）初洗。

（2）有机物及无机物存在的量。

（3）微生物污染的种类和程度。

（4）杀菌剂的浓度和浸泡的时间。

（5）生物膜的存在。

（6）清洗过程中的室温及清洁剂的 pH。

（7）消毒 / 杀菌过程中最难去除的病原菌（由难到易排列）。

1）朊病毒，如克 - 雅病病原体。

2）细菌芽孢，如枯草杆菌芽孢。

3）球虫，如隐孢子虫。

4）分枝杆菌，如结核分枝杆菌、土地分枝杆菌。

5）无脂病毒或小型病毒，如脊髓灰质炎病毒、柯萨奇病毒。

6）真菌，如曲霉菌属、念珠菌属。

7）细菌繁殖体，如金黄色葡萄球菌、铜绿假单胞菌。

8）含脂病毒或中型病毒，如人类免疫缺陷病毒、疱疹病毒、乙型肝炎病毒。

如患者患有或怀疑患有变异型克 - 雅病（variant Creutzfeldt-Jakob disease，vCJD），应避免内镜检查。如果此类患者必须进行内镜检查，则需使用专用内镜，或将接近使用寿命的内镜保留给该类患者使用。vCJD 朊病毒可以抵抗所有常规的杀菌方法。如果在每名患者进行内镜检查后严格进行清洗和消毒，该病原体传播的概率将非常低。特别要注意的是，所有可进入的内镜孔道都应使用特制的一次性带刷头的导丝刷洗，这种刷子的长度和直径都应符合标准。

（二）质量控制

定期监测内镜清洗和消毒的效果是非常重要的。需要检查所有内镜孔道是否有污染。关于监测周期、方法及培养条件等的质量控制应按制造商的说明进行。

（1）消毒剂浓度必须每天定时监测并做好记录，保证消毒效果。消毒剂使用的时间不得超过产品说明书规定的使用期限。

（2）消毒后的内镜应当每季度进行生物学监测并做好监测记录。灭菌后的内镜应当每月进行生物学监测并做好监测记录。消毒后的内镜合格标准：细菌总数＜20cfu/件，不能检出致病菌。灭菌后内镜合格标准：无菌检测合格。

（3）应考虑内镜附件的再使用是否符合规定。

（4）如果地方规范允许再使用，需要经过最高标准的清洗和消毒。

（5）应考虑该清洗消毒方法是否能得到制造商的保证。

（三）内镜清洗消毒人员的责任感培养和清洗消毒知识培训

1. 标准预防措施 清洗消毒人员采用周或月轮换的制度，为了避免刚轮换的清洗人员在清洗时因疏忽而操作不当，在清洗过程中要严格执行操作规范，这些具体操作规范应该张贴在醒目的地方，随时提醒和参照，不得擅自省略、修改。工作环境通风，由于大多数消毒间有刺激性气味，对工作人员存在不同程度的伤害，因此作为职业防护的一项重要措施，必须保证做好消毒室通风，每天上班时要及时打开排风扇和窗户。

2. 个人防护装备 清洗消毒人员应有自我保护意识，在清洗过程中，由于清洗人员的皮肤或黏膜不小心会接触到内镜残留的血液、体液、分泌物、排泄物，所以在清洗时其必须穿戴防护服、帽子、防护镜、口罩和手套（图 2-4）。

3. 工作环境的维护、清理 每天清洗消毒工作结束时，应对清洗槽、台面、推车、消毒机机身等进行彻底刷洗及擦拭，并应用含氯消毒剂或其他合法、有效的消毒剂进行消毒。

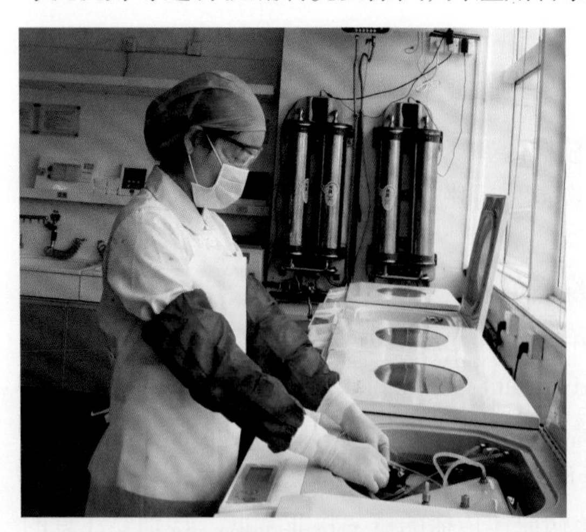

图 2-4 消洗人员的自我防护

4. 废弃物管理流程 清理消毒间的废弃物也是消毒间的一项重要工作，如清洗时用的手套、无菌布、口罩等，一般数量较多，由于这些物品都是刚刚接触过患者的，上面附带着很多的病菌，要有专用医用回收箱回收，并分类打包整理，使消毒间干净、整洁。

5. 人员培训

（1）对所有在内镜室工作的人员进行标准感染控制措施的培训。

（2）为内镜清洗人员提供专门的器械处理说明书以指导清洗及高质量的消毒或灭菌流程。

（3）定期考核工作人员的资格。

（4）为内镜清洗人员提供与消毒有关的有生物和化学危害的化学试剂资料。

（5）应准备好防护设备（如手套、隔离衣、护目镜、面罩及呼吸保护装置）以保护工作人员不受化学剂、血液或其他潜在传染性病原菌的危害。

（6）内镜使用及洗消设施在设计时应注重为工作人员及患者提供安全的环境。

（7）使用换气设备（如通风系统、排气罩等）以尽量减少如戊二醛等物质产生的有毒蒸气。

（8）定期检测化学消毒剂的蒸气浓度是否超过限度。

八、消化内镜清洗与消毒的展望

消化内镜的发展对消化系统疾病的诊断和治疗起到了革命性的推动作用。近年来，消化内镜的治疗范围越来越广，这是技术进步的必然结果，也是研究者面对病情所需不断努力的结果。内镜诊疗技术的飞跃发展，必定要求有与之相适应的清洗与消毒方法及更加规范的培训和管理制度。我们可通过建立内镜相关技术的培训基地，通过统一培训、考试、持证上岗等制度，使内镜操作、清洗、消毒更加规范化，有效预防病原体的医源性传播。

（梁艳娉）

第二节 消化内镜的维护与保养

消化内镜在使用过程中的维护与保养，对保证其各项功能正常、延长其使用寿命具有重要的意义，因此，应避免人为因素造成损坏。

一、内镜的储存

对内镜进行清洗消毒后，需要将内镜及附件分别单独存放，以避免发生接触污染。在储存内镜前，需要打开内镜附送水通道的开口，并从内镜上拆下所有的附件（包括送水/送气阀门、吸引阀门、活检孔道保护帽及防水帽），确保内镜所有的表面完全干燥（特别是通道内部、远端、镜头及电路接触面部分）。将内镜悬挂于储镜柜中，远端保持悬空，插入部保持垂直状态，使空气可以在附送水通道流通，从而有助于干燥（仅适用于有附送水装置的内镜）。

需要保证储存柜清洁、干燥、通风良好、温度适宜。不可将内镜储存在阳光直射、高温、潮湿的环境；也不能暴露在X线或持续的紫外线照射环境中，以避免污染及损伤内镜；不可将内镜保存在运输箱中；运输箱仅在运送内镜时使用，将其用于保存内镜会引起内镜中病原菌滋生。

二、内镜的运输

（1）运输内镜需要将其放置于专用的箱子。

（2）内镜在放入运输箱前和从运输箱中取出后，均应清洗、消毒或灭菌。

（3）为避免气压改变造成内镜损害，在运输内镜时不要安装防水盖。

（4）内镜放入运送箱前，应确保插入部处在最柔软的位置。插入部处于绷紧状态可能会使其在运输过程中受到损伤。

三、内镜的自查

消化内镜在使用前必须检查内镜各项功能是否正常。助手安装内镜前应先检查内镜连接部、操作部有无明显损伤及变形，插入部有无凹陷、损伤、金属线暴露等，检查送水送气孔道、吸引孔道和活检孔道是否通畅及功能是否正常。

四、消化内镜的常见故障、原因分析及注意事项

内镜的生产工艺非常复杂而且精密，而一些常见的故障通常是平时不规范操作所致。下面以奥林巴斯内镜为例，就几种常见故障的原因及解决方法、预防方案进行简明扼要介绍。内镜中心技师在遇到无法解决的故障问题时，应请生产厂家的专业人员进行检修。

（一）喷嘴堵塞

1. 可能原因

（1）先端部意外与硬物碰撞→喷嘴变形→喷嘴堵塞（不适当的内镜保养是造成堵塞的主要原因）。

（2）使用内镜后没有立即清洗→脏物凝固在喷嘴中→喷嘴堵塞。

（3）消毒前没有应用洗涤剂彻底洗净内镜→消毒液使蛋白质凝固→喷嘴堵塞。

（4）擦拭镜面时方向错误→棉纱塞进喷嘴中→喷嘴堵塞。

（5）喷嘴堵塞后用针挑或将喷嘴拆除→喷嘴坏损或导致内部管更易堵塞→喷嘴堵塞。

（6）清洗消毒时，使用有问题的清洗附件→脏物随灌洗进入内镜中→喷嘴堵塞。

（7）内镜下组织黏合剂治疗→组织黏合剂溢出→凝固在插入部前端→喷嘴堵塞。

2. 如何避免喷嘴堵塞

（1）操作内镜时要小心，接触黏液后应尽可能即刻喷水清洗镜面。

（2）内镜用后应立即清洗。

（3）内镜消毒前必须彻底洗净。

（4）擦拭镜面时应顺着喷嘴的方向。

（5）喷嘴堵塞后切勿用针挑或将喷嘴自行拆除。

（6）清洗内镜前应彻底检查附件功能是否正常。

（二）送水、送气不畅

1. 可能原因

（1）注水、注气按钮的O形密封环损坏→水灌入送气管道中→送水、送气不畅和导致送水/气按钮漏水。

（2）水瓶盖中的O形环损坏/遗失/变形/安装不当→气体从水瓶漏出→不能送水、送气。

（3）不适当清洗保养使内管道堵塞或喷嘴堵塞→送水、送气不畅。

（4）使用内镜后没有立即清洗→脏物凝固在送水、送气管内→送水、送气不畅。

（5）清洗消毒时使用有故障或不干净的附属工具→脏物随灌洗送入内镜中，脏物堵塞送水、送气管道→送水、送气不畅。

（6）消毒前没有彻底洗净内镜→消毒液使蛋白质凝固→送水、送气管道与喷嘴堵塞。

2. 如何避免送水、送气不畅的问题

（1）操作内镜时要小心，适当提高喷水/气频率。

（2）使用内镜后应立即清洗。

（3）消毒内镜前必须彻底洗净。

（4）擦拭镜面时应顺着喷嘴的方向。

（5）清洗内镜前应彻底检查清洗附属工具是否完好。

（6）使用水瓶前应认真检查其密封性能是否完好。

（三）治疗通道附件插入困难

1. 可能原因

（1）内镜弯曲的角度太大→治疗附件的柔软性被其先端硬质部分所限制→附件插入困难。

（2）内镜被折→钳子管道变形→附件插入困难。

（3）清洗消毒程序不正确→脏物凝固和结晶形成在管道中→附件插入困难。

（4）使用损坏的附件→附件在管道中打结→附件插入困难。

2. 如何避免附件插入困难

（1）必须正确清洗消毒内镜。

（2）使用前应认真检查附件，避免使用有故障的附件。

（3）插入附件时尽可能避免镜身过度弯曲，插入动作轻柔。

（4）良好的操作习惯。

（四）内镜漏水

1. 内镜弯曲部橡皮漏水的常见原因

（1）术中未使用口垫或口垫滑脱→患者咬伤内镜插入部→弯曲部橡皮破裂→内镜漏水。

（2）保养不良→弯曲部橡皮老化→弯曲部橡皮破裂→内镜漏水。

（3）内镜与尖锐器械或工具一起清洗→弯曲部橡皮被划破→内镜漏水。

（4）先端部与硬物碰撞→弯曲部橡皮破裂→内镜漏水。

2. 内镜工作通道漏水的常见原因

（1）应用破旧的清洗刷子→管道内腔表面橡皮被刷破→内镜漏水。

（2）使用不合适或有故障的治疗附件→钳子管道被磨破或刺破→内镜漏水。

（3）治疗附件使用方法不正确→钳子管道被插破→内镜漏水。

（4）插入附件时遇到阻力，强行将治疗附件推进→钳子管道被插破→内镜漏水。

3. 其他部位漏水的常见原因

（1）先端部与硬物意外碰撞→镜头破裂→内镜漏水。

（2）内镜意外被硬物夹伤→内镜损坏→内镜漏水。

4. 怎样避免内镜漏水

（1）检查时应规范操作内镜，动作轻柔，避免暴力。

（2）内镜的清洗消毒程序必须正确。

（3）提倡高质量运输、维护与保养。

（4）内镜使用前及每次检查后的清洗前必须进行漏水检测。

（五）内镜与附件损坏

1. 内镜变色变形

（1）消毒前没有彻底洗净内镜→消毒液使蛋白质凝固→内镜表面变色、粗糙不光滑，或导致活动部分的结构失去灵活性甚至卡死。

（2）使用未经验证的清洗消毒方法→不良的化学反应腐蚀内镜→内镜表面变色、粗糙甚至损坏。

2. 附件异常及折断 附件在消毒前没有彻底洗净→消毒液使蛋白质凝固，使活动部分卡死→附件操作异常并折断。

3. 内镜及附件生锈 使用酸化水、盐酸类洗涤剂进行清洗消毒→不良的化学反应腐蚀金属部分→内镜及附件生锈，金属附件干燥不良也可导致生锈。

4. 内镜损坏 使用未经验证的自动清洗消毒机→送水、送气的压力过大→内镜的结构被过高的压力损坏。

5. 内镜及附件非使用性异常 在非指定的供应商店进行购买与维修→使用旧的或非正式的零件或不正确的修理方法→内镜及附件的使用发生异常。

6. 怎样避免内镜与附件异常

（1）内镜与附件消毒前必须彻底清洗干净。

（2）对小型附件进行超声清洗。

（3）避免使用非指定的清洗消毒方法。

（4）避免使用非指定的自动清洗消毒机。

（5）请勿在非指定的供应商店购买与维修内镜。

（六）吸引故障

1. 可能原因

（1）刷洗管道时，磨损按钮安装座→吸引按钮安装座损坏→按钮安装座漏水、按钮拔不出、吸引力不够。

（2）异物堵塞吸引按钮→吸引通道堵塞→吸引故障。

2. 怎样避免无法吸引的问题

（1）刷洗时，清洗刷应保持平直，避免与按钮安装座产生摩擦。

（2）内镜使用前应检查吸引功能。

（七）光亮度调节故障

（1）安装内镜时，将湿的导光杆插入光源中→电路接触点生锈、接触不良→电子信号不能传输，导致失去调光功能。

（2）使用和操作不当导致零部件松脱→电路接触点接触不良→电子信号不能传输，导致失去调光功能。

（3）调光电缆没有接好→主机与光源之间没有连接好。

随着消化内镜的广泛应用，消化内镜品牌及类型日益增多，但在临床应用中，内镜的维护和保养方法基本是相似的，需要医护人员在实践中不断学习和掌握消化内镜的原理、安全操作方法、技术要求及使用注意事项，才能确保内镜医师高效、安全地使用内镜，顺利进行各种内镜诊疗操作，同时尽可能延长消化内镜及其配件的使用寿命。

（缪惠标）

第三节 设备的信息化管理

消化内镜的相关设备昂贵，为了提高设备的效率，减少维修成本，所有贵重设备必须进行信息化管理，确保每件设备使用时完好。

（1）所有贵重设备开始使用前进行登记编号（设备 ID 号）。

（2）每周必须进行设备及内镜的巡检工作，确保设备正常使用。

（3）报送每条内镜每天的使用例次，大约使用时间。

（4）报送内镜存在的故障，故障的可能原因。

（5）记录小故障的处理情况，大故障的维修时间及维修费用。

（6）每月分析故障出现的原因，提出设备保养、内镜使用的建议。

（7）每季度统计分析设备的使用效率，并进行成本分析。

（吴 斌）

第三章　消化内镜专业人员的培训

第一节　消化内镜医师的培养与训练

消化内镜医师的培养与训练是保证内镜中心发展的基础，需要经过几个阶段的培养及训练，本节主要阐述初级内镜医师及中级内镜医师的培训过程，高级内镜医师需要根据自身的特点及科室需要进行专门技术的培养及训练。

一、初级内镜医师培训

（一）系统学习基本理论

初学者需要较为系统地学习如下知识：各种内镜检查的术前准备、适应证、禁忌证、基本检查流程，常见并发症的诊断及处理；内镜的构造与原理、基本操作流程、清洗与消毒流程、维护与保养；常见疾病的内镜图像特征。

（二）训练内镜清洗消毒、维护保养工作

初学者通过参与这部分工作，可以对内镜的结构与使用方法有感性认识，所需时间为2周。

（三）观摩阶段

带教老师示范普通胃镜、结肠镜检查操作，带教老师在操作过程中详细讲解内镜操作要领及消化道重要解剖标志的辨认、常见疾病的内镜图像特点等，所需时间一般为4周。

（四）实操阶段

一般由带教老师先行插镜，到达目标部位后，在带教老师协助下，由初学者退镜操作及观察病变，经过2周左右的退镜练习，初学者可在带教老师指导下开始学习插镜，进而开始进行基本的胃镜、结肠镜检查，但是诊断还需由带教老师做出。

（五）独立操作阶段

经过上述实操阶段训练后，初学者可以在带教老师现场指导的情况下开始独立进行胃镜、

结肠镜诊断性操作，在操作过程中遇到任何问题，可以即刻获得带教老师的指导与帮助。

胃镜检查操作是最基本的训练，建议初学者首先独立完成胃镜检查500例次，再开始学习结肠镜检查，待初学者独立完成结肠镜检查100例次，即可完全独立操作胃镜、结肠镜检查。至此，内镜医师初级培训阶段即告完成，整个周期6～12个月。

二、中级内镜医师培训

完成初级培训的内镜医师，需要在内镜中心继续自我训练，当初级内镜医师独立完成上消化道内镜检查达到3000例次，结肠镜检查达到500例次后，可以进入中级内镜医师的培训。

训练内容主要包括进一步提高内镜的操作技能和诊断水平，以及内镜的常用治疗项目。

（一）学习基本理论

学习常用内镜治疗技术的适应证、禁忌证、并发症及处理，常用内镜主要的操作流程，以及常用内镜治疗仪器和附属设备的各种原理、使用方法。

（二）观摩阶段

在进入实操阶段之前，必须先观摩带教老师示范操作每一种基本内镜治疗方法，掌握操作步骤和技术要领，可以先从最基本的治疗技术开始，循序渐进学习。

（三）实操阶段

内镜医师经过内镜治疗的观摩学习，掌握了基本的技术步骤和动作要领，可以在带教老师的协助下，开始独立操作简单的内镜诊疗技术，如非静脉曲张出血内镜下治疗、2cm以下的息肉切除、消化道异物取出等，经过一定数量病例的操作，自己的技术和心理素质达到能完全独立完成各种诊疗技术的程度，再开始学习其他较为复杂、技术要求较高的诊疗技术，如曲张静脉破裂出血的治疗、消化道狭窄的内镜治疗（包括支架置入术）、大息肉（直径超过2cm）及亚蒂或无蒂息肉的切除。内镜医师具体要经过多少例次的基本诊疗技术操作才能进一步学习较复杂的技术，不同的内镜医师可能不相同，只能由有经验的带教老师通过平时的观察，对初学者进行评估和考核。考核方法包括平时的操作记录和现场操作考核。完成初级内镜医师培训后再在内镜中心专职工作满一年，经带教老师综合考评，如果给予合格的定性评价，即可认为中级培训合格。

在中级内镜医师学习阶段，内镜医师还要学习掌握一些特殊的内镜诊治技术，具体内容要根据内镜医师对基本内镜技术的掌握程度而定。例如，色素内镜检查术、窄带成像技术、放大内镜检查术、荧光内镜检查术、蓝激光内镜检查术等内镜技术，同时开始进行急诊内镜诊疗技术的训练；还要了解小肠胶囊内镜检查术和胶囊内镜检查术、内镜逆行胰胆管造影（ERCP）、超声内镜检查术（EUS）；观摩了解操作较复杂、技术要求较高的特殊内镜治疗技术，如内镜下黏膜切除术（EMR）、内镜下黏膜剥离术（ESD）、内镜隧道技术的操作（POME）、经自然腔道的内镜手术（NOTES）、内镜鼻胆管引流术（ENBD）、内镜胆管支架引流术（ERBD）等，这些技术需要内镜医师专门学习、探索和长期训练才能掌握。

（吴　斌）

第二节　消化内镜技师的培养与训练

消化内镜器械及诊治技术一直在快速发展，内镜诊治技术具有很强的专业性及操作性，设备昂贵。因此，在内镜诊治工作中，内镜技师的重要性是毋庸置疑的。本节就如何培养专业的消化内镜技师进行简要阐述。

一、培养对象与资质

凡是有志于消化内镜相关工作，最好是相关的医疗器械技术专业毕业的工作人员，均可作为培养对象。

二、培训方法

培训大致可分为两个步骤。

首先是进行较为系统全面的理论学习，掌握及了解常见的物理、化学、基础医学、机械结构制造与维修基本原理、电子与电路基本知识、物理化学材料学等方面的基本知识。由于目前国内医院一般不配备相关的专业教师，多数培训对象主要以自学为主，必要时到具有相关专业知识的机构或单位接受专项培训，因此，相关的医疗器械技术专业毕业的工作人员具有较大的优势。

其次是实践技能的培训，其由具有丰富经验的高级内镜技师、内镜清洗消毒专业人员、各级内镜医师、内镜中心护士长等负责带教。内容如下：①熟悉内镜中心的各功能区、各项工作制度与工作流程，熟悉内镜中心各级人员的工作职责与工作范围；②掌握内镜清洗与消毒流程，掌握各种内镜的运输与储存方法；③掌握各种内镜和附件的结构与功能、检测方法及常见故障和维修；④掌握内镜图文系统软硬件的操作、常见故障维修，内镜中心监控设备的调试与使用；⑤熟悉各种内镜诊治技术的适应证、禁忌证、并发症、术前准备内容和术后注意事项，以及内镜诊治技术的各种操作流程和助手的配合方法；⑥熟悉各种突发意外事件的应急处理方法。

三、教学培训的具体安排

（一）理论学习

由于没有专门供内镜技师初学者进行系统理论学习的教科书，因此，内镜技师培训对象需要在内镜中心高年资工作人员的指导下，有选择地学习一些与内镜中心工作有关的书籍、文献与资料，而且以自学为主，遇到难题时可以及时向内镜中心高年资工作人员或带教老师请教，理论学习并没有时间上的具体安排，一般从内镜中心实际工作的需要出发，从简单到复杂，从初级到高级，循序渐进地学习相关的基础理论知识。可以按照技术要求的难易程度分阶段进行学习与考核，每一阶段考核合格后进入下一阶段的学习。

（二）实践技能培训的安排计划

（1）熟悉内镜中心的各功能区、各项工作制度与工作流程，熟悉内镜中心各级人员的工作职责与工作范围。

对于此项内容的学习与实践，培训对象分别在带教老师带领下进行，为期 1 周。在初始阶段，培训对象对各项工作制度与工作流程只有大致的了解，需要在以后的工作实践中不断强化、巩固。

（2）掌握内镜清洗与消毒流程，掌握各种内镜的运输与储存方法。

在内镜中心专职进行内镜清洗与消毒的工作人员带领下，受训人员学习并直接参与此项工作，严格执行相关规范要求进行内镜的清洗与消毒，在此过程中，可以全面学习各种内镜的基本结构与功能、内镜及附件的各种检测程序、清洗与消毒的规范、维护与保养程序、清洗前后及外送维修时内镜的运输方法，以及清洗消毒后内镜和各种附件的储存条件。通过约为期 2 周的学习与实践，由带教老师现场考核学员的掌握程度，其中，内镜的清洗与消毒效果应该以细菌检测为标准。初级技师在后续的工作中尚需要不断补充学习与强化训练。

（3）掌握各种内镜和附件的结构与功能、检测方法及常见故障和维修。

受训内镜技师首先应通过各种方式（书籍、文献、各种技术资料等）学习各种内镜及附件的常见故障与维修处理方法，必要时在供应商指定的设备维修人员指导下学习维修方法，这个阶段是长期的、逐步积累的过程，必要时可以派遣初级技师到专门内镜特约维修部门观摩学习。

对于在工作中出现的常见故障，由于内镜结构的精细性与复杂性，除了专业人员（制造商指定维修代理）外，其只能在完全了解内镜基本结构与功能的基础上，在不损坏设备的条件下，对简单、常见而且轻微的故障进行判断与维修，凡是涉及内镜内部零部件损坏（除了可徒手更换的之外）的，一般均应送到制造商指定的特约维修部门维修；相关章节描述的某些简单功能故障多数在技师的可判断和维修范围内，可以自行维修。这部分内容，除了由带教老师言传身教，还要靠学员平时在工作中的积累，所以没有时间安排上的要求。

（4）掌握内镜图文系统软硬件的操作、常见故障维修及内镜中心监控设备的调试与使用。

目前，大多数医院的内镜中心（室）均使用由专门软件公司设计的内镜图文采集与保存软件系统，通过计算机终端连接内镜主机，并且各检查室之间连成一个局域网，条件较好的内镜中心还设有内部监控系统，还可以进行现场图文、视频传送，达到集中教学、视频会议、远程会诊等目的。这些设备的使用、维护与普通故障的维修一般由内镜中心技师负责，随时处理出现的故障，以免影响内镜中心正常运转。与内镜的使用与维护类似，凡涉及专用设备或零部件损坏、专业软件系统故障，内镜技师无法独立解决时，则需要制造商指定的维修人员进行维修。受训内镜技师首先需要学习制造商提供的使用说明书，学习正确使用仪器设备的方法及常见故障原因、现象与排除方法，一般有 2 周时间即可熟悉，然后，再由带教老师在工作中不断给学员传授经验。

（5）熟悉各种内镜诊治技术的适应证、禁忌证、并发症、术前准备内容和术后注意事项及内镜诊治技术的各种操作流程和助手的配合方法。

各种内镜诊治技术的适应证、禁忌证、并发症、术前准备内容和术后注意事项及内镜诊治技术的各种操作流程等方面的内容，是内镜医师的职责范围，但作为内镜技师，有必要熟悉这些内容，内镜技师必须参与各种内镜诊治工作，目的是让内镜技师了解各种内镜诊治方法的操作流程，掌握各种内镜及附件的使用情况，有利于发现仪器设备在使用过程中容易发生故障的环节。

内镜诊治技术中助手的配合方法是重点要掌握的内容，在熟悉各种内镜及其配件功能和适用范围的基础上，学习如何在术中应用它们才能取得最好的配合效果，学习内容也是从简单到复杂、循序渐进，只有熟练掌握了内镜诊治配合工作的基本功，才能进一步学习和掌握较复杂、技术难度较大的工作内容。具体培训计划可参考表 3-1 的安排。

表 3-1　消化内镜技师培训计划

学习实践内容顺序	所需时间或计划
观摩普通内镜诊治过程	1 周
普通内镜诊治的准备工作	1 周
普通活检	2 周
小息肉切除	2 周
有蒂大息肉切除，内镜下高频电、止血夹止血	12 周
食管胃底静脉曲张内镜下治疗	全程
其他特殊内镜下治疗	全程

（6）熟悉各种突发意外事件的应急处理方法。

学习各种安全规范及相应的应急处理措施，包括火灾、爆炸、急性中毒、心肺复苏、医患纠纷等内容。

（缪惠标）

第三节　消化内镜护士的培养与训练

随着消化内镜诊治技术的发展，各种新的内镜治疗方法迅速发展，因此，对内镜护士技术的整体要求也不断提高，内镜护士不仅要掌握各种内镜相关的基础理论和基本技能，还应掌握内镜附件的使用方法，了解各种内镜治疗方法的过程，以便能更好地配合内镜医师顺利开展高难度内镜诊治工作。内镜护士的培养与训练十分关键，为了提高内镜护士的整体综合技术能力，内镜护士必须严格遵照护理部和内镜护理规范化培训方案进行系统培训。

参照护理部规范化培训方案，制订科室培训计划，组建培训小组，根据不同层次的护士，分别制订各层次护士专科培训计划并认真落实，定期检查培训效果，定期考核，持续质控。

为提高内镜中心护理人员综合素质和业务水平，根据中山大学附属第三医院护士分层级岗位培训方案，以内镜护理临床需求为导向，以岗位胜任力为核心，对内镜中心护士开展岗位核心能力培训，分为3个阶段：规范化培训阶段、专科培训阶段、专科发展阶段。目的是有计划、分阶段加强内镜检查与治疗的护理技能专科培训，定期检查培训效果，定期考核，不断提高内镜护士的内镜诊疗护理技能。

（一）规范化培训阶段

1. 护士资质 院校毕业后进入医院护理岗位，入职2年内（按照护理部规范化培训计划培训）。

2. 培训时间 2年。

3. 培训教师 内镜工作经验为3年以上的护师。

4. 培训目标

（1）强化基础培训阶段的理论学习和技能培训。

（2）熟悉专科理论知识和常见专科技能。

（3）掌握并熟练运用专科常见疾病护理规范和操作技术。

（4）能够独立、规范地为患者提供基本护理服务。

5. 培训方法 理论培训、一对一、师带徒、手把手实际操作示范。

6. 培训考核 理论知识（包括专科操作知识、基础护理知识、内镜清洗消毒知识）、实践操作（内镜基础操作护理配合）、内镜清洗消毒技能操作等。

7. 培训内容

（1）了解消化内镜中心布局情况，熟悉内镜中心内部环境。

（2）熟悉内镜中心管理制度、工作制度、安全管理制度、护理人员培训制度和相应的医院感染管理制度等。

（3）熟悉内镜工作流程及各种岗位人员的职责。

（4）熟悉内镜和附件的清洗、消毒及保养，常见故障的处理。

（5）熟悉消化系统疾病的诊疗常规，内镜检查的适应证、禁忌证和并发症。

（6）掌握内镜检查护理配合及病理活检的方法。

（7）熟悉普通内镜与无痛内镜的并发症预防，内镜操作并发症的处理、抢救配合及复苏护理。

（8）掌握内镜下止血药物的配制（去甲肾上腺素、肾上腺素）。

（9）掌握消化道息肉内镜下电切（电凝）术护理配合方法。

（10）掌握内镜治疗常见附件（注射针、息肉勒除器、止血夹）的使用方法。

（11）掌握消化道出血（非静脉曲张）症状、体征、处理原则、护理措施及内镜下止血配合方法。

8. 培训要求

（1）参加内镜中心岗前教育，熟悉工作环境、工作流程。

（2）参加内镜中心相关管理制度的学习与培训。

（3）参加内镜检查护理技能培训，包括上消化道内镜检查、结肠镜检查、上消化道异物内镜处理、急诊内镜检查、非食管静脉曲张出血内镜治疗、消化道息肉钳除术等，并考核合格。

（4）参加内镜及附件的清洗、消毒及保养等护理技能培训，并考核合格。

（5）参加消化系统疾病的常规诊疗及普通或无痛内镜检查的适应证、禁忌证、并发症和处理、抢救配合与复苏护理等培训，并考核合格。

（6）参加内镜下息肉高频电切除护理技能培训，并考核合格。

（7）参加内镜治疗仪器使用原理护理技能培训，正确连接和使用氩气刀、高频电刀，并考核合格。

（二）专科培训阶段

1. 护士资质 医技护理岗位在职 2 年内。

2. 培训时间 2 年。

3. 培训教师 内镜工作经验 5 年以上的高年资主管护师或高年资主管技师。

4. 培训目标

（1）掌握专科常见疾病护理规范和常见专科操作技术。

（2）基本能够为患者提供全面、全程、专业、人性化的专科护理服务。

（3）具备一定的临床教学能力。

5. 培训方法 实践操作解读与示范，采用电子内镜模拟操作系统训练。

6. 培训考核 实践操作考核，包括内镜下治疗、内镜下止血、内镜下黏膜切除/剥离术、逆行胰胆管造影（ERCP）、消化道支架置入术、贲门失弛缓球囊扩张术等操作护理配合。

7. 培训内容

（1）熟悉肝硬化和食管胃底静脉曲张症状、体征、处理原则、护理措施及内镜下治疗相关知识。

（2）熟悉消化道黏膜肿物的症状、体征、处理原则、护理措施及内镜下治疗相关知识。

（3）熟悉胆管结石的症状、体征、处理原则、护理措施及内镜下治疗相关知识。

（4）熟悉消化道狭窄的症状、体征、处理原则、护理措施及内镜下治疗相关知识。

（5）熟悉贲门失弛缓症的症状、体征、处理原则、护理措施及内镜下治疗相关知识。

（6）掌握食管胃底静脉曲张内镜下套扎术、组织胶注射术、硬化剂注射术护理配合。

（7）掌握内镜黏膜下剥离术（ESD）护理配合。

（8）掌握内镜逆行胰胆管造影（ERCP）护理配合。

（9）掌握内镜下消化道支架置入术护理配合。

（10）掌握内镜下贲门失弛缓症球囊扩张术护理配合。

8. 培训要求

（1）参加内镜下治疗的护理技能培训，并考核合格。

1）内镜下食管静脉曲张套扎术护理配合。

2）内镜下食管胃底静脉曲张硬化剂注射护理配合。

3）内镜下食管胃底静脉曲张组织胶注射护理配合。

（2）参加内镜附件相关知识学习，包括正确安装和使用套扎器、食管支架、扩张探条、扩张球囊、圈套器、尼龙绳、止血夹释放器、止血夹等，并考核合格。

（3）参加治疗用附属设备工具的培训，如海博刀、Dual 刀、Hook 刀、IT 刀、啄木鸟刀、热止血钳等，并考核合格。

（4）参加染色内镜、放大内镜护理技能培训，正确配制各种内镜染色液体，包括碘液及靛洋红染色液，并考核合格。

（5）参加内镜逆行胰胆管造影及相关治疗方法的护理技能培训，正确使用高频切开刀、碎石器、高性能导丝、取石球囊、胆道支架、鼻胆引流管等，并考核合格。

（6）参加内镜下食管狭窄扩张术及支架置入术护理配合，并考核合格。

（7）参加内镜下贲门失弛缓症球囊扩张术护理配合，并考核合格。

（三）专科发展阶段

1. 护士资质 从事内镜护理管理岗、专科护士或医技护理岗位 3 年以上。

2. 培训时间 12 个月。

3. 培训教师 内镜工作经验 8 年以上的高年资主管护师或高级技师。

4. 培训目标

（1）掌握岗位相关的专科知识和专科技能。

（2）具备胜任相应岗位工作的能力，并能指导下级护士开展工作。

（3）具备岗位所需的管理能力，有效开展管理工作。

（4）具备岗位所需的临床教学能力和科研能力，能开展专科护理领域的教学与研究。

（5）培养专科领域护理人才，解决专科疑难护理问题。

（6）了解国内外本专科护理发展趋势，掌握专科护理新进展。

5. 培训方法 实践操作解读与示范，采用电子内镜模拟操作系统训练。

6. 培训考核 实践操作考核，包括内镜下胃造瘘、超声内镜及超声内镜下穿刺及治疗、单气囊小肠镜检查及各种相关内镜下治疗措施、内镜诊疗新技术等操作护理配合。

7. 培训内容

（1）掌握罕见、疑难疾病（小肠疾病、肠结核、结核性腹膜炎、溃疡性结肠炎、克罗恩病、胰腺囊肿、胰腺癌、神经性吞咽障碍、贲门失弛缓症等）病因，症状，体征，处理原则。

（2）掌握罕见、疑难疾病的护理评估，病情观察，治疗要点，护理措施及内镜检查与治疗相关知识。

（3）熟悉国内外消化内镜相关专科护理新进展、新技术及专科领域危重及疑难疾病护理。

（4）掌握内镜下胃造瘘术的基本理论、工作流程、适应证和禁忌证，以及常用附件的使用方法和术后的常规护理。

（5）掌握超声内镜及超声内镜下穿刺和治疗的基本理论、工作流程，以及常见附件的正确使用方法。

（6）掌握单气囊小肠镜检查护理配合。

8. 培训要求

（1）参加内镜下胃造瘘术的护理技能培训，严格执行无菌操作，能正确使用胃造瘘所需的各种装置、异物钳、圈套器等，并考核合格。

（2）参加超声内镜检查及超声内镜下穿刺和治疗护理技能培训，能正确安装和使用超声内镜水囊、压力水泵、超声探头等，并考核合格。

（3）参加小肠镜检查配合护理技能培训，能熟练配合医生进行内镜插入、前移、后撤等操作，并考核合格。

（4）参加内镜诊疗新技术专项学习，对内镜诊疗新技术、新业务进行系统培训、推广应用，确保诊疗安全。

（梁艳娉）

第四章　无痛消化内镜检查与治疗规程

一、概　述

所谓无痛内镜诊治技术，就是在进行内镜治疗过程中，适当给患者应用镇静麻醉药，使患者在清醒镇静或麻醉状态下顺利完成整个诊疗过程，患者在诊治的全过程舒适、无痛苦、无记忆。

二、常用药物

常用药物以起效快、恢复意识迅速的麻醉药为主，辅以少量镇静或镇痛药，达到患者无痛苦的目的。

（一）镇静催眠药

镇静催眠药主要有咪达唑仑，其具有镇静、抗焦虑、顺行性遗忘和中枢性肌肉松弛作用。静脉注射对血管无刺激、作用时间短、毒性低，可引起呼吸抑制，多为一过性的，少数需要人工辅助呼吸才能恢复。一般成年人首次剂量为 1 ～ 2.5mg，静脉注射以 2mg/min 的速度推注，注射后 1min 起效，可维持 5 ～ 6min，必要时可追加 1mg，总量不超过 5mg。

（二）麻醉性镇痛药

麻醉性镇痛药主要有芬太尼及其衍生物，芬太尼通过干扰丘脑下部对疼痛刺激的传导而产生镇痛作用，起效快，静脉注射立即产生镇痛作用，持续约 30min，常用剂量为 0.05 ～ 0.1mg，一般不会引起呼吸抑制。芬太尼家族中的舒芬太尼的作用强度是芬太尼的 5 ～ 10 倍，作用持续时间是其 2 倍，且对血流动力学的影响小，更适合老年人和血管疾病患者，常用剂量为 3 ～ 5μg。

（三）丙泊酚

丙泊酚是一种新型的快速短效静脉麻醉药，起效快，诱导平稳，作用时间短，具有镇静作用。静脉注射 1 ～ 2mg/kg 后 0.5 ～ 1min 患者意识丧失，必要时可分次追加 0.3 ～ 0.5mg/kg。停药 5 ～ 10min 患者即能清醒，苏醒快且完全。

（四）依托咪酯

依托咪酯是常用的静脉麻醉药，作用特点是血流动力学稳定和苏醒快。静脉注射后1min脑内药物浓度达到峰值，注射药物3min后达到最大效应，7～14min患者可以自然苏醒，常用诱导剂量为0.2～0.6mg/kg，年老体弱和危重病患者，可以减至0.1mg/kg。

三、消化内镜诊疗镇静/麻醉的适应证和禁忌证

（一）适应证

（1）所有因诊疗需要并愿意接受消化内镜诊疗镇静/麻醉的患者。

（2）对消化内镜诊疗心存顾虑或恐惧感、高度敏感而不能自控的患者。

（3）操作时间长、操作复杂的内镜诊疗技术，如ERCP、EUS、EMR、ESD等。

（4）一般情况良好，美国麻醉医师协会（ASA）分级Ⅰ级或Ⅱ级的患者。

（5）处于稳定状态的ASA分级Ⅲ级或Ⅳ级的患者，可酌情在密切监测下实施。

（二）禁忌证

（1）有常规内镜操作禁忌证或拒绝镇静/麻醉的患者。

（2）ASA分级Ⅴ级的患者。

（3）未得到适当控制的可能威胁生命的循环与呼吸系统疾病如急性冠脉综合征、未控制的严重高血压、严重心律失常、严重心力衰竭及急性呼吸道感染、哮喘发作期、活动性大咯血患者。

（4）肝功能严重障碍（Child-Pugh分级C级以上）、急性上消化道出血伴休克、严重贫血、胃肠道梗阻伴胃内容物潴留患者。

（5）无陪同或监护人者。

（6）有镇静/麻醉药物过敏史及其他严重麻醉风险者。

四、消化内镜诊疗镇静/麻醉的操作流程

（一）术前访视和评估

建议在麻醉门诊或术前评估中心进行充分的麻醉前评估，主要评估患者的病史、体格检查和实验室检查，是否存在内镜诊疗的镇静/麻醉禁忌证。

（二）签署知情同意书

麻醉医师应耐心向患者和（或）患者委托人解释整个麻醉的过程，以及患者的配合方式，可能发生的意外情况等，再次确认患者有无麻醉禁忌证，最后签署知情同意书。

（三）麻醉前准备

（1）术前禁饮禁食。一般患者术前禁食至少6h，术前禁饮至少2h，可按需服用少于50ml的黏膜清洁剂。

（2）存在胃排空功能障碍或胃潴留患者，应适当延长禁食和禁饮时间。

（3）可辅助应用口咽部表面麻醉剂抑制咽喉反射，增强患者的耐受性。

（4）药物及器械准备：术前检查各种药物，预先用注射器吸取，贴上标签标注药物名称及剂量。

（5）实施镇静/麻醉前，常规检查监护仪、供氧系统、负压吸引系统、麻醉机、气管插管器械及必要的抢救药物。

（四）麻醉处理

患者取左侧卧位，以利于口腔分泌物流出而防止误吸，实施麻醉前监测患者生命体征及低流量吸氧。

静脉麻醉的基本程序如下。

（1）根据患者病情可以缓慢静脉注射咪达唑仑1～2.5mg。

（2）缓慢静脉注射芬太尼0.03～0.05mg或布托啡诺0.3～0.5mg。

（3）2～3min后缓慢注射丙泊酚（1～2mg/kg）或依托咪酯和丙泊酚的混合液（0.25～0.3ml/kg），然后根据患者意识状况和诊疗进展缓慢追加药物，一般为首剂用药的1/4～1/3。

（4）检查患者浅表反射消失，即可开始内镜诊治操作。

（5）在内镜诊治过程中，若患者逐渐苏醒或出现保护性动作而影响内镜诊治操作，可随时追加静脉麻醉药物，以患者安静和安全为原则。

（6）在患者整个麻醉过程中，麻醉医师和内镜操作人员应随时观察患者的生命体征，一旦出现异常现象，应随时进行相应的处理，必要时暂停甚至终止内镜诊治操作。

（7）内镜诊治操作结束后，继续监测患者生命体征，保持吸氧直至患者苏醒。

（8）患者苏醒后可以转至麻醉后复苏室（PACU），继续心电监护，必要时继续吸氧，直至患者完全清醒，无明显不适时才能被允许离开内镜中心。

五、麻醉并发症

静脉麻醉发生并发症的情况并不少见，但是大部分并发症比较轻微，医师能够及时处理而不发生严重意外，极少数情况比较严重，偶有死亡的报道。

（一）血压下降、心律失常甚至心脏意外

麻醉药物及内镜操作本身可以引起上述并发症。防治措施：完善术前评估、选择合适的药物及合理的麻醉深度、预防性输液、备用阿托品和多巴胺等血管活性药物、必要时终止内镜操作，及时处理并发症。

（二）呼吸抑制

呼吸抑制表现为呼吸频率减少、呼吸暂停甚至血氧饱和度下降。防治措施：麻醉前常规鼻导管吸氧预给氧，托下颌缓解气道梗阻，必要时放置口咽和鼻咽通气道、简易呼吸囊辅助呼吸或气管内插管。

（三）喉头水肿和痉挛

患者出现喉鸣音且血氧饱和度下降时应暂停内镜操作，应用简易呼吸囊面罩辅助通气，静脉注射适量的皮质激素和阿托品，待患者恢复正常后，再决定能否继续无痛内镜诊治操作。

（四）反流与误吸

防治措施：完善病情评估，识别高危反流误吸患者（幽门梗阻、消化道大出血、贲门失弛缓症等），发生误吸时立即退出内镜及时吸引，维持有效通气，必要时行气管内插管，在纤维支气管镜明视下吸引误吸液体或异物。

（五）过敏

术前应详细询问患者各种过敏史，对于有过敏史的患者，应床边备好过敏急救药物如皮质激素及肾上腺素等。

（六）坠床

预防措施：严密监护、妥善固定与保护患者是防止坠床的关键。

（七）其他

如既往有脑梗死病史，麻醉有可能诱发新的脑梗死。

六、麻醉后注意事项

患者镇静/麻醉苏醒后，转运至麻醉后复苏室（PACU），进一步监护生命体征和吸氧。

（1）于麻醉后复苏室停留约30min，且患者意识完全恢复后才能离开内镜中心。

（2）交代术后2h避免进食，可以饮少量水。

（3）嘱患者术后24h内避免驾车、高空作业或需要精细操作的工作。

（周少丽）

第五章 常规上消化道内镜检查术

一、适应证和禁忌证

咽部至十二指肠降段（甚至部分水平部）以上的消化道病变，除非存在相对或绝对禁忌证，均适宜进行上消化道内镜检查。

一般而言，常规上消化道内镜检查的绝对禁忌证很少，如消化道由各种原因导致完全闭锁，无法插入内镜等情形，换言之，在某些特定情况下，即使患者存在相对禁忌证，只要利大于弊，还是可以行上消化道内镜检查的。相对禁忌证如下：①严重心肺疾病，如严重心律失常、心肌梗死活动期、重度心力衰竭、哮喘、呼吸衰竭；②精神失常（浅麻醉状态下可以完成检查）；③上消化道穿孔的急性期，包括上消化道腐蚀性损伤的急性期；④急性重症咽喉部疾病内镜难以或者不能插入者；⑤若施行静脉浅麻醉后进行内镜检查，高龄（超过 70 岁）、婴幼儿和心肺功能不佳、血流动力学不稳定、近期有呼吸道感染等情况的患者，应特别谨慎，必要时需在对患者施行气管插管的条件下进行麻醉状态下的内镜检查。

二、术前准备

专职技术人员在术前负责做好仪器设备的检查，包括内镜仪器及部件、配件等是否能正常工作及使用，各种抢救器械和药品是否配备齐全。更重要的是患者的准备，包括：①解释工作，向患者简要说明检查过程，以及在检查过程中患者需要做的相应配合，同时可消除患者的紧张情绪；②签署各种知情同意书；③询问患者是否禁食禁水 4h 以上，有胃潴留者需预先彻底洗胃；④咽喉局部麻醉，让患者术前 15min 吞服含有消泡剂的局部麻醉胶浆；⑤适当的术前用药，如镇静剂、解痉剂、黏液溶解剂等，患者术前 20min 口服黏液溶解剂后，最好平躺并变换体位数次，以便药物尽可能均匀涂布在胃黏膜表面；⑥对于无痛胃镜检查者，应该提前了解患者有无基础疾病及目前病情的控制情况，提前建立静脉通路、吸氧及进行生命体征监测；⑦患者体位，一般为左侧卧位，特殊情况下可以协助患者取仰卧位或右侧卧位甚至坐位；⑧取出活动义齿，摘除眼镜，必要时摘除头颈部各种饰物。

三、插镜技巧与观察

对于清醒状态下接受检查的患者，术者在插镜前交代患者在检查过程中应该如何配合，其是进行高质量内镜检查的前提，患者在检查过程中配合良好，患者呛咳、呕吐较少而轻，平顺缓慢呼吸，能减轻或减少患者消化道运动程度。初学者在进行上消化道内镜检查时，一般在插镜过程中粗略观察消化道内腔，待内镜插入到十二指肠降部后再缓慢退镜，此时再详细观察消化道内腔及其表面黏膜，对于较为熟练的操作者来说，在插镜的同时即可仔细观察上消化道情况，可缩短检查时间，减少清醒状态下患者在检查过程中的痛苦，当然，不论是何种方法，均应该以全面细致观察为目标。

在整个插镜过程中，术者应保持内镜镜身呈自然稍弯曲状态，左手握持内镜操作部，右手持镜身插入部前端 20 ～ 25cm 处，保持右手距离患者切牙 15 ～ 20cm，才可保证插镜顺利，插镜动作应轻柔，以减轻患者的不适感。术者通过左手摆动内镜及调整内镜各个方向的调节旋钮，随时调整内镜插入的方向，同时适时向消化道腔内充气及注水清洗内镜镜面，必要时利用内镜附送水功能冲洗消化道表面，退镜观察时要求匀速进行，必要时适当旋转、翻转镜身，力求全面观察，不遗漏任何部位，观察完毕后吸出胃腔内气体。

对于熟练操作者来说，术者的姿势主要取决于其习惯，但是当术者需要对消化道腔壁进行定位判断时，最好将持镜姿势恢复为常规操作姿势（图 5-1）。

左手握持内镜操作部置于胸前，内镜注气、注水按钮位于术者身体正前方，练习只用左手进行内镜方向和角度调整，右手持镜身末端 20 ～ 25cm 处（图 5-2），此姿势通常称为常规操作姿势。

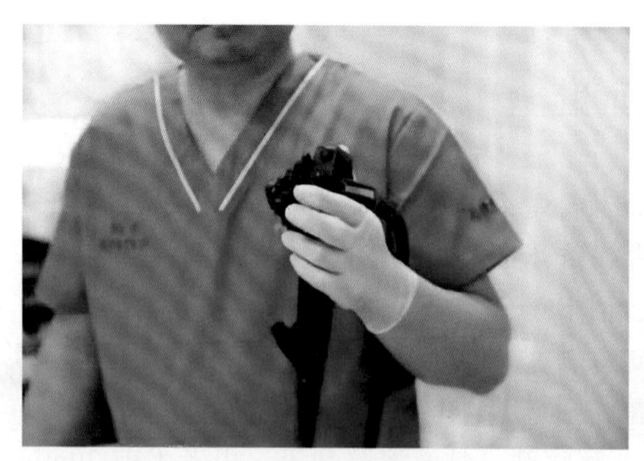

图 5-1 术者常规操作姿势（1）

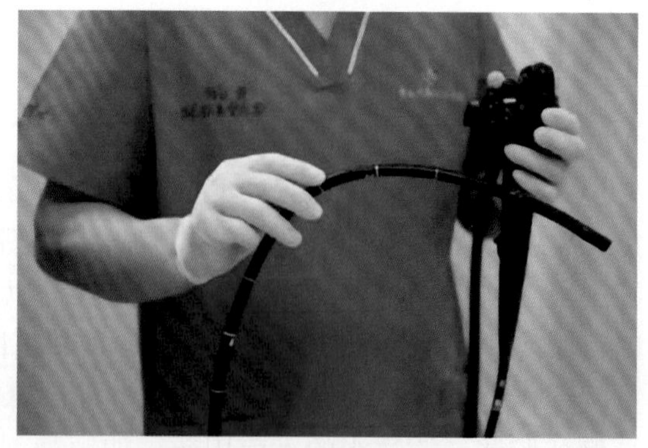

图 5-2 术者常规操作姿势（2）

1. 患者体位 通常情况下，患者以左侧卧位为主，头部垫一个高度适中的枕头（图 5-3），在某些特殊情况下，患者可以采用其他特殊体位，如仰卧位、右侧卧位甚至端坐位。

2. 通过咽喉部（图 5-4） 将患者下颌稍稍仰起有利于内镜顺利通过咽喉部。插镜时首先观察到的是口咽部的情况，尽量详细观察整个口咽部，拍摄口咽部正面观及左右侧咽

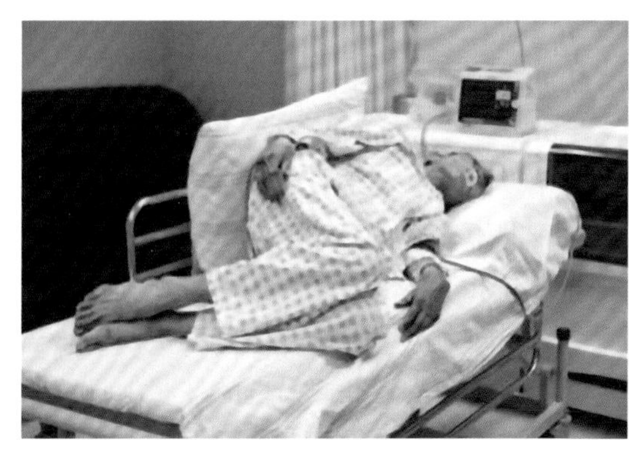
图 5-3 患者体位

隐窝图片（图 5-4 ～图 5-6），然后从左侧咽隐窝或右侧咽隐窝处插入内镜，镜头进入咽隐窝时，左手将内镜稍向左或右摆动以使镜头偏向中央部位，即食管入口处，也可循咽部黏膜走向轻柔插镜，即可将内镜顺势推入食管。有的患者因紧张而咽喉紧闭，此时插入内镜较为困难，强行插入容易损伤咽喉黏膜，可嘱患者做吞咽动作，或者在患者呕吐瞬间，食管入口瞬时打开时顺势插入内镜。对于无痛内镜检查的患者，由于其处于浅麻醉状态而无法配合，则完全依靠术者手法将内镜插入。若从咽部正中插入内镜，需要将镜头稍压向舌根部，即可使内镜滑入食管，但是初学者较容易误插进气管。如果患者呕吐剧烈，可暂停操作，让患者有个适应过程，待呕吐减轻或消失后再行插镜。

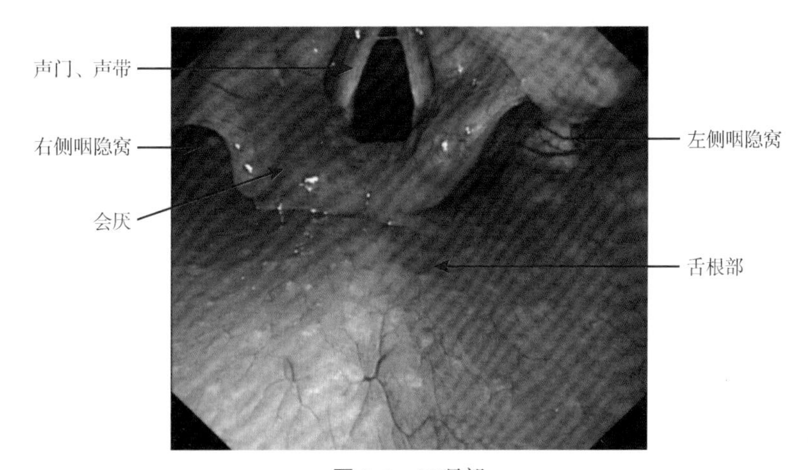

图 5-4 口咽部

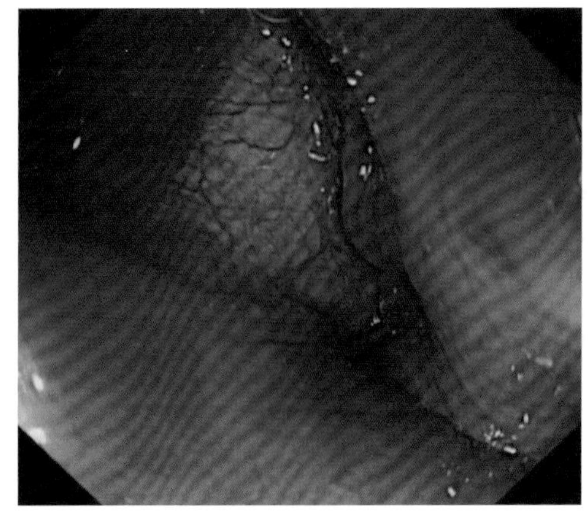
图 5-5 右侧咽隐窝

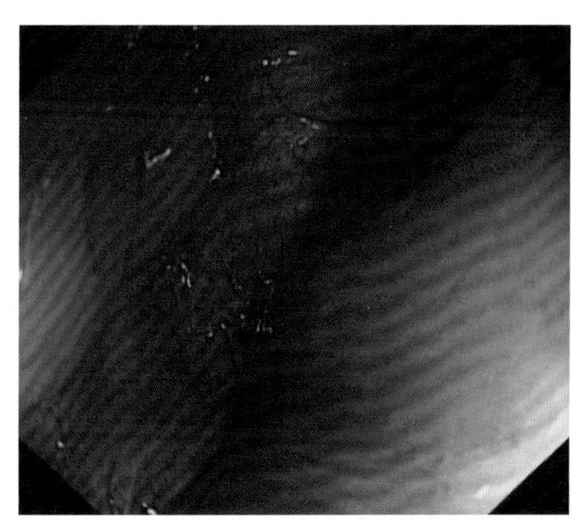
图 5-6 左侧咽隐窝

3. 食管观察 咽食管结合部通常称为食管入口（图 5-7），此为食管第 1 个生理性狭窄处，一般距切牙 15 ～ 17cm，处于闭合状态，难以观察清楚，需要在插镜过程中一边注气一边观察，在注气的瞬间多可观察其黏膜表面及内腔形态，在退镜的过程中，嘱患者缓慢深呼吸，则更容易清晰观察到入口处的黏膜表面；食管全段在少量注气的情况下，可观察到浅的不完整的环形皱襞，充分注气的情况下黏膜变得平滑；距切牙 25 ～ 27cm 处为食管第 2 个生理性狭窄，其是主动脉弓和左主支气管与食管交叉的部位，此处常可看到管壁搏动，即为主动脉弓的位置；贲门为食管第 3 个生理性狭窄处，是胃食管结合部，食管的扁平上皮颜色较红，而胃的柱状上皮略呈橙黄色，两者相交处即为齿状线，此处常需要在注入气体的过程中或食管蠕动波过后才能较清晰地观察到，清醒状态下检查则需要嘱患者缓慢深呼吸，才容易观察，胃食管结合部也是肿瘤多发之处，需仔细观察。如图 5-8 所示，在患者左侧卧位，术者以常规姿势持镜的情况下，食管的前、后、左、右壁分别呈现在显示屏的左、右、下、上侧（图 5-9）。

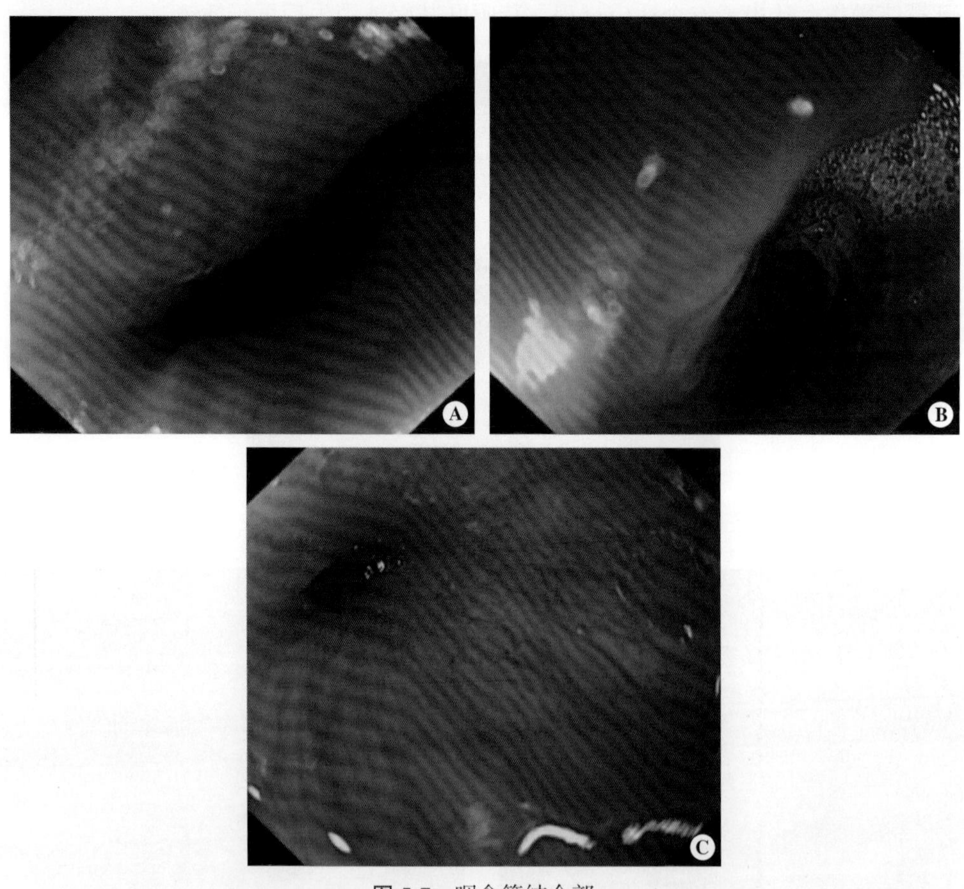

图 5-7 咽食管结合部

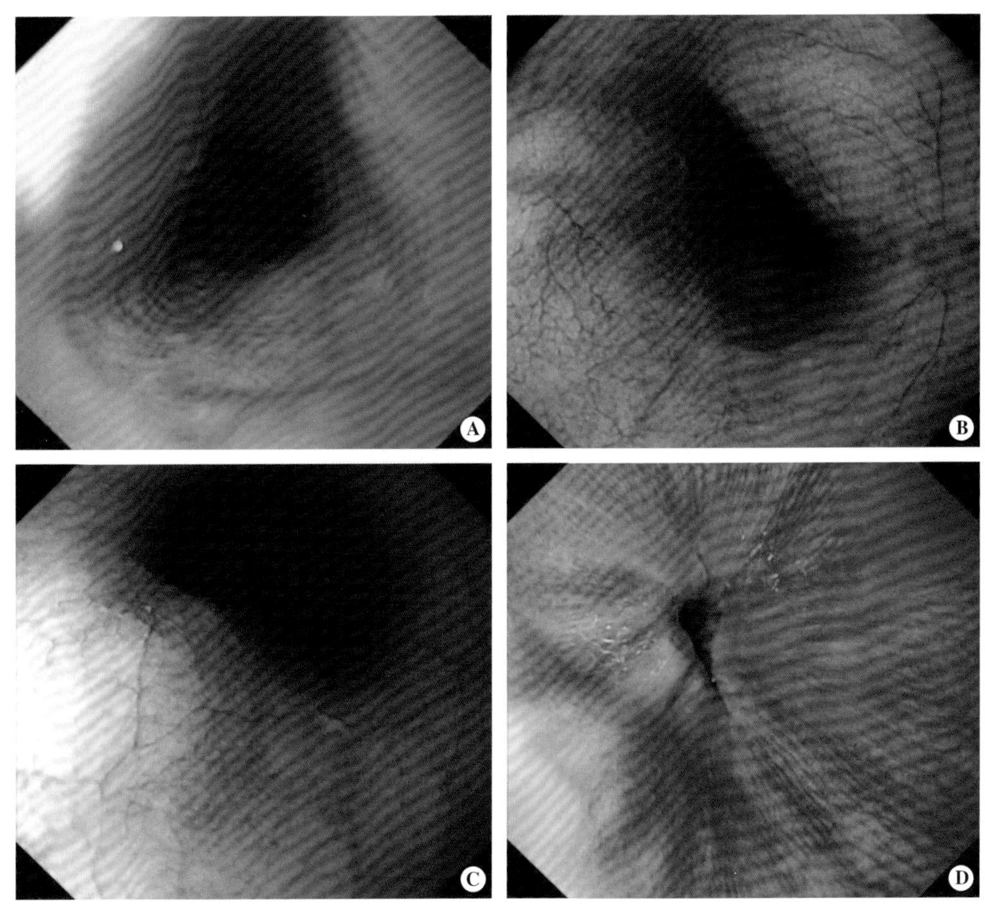

图 5-8 常规持镜姿势下食管各部

A. 充气较少时；B. 充气较多时；C. 主动脉弓处；D. 贲门上方

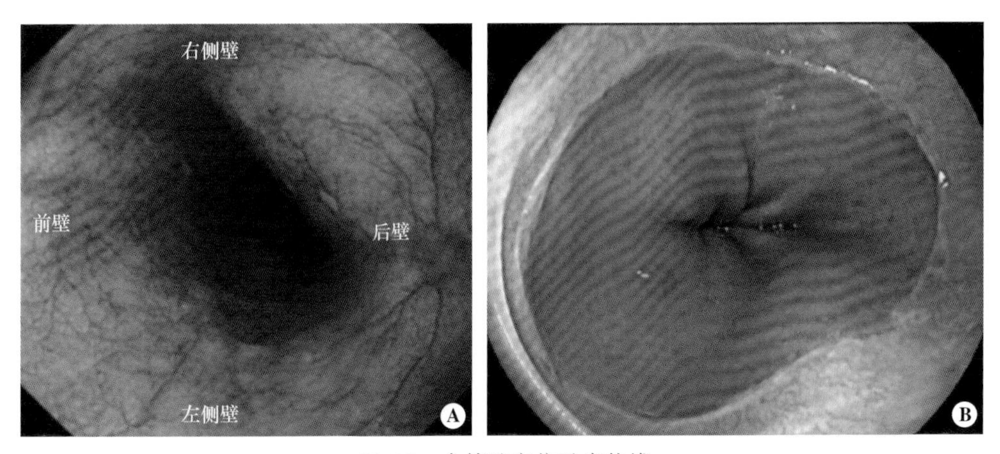

图 5-9 食管壁定位及齿状线

4. 胃的观察 胃的大体分区如图 5-10 所示。

当内镜越过齿状线时，需要将内镜上下角度旋钮（大旋钮）向下微调并注入一定量的气体，即可看到胃腔，首先观察到的是黏液湖，黏液湖一般有适量的胃液，若黏液湖的胃液较多或黏稠，需要用生理盐水冲洗并吸尽，才能观察到黏液湖下方的胃黏膜。可按以下顺序观察胃的各个部位。

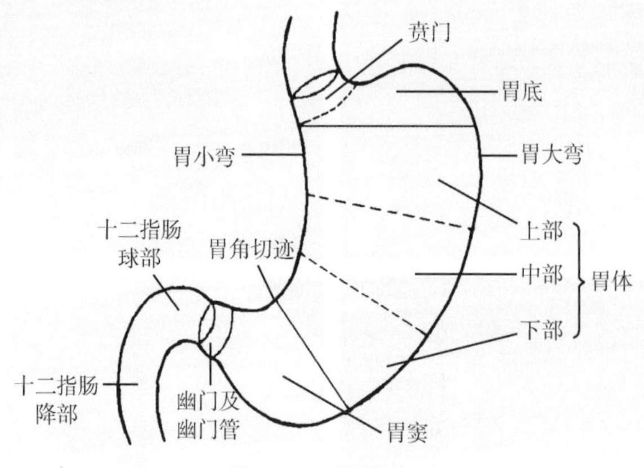

图 5-10 胃的分区

（1）胃底及贲门部（图 5-11）：要完整观察到贲门部，则需要注入较多气体，确保胃底黏膜皱襞完全展开，也便于翻转内镜镜头（术者缓缓将内镜上下角度旋钮向上调节至尽头，同时适当深插内镜，常简称为倒镜）。左手将内镜逆时针旋转一定角度，一边插镜，一边将上下角度钮向上调至尽头，即可观察到胃底及贲门部，同时一边观察一边将内镜行顺时针和逆时针方向各旋转 180° 角，这样基本可完整观察整个胃底黏膜，尤其镜身所遮盖的胃小弯侧位置，需要适当调整内镜至较特殊位置才能观察到。初学者也可先观察完其他部位后，在胃窦进行倒镜并回拉至胃底进行观察，操作较为容易。

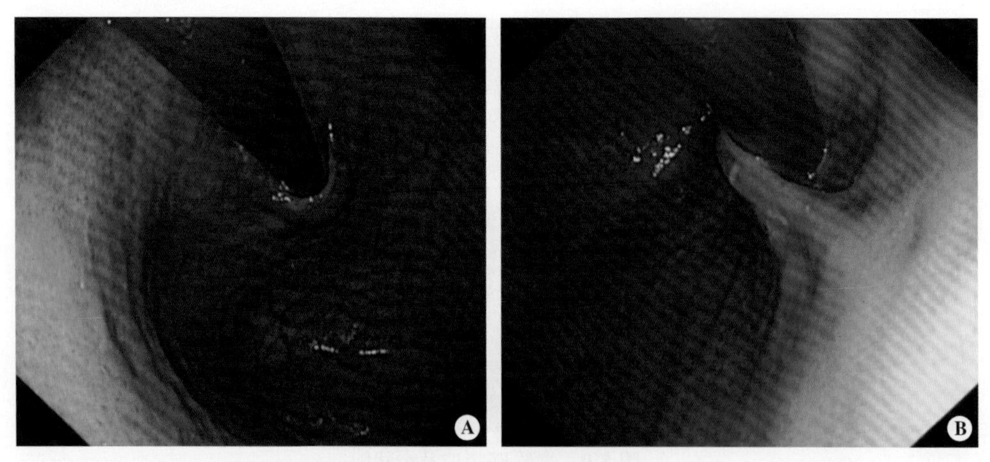

图 5-11 胃底及贲门部

A. 倒镜观察胃底及贲门部；B. 变换角度倒镜观察胃底

（2）贲门直下部及胃底体交界处后壁侧（图 5-12）：所谓贲门直下部，实际上属于胃底部分，只是它在解剖上从贲门垂直向下延伸而成，故称贲门直下部。在观察胃底时旋转内镜的过程中，即可同时从肛侧观察贲门直下部，或在观察完胃底后，将内镜旋钮放松使之处于自然状态，同时将内镜回旋至正常位置，回拉镜头接近贲门，观察贲门直下部斜切像；内镜越过贲门后，在注入较多气体时，适当调节角度旋钮，即可观察胃底体交界处后壁侧，此两处是初学者容易疏忽的部位。

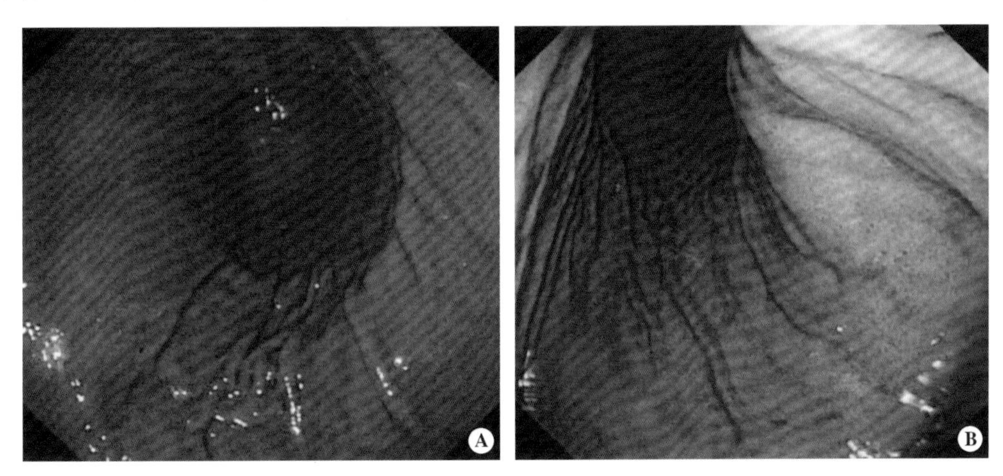

图 5-12 贲门直下部及胃底体交界处

A. 贲门直下部；B. 胃底体交界处后壁侧

（3）胃体（图 5-13）：胃大弯侧的黏膜皱襞较粗大，必须注入较多气体，使皱襞充分展开，才能完整观察胃大弯侧的黏膜，由于胃体小弯侧及后壁与内镜长轴接近平行，一般结合倒镜才能清楚观察；若在退镜时观察胃体黏膜，应将内镜镜头进行适当的螺旋形运动，以消除观察盲区。插镜过程中镜头接近胃角时，于屏幕上方可见到拱形黏膜，此即为胃角的口侧端。

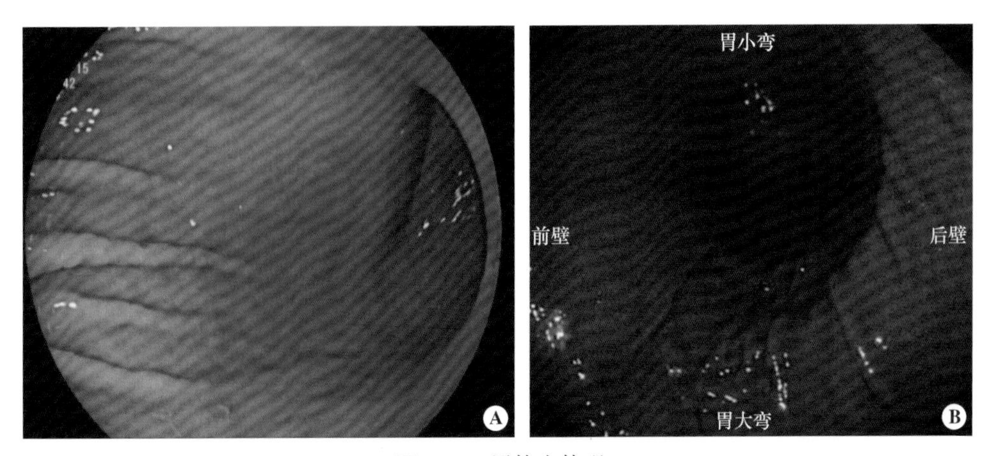

图 5-13 胃体大体观

（4）胃角（图 5-14）：当内镜到达如上所述的胃角口侧缘时，将内镜进一步插入并将镜头稍向上调，越过胃角即到达胃窦。此时左手一边调节大按钮进行倒镜，右手一边插镜，倒镜 180° 角时即可观察到胃角肛侧，将内镜稍微越过胃角或适当调整角度，必要时吸引少量胃内气体，可以观察到胃角口侧的胃小弯侧黏膜，这个部位也是初学者容易疏忽之处。胃角是一个动态结构，常随着胃蠕动而变化，术者应该全程观察一个蠕动波的完整过程，同时要注意观察胃角前后壁黏膜。一般而言，先完整观察胃窦后再倒镜观察胃角较为方便。

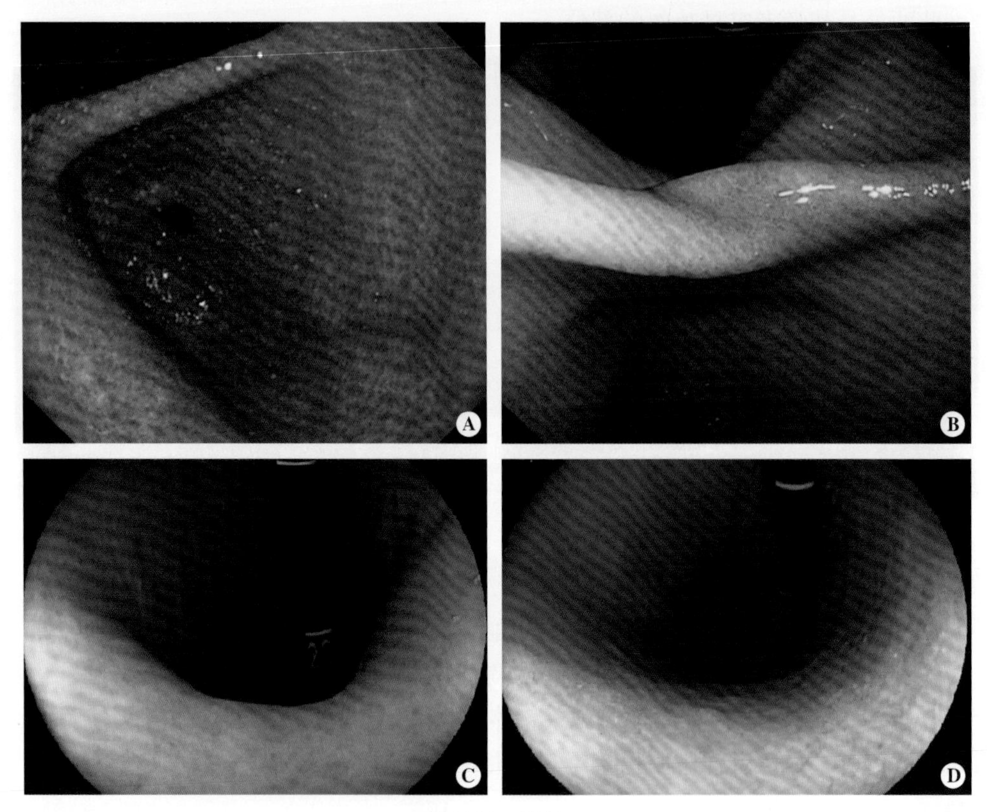

图 5-14 胃角

A、C. 胃角；B. 胃角肛侧；D. 胃角口侧

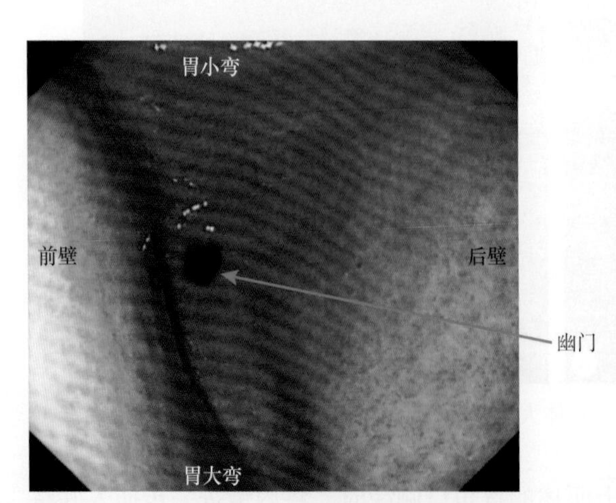

图 5-15 胃窦幽门前区

（5）胃窦（图 5-15）：按照上一步插入内镜至胃窦时，可见胃窦蠕动波间歇性向幽门处推进，只有待蠕动波消退，有时还需要继续注入适量气体，胃窦黏膜才能充分展开，便于观察，同时胃窦也是胃部病变的多发部位，因此应该重点观察，在此处观察的时间要长一些，不要遗漏任何部位。有的初学者将幽门前区当作胃窦区，容易造成观察疏漏，同时幽门不断蠕动的特性有可能导致胃窦区的任何部位处于不利于内镜观察的位置。因此，反复多角度观察胃窦区就显得比较重要。

（6）幽门：是连接胃和十二指肠的结构，呈圆形或闭合状态下的针眼状，其边缘光滑，称为幽门环，随着胃蠕动波而不断开闭，幽门管是一个长 1 ～ 2cm 的动态管状结构，一般在幽门环的开闭过程中进行动态观察，由于幽门管较狭窄，且处于开闭动态变化中，其病变容易被遗漏，应仔细观察；一旦幽门开放，快速将镜头插入即可到达十二指肠球部（图 5-15）。

（7）十二指肠球部及上角（图 5-16）：镜头通过幽门环即到达十二指肠球部，胃窦收缩波会延续至球部，注入少量气体即可将其扩张而便于观察，黏膜多为平坦的绒毛状，应注意仔细观察十二指肠球部后壁侧，尤其是当十二指肠球部处于扩张状态时，此部位的病变容易被遗漏。当十二指肠球部处于扩张状态时，可在稍远处后壁侧（通常在图像的右方）观察到通向右侧而且狭窄的腔，或者是一条反“C”形黏膜皱襞，此处即为十二指肠上角，其是十二指肠球部和十二指肠降部的连接处，通常也是普通内镜检查的盲区，一般在缓慢退镜的同时注入适量气体时较容易观察清楚。

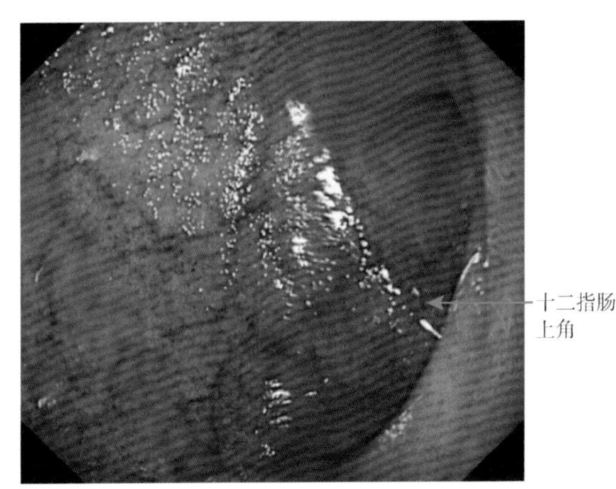

图 5-16 十二指肠球部

（8）十二指肠降部（图 5-17）：将镜头靠近十二指肠上角，左手将内镜向右旋转 90°，轻轻向上调节上下角度旋钮（大旋钮），同时注入少许气体，或者在固定左右角度旋钮（小旋钮）的情况下，一边轻拉镜身，一边向下调节大旋钮，即可顺利进入十二指肠降部，可观察到排列比较规律的环形黏膜皱襞。从十二指肠球部进入十二指肠降部，因肠腔走向有差异，个别患者可能是向下或其他方向，要根据具体情况决定插镜方向。内镜进入十二指肠降部以后，一般情况下，在中上段前壁侧（图像左方）可观察到十二指肠主乳头及其开口，有时可见胆汁流出。乳头黏膜光滑，无充血肿胀，大小约 10mm，开口处可呈裂隙状或桑葚状等。在主乳头上方（口侧）常可见到副乳头，有时在进入十二指肠上角时即可观察到。一般而言，上消化道常规内镜检查插镜过程到此即完成，但是建议将内镜拉直使之进入较深位置，有时可达接近十二指肠水平部，以期发现十二指肠降部较少见的病变。

通常在内镜插入到十二指肠降部以后，即可开始退镜，进行详细观察，一边缓慢退镜，一边仔细观察腔道黏膜。在观察的过程中，消化道不停蠕动，加上肠腔内容物（一般为胃肠液或气泡）容易影响观察，因此，术者在观察的过程中，应该等待蠕动波消失，临时注入气体扩张腔道，多可清晰观察黏膜表面。术者通过内镜工作（活检）通道注入生理盐水冲洗腔道和黏膜，同时左手随时调整内镜的角度和方向、注水清洗镜面，有时还需要反复插镜和退镜，才能清晰地观察黏膜，避免遗漏观察部位。对于可疑病变部位，更应该充分冲洗其表面，在注气和吸气较为适当的两种情况下，进行远中近距离观察、拍片，必要时使用染色内镜进行观察。

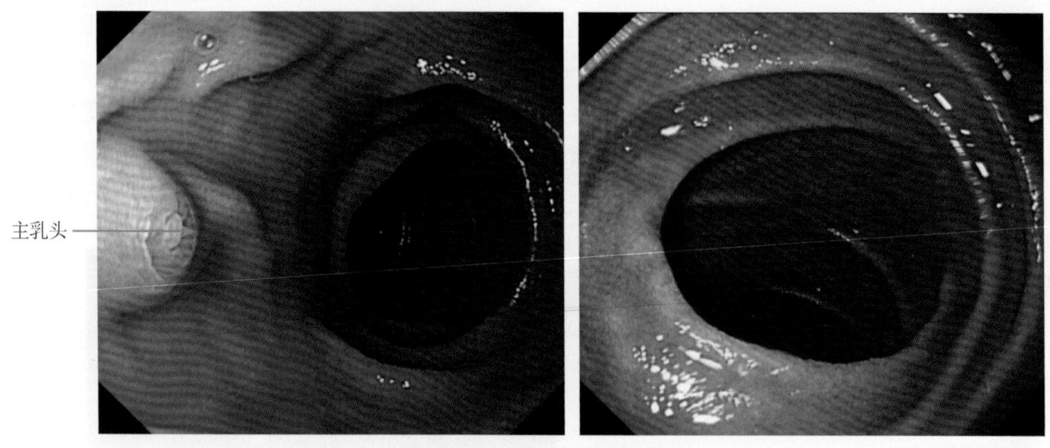

图 5-17　十二指肠降部

四、术后上消化道内镜检查

患者若由于各种原因接受过消化道的各种手术，手术将改变消化道的解剖结构，给内镜检查造成一定的困难，术后消化道内镜检查重点是吻合口及其邻近黏膜的观察，该处是肿瘤复发或其他病变的好发部位，同时由于手术改变了消化道的解剖结构，增加了内镜检查的难度，需要内镜术者在检查中更加耐心、细心和专心。

概括来说，与内镜检查关系较密切的上消化道手术如下：①部分食管或全食管切除，胃代替部分或全部食管，包括部分上端胃切除术；②胰十二指肠切除术（Whipple 手术），在内镜检查时，内镜下所见 Whipple 手术吻合方式类似毕式大部切除术，包括毕Ⅰ式和Ⅱ式；③ Roux-en-Y 术（胃大部切除术后胃空肠吻合术）、全胃切除术后食管空肠吻合术。

部分食管或全食管切除后，将胃的一部分或全部拉进胸腔代替食管（图 5-18），在此种情况下，内镜插入食管入口或胸段某个位置即可观察到剩余食管及其与胃的吻合口，由于部分或全部胃位于胸腔内，胃排空通常受限制，即使患者禁食 12h 甚至 24h，通常胃腔

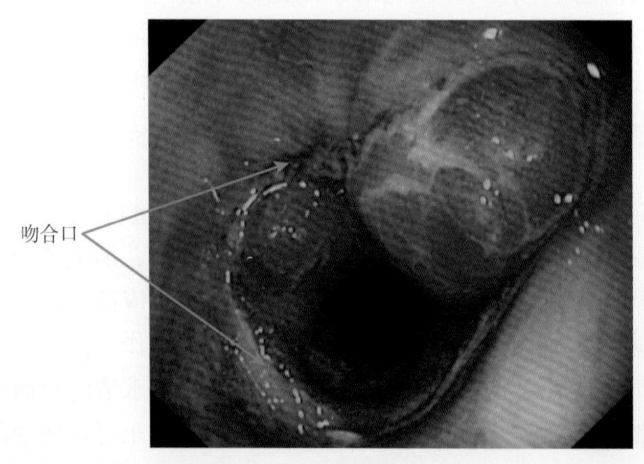

图 5-18　胃食管吻合术

内尚残留较多的食物，胃的解剖结构大部分改变，只能在可能保留的幽门以下观察到相对正常位置的解剖结构，这种情况在胃代替全食管的手术时尤其明显，如果剩余部分食管，常因胃内容物反流导致明显的食管炎症及吻合口炎症甚至溃疡。

1. 胃大部切除术（包括毕Ⅰ式和毕Ⅱ式）后

（1）毕Ⅰ式手术（图 5-19）：是切除胃窦及幽门后的残胃断端与十二指肠球部行端端吻合，胃底及部分胃体尚存，幽门消失，由胃十二指肠吻合口取代，其他结构无明显变化。目前基本废弃不用，所以此种情况较为少见。

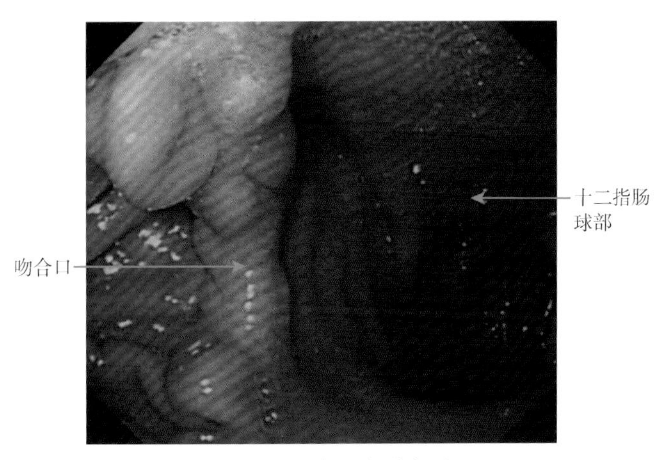

图 5-19 毕Ⅰ式手术胃

（2）毕Ⅱ式手术（图 5-20）：是切除胃窦及幽门后，将十二指肠断端缝合关闭，胃的断端和空肠进行侧侧吻合。

当内镜越过贲门时，一般即可见到残余的胃黏膜和吻合口，有时可见较多黄绿色泡沫从吻合口冒出，先检查胃底及残胃黏膜，然后靠近吻合口观察吻合口黏膜，再找到输入袢口和输出袢口，分别进入输入袢和输出袢，完成毕Ⅱ式胃大部切除术后的胃镜检查。

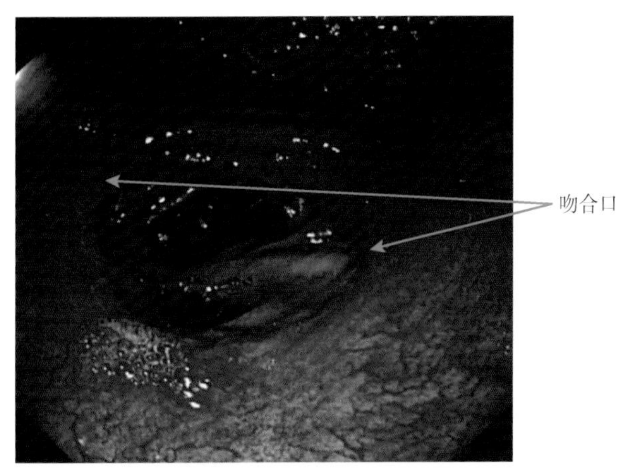

图 5-20 毕Ⅱ式手术胃

1）残胃胃底：检查胃底时相当于在正常胃的高位倒镜，且胃腔因为难以保留气体而扩张不充分，有时初学者在此处倒镜有一定困难，应该将镜头退至贲门下方，再一边缓慢插镜一边向上调节上下角度旋钮至尽头。

2）黏液湖：内常见到较多的胆汁，而且不断有泡沫状液体从远端冒出，常影响观察，适当注入消泡剂或反复冲洗吸引有利于黏膜观察。

3）吻合口：一般来说，胃大部切除术后胆汁不断从输入袢排出，几乎全部患者胃黏膜尤其是吻合口黏膜有程度不等的炎症，应该详细观察吻合口黏膜炎症情况，有无明显的增生现象，因为随着时间推移，胃大部切除术后患者残胃癌的发生率上升。

4）输入袢口和输出袢口（图 5-21）：从十二指肠延续而来的空肠肠袢称为输入袢，其内容物（多为黄绿色）排入胃内，相应与胃相接的口称为输入袢口；另外一个肠袢即为输出袢，胃内容物从该肠袢排出，相应与胃相接的口称为输出袢口，输入袢口与输出袢口之间的空肠皱襞即为鞍部或吻合嵴。内镜检查时应分别进入输入袢和输出袢，有时可将内镜插至输入袢盲端，于盲端肠腔肛侧可观察到十二指肠乳头。有时输入袢口难以找到，只找到输出袢口，初学者会误以为是毕Ⅰ式手术，此时可在残胃小弯侧仔细寻找，或当内镜进入一个口后适当钩拉，多能发现输入袢口，同时输出袢的空肠腔内通常有较少胆汁，黏膜皱襞也相对粗大一些，其也可作为输出袢的佐证；有些情况下，术者可能无法找到输入袢口，或者因局部炎症、解剖变化等，虽然可以观察到输入袢口，但难以插入内镜，必要时需要改变患者体位才能插入。

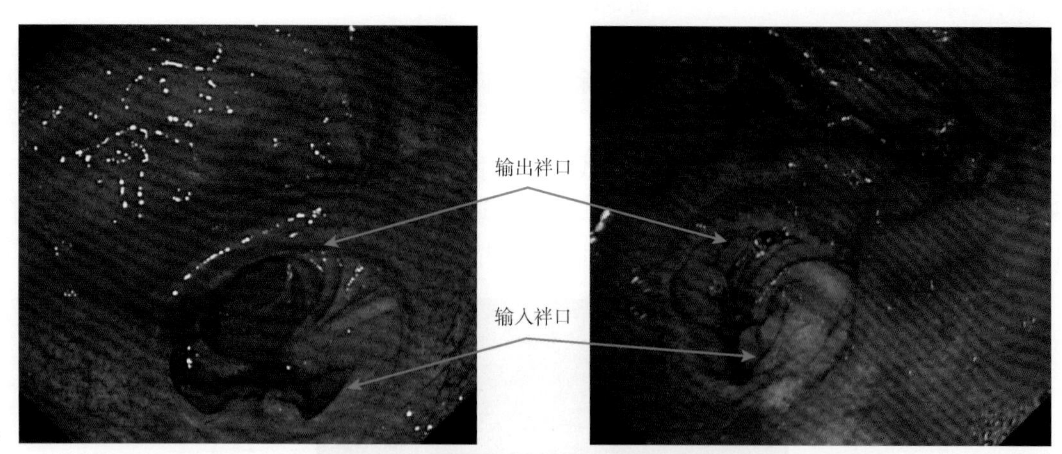

图 5-21 毕Ⅱ式手术胃输入 / 输出袢口

5）鞍部（图 5-22）：与吻合口相对的空肠肠壁称为鞍部，其是寻找输出袢口、输入袢口的解剖标志。

6）输入袢：与近端空肠相连的空肠段称为输入袢，其盲端为十二指肠，由于胆汁及胰液由输入端流入残胃，故输入袢内通常可见较多的黄绿色泡沫或液体，这也是判断输入袢的一个标志，同时输入袢的黏膜皱襞较短而疏，越接近十二指肠，黏膜皱襞越短、越少，有时可插镜直达盲端，此时可在盲端下方适当位置观察到十二指肠乳头。因此，毕Ⅱ式手术后的残胃黏液湖中常会有胆汁残留。

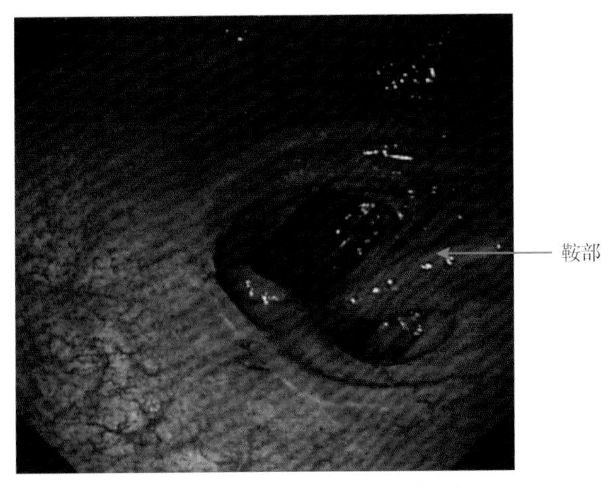

图 5-22 毕Ⅱ式手术后鞍部

7）输出袢：与远端空肠相连的空肠段称为输出袢，胃内食物从此进入小肠消化、吸收。输出袢通常比较洁净，没有或者有较少上述输入袢内的黄绿色泡沫或液体，一般仅仅在输出口附近数厘米内可见，输出袢的黏膜皱襞相对较长、高且密。

2. 胰十二指肠切除术（Whipple 手术）（图 5-23） 仅就上消化道内镜操作而言，Whipple 手术后胃腔内内镜所见与一般毕Ⅱ式手术术后有点类似，只是胃内常只观察到一个吻合口（吻合嵴不明显），从吻合口插入内镜后可以观察到两个开口，一个是十二指肠延续而来的空肠端口，另一个是与回肠相接的空肠端口，从前者插入内镜到一定深度，偶尔可观察到胆肠吻合口和胰肠吻合口，但如果预留的上段空肠较长，则上消化道内镜很难到达，如有必要检查十二指肠及邻近空肠，则可试用小肠镜代替胃镜进行检查。

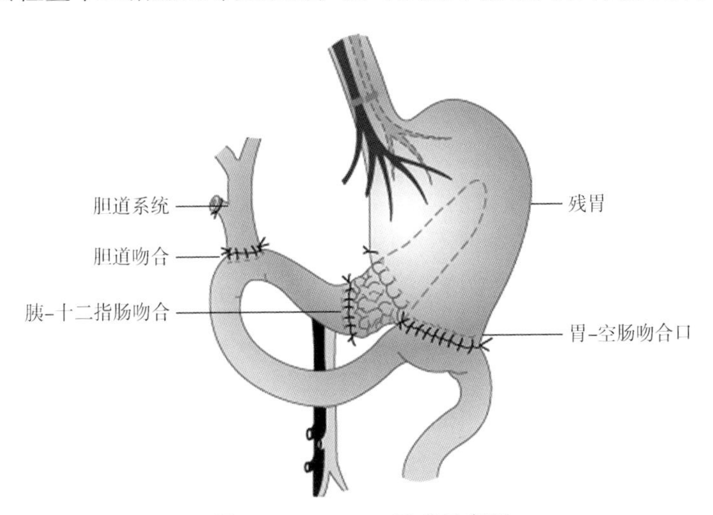

图 5-23 Whipple 手术示意图

五、拍片技巧

拍摄并保存内镜图片的目的是保存患者的检查资料，以便会诊或日后查询之用。因此，所保存的图像必须达到如下几个要求：①具有很高的清晰度；②反映所检查消化道的全貌，尽可能消除盲区；③病变部位需要包含全景及局部重点细节的图像，如远、中、近景和不同角度拍摄的图片；④尽量剔除由黏液、镜头水雾等造成伪影的图像，以免干扰读片；⑤特殊染色内镜图片。目前，多数医院使用的内镜图文系统具有录像功能，必要时还可以录像，动态观察病变或保存治疗操作的动态过程。

在拍片过程中，由于患者呼吸、动脉搏动、消化道蠕动、内镜图像冻结时机的把握等多方面因素的影响，常会出现照片模糊、色差失真、伪影较多等，遇到这些情况时，需要在原部位重新拍照，直到照片达到上述要求。某些特殊部位的观察，如食管入口、贲门、幽门管和十二指肠上角等部位，常需要在内镜镜头前端安装透明帽才能达到满意的效果。

六、内镜活检技巧

根据中华医学会消化内镜学会于 2014 年制定的《中国消化内镜活检与病理学检查规范专家共识（草案）》，进行内镜下活检时应注意以下几个方面。

（一）器械

活体组织学检查主要应用活检钳钳取组织，因此要求活检钳必须锋利，既有利于快速切断组织，防止组织被过度牵拉或挤压，又有利于防止诸如黏膜被撕扯等造成不必要的出血等并发症，尚有特殊用途的活检钳，如头端可以变换方向或角度的活检钳，便于特殊部位活检。

（二）病变部位

活检前充分冲洗活检靶部位，力求视野清晰，便于准确活检；当存在一个以上需要活检的病变部位时，首先对病变最严重、最明显的部位进行活检，强调第一次活检取材力求准确、组织足量，然后再对其他的部位进行活检取材；需要鉴别恶性病变时，最好对不同部位进行活检取材时更换活检钳，同时在对每一个病变进行活检取材后冲洗内镜工作通道，以免造成污染导致误诊；如条件不具备，则每对一个部位进行活检取材后，最好用清水充分清洗活检钳及内镜工作通道数次。

（三）操作要领

术者找到靶部位时，先将活检钳插入内镜工作通道，直至活检钳头部刚好出现在视野中，然后再调整内镜头端的位置，使病变部位处于可视范围内，同时应避免伸出的活检钳阻挡病变部位。助手张开活检钳，术者将其对准靶部位并施加一定压力，助手即可开始关闭活检钳，活检钳关闭的速度视病变部位组织的柔软度而定，对于较脆的组织，关闭速度可以快一些，而对于韧性较大或较硬的组织，关闭速度则慢一些，在关闭活检钳的过程中，术者应该对活检钳施加一定压力，这样才能获得尽可能大块的组织。有时为了获得黏膜下的组织，需要深挖活检，即用活检钳钳除表面黏膜，在黏膜下层进行活检取材。在某些特殊部位进行活检取材较为困难，如与内镜长轴平行的后壁侧或贲门旁等，有时需要借助透明帽、翻转内镜或特殊活检钳等，才能获得满意的组织量。

钳取组织的具体位置可以大致遵循以下原则：一般来说，对于隆起性病变，于顶端及其基底部取材；对于溃疡性病变，于溃疡周边及溃疡基底组织增生明显处取材；对于扁平的病变，最好根据染色内镜或放大内镜观察所见的异常部位进行有针对性的活检取材；息肉可以整个切除后送检。至于活检组织的数量，不同的病变有不同要求，可参考专家共识。

（四）组织保存

一般用至少5倍于组织量的10%福尔马林溶液或90%乙醇溶液保存活检组织，并尽快送病理科行进一步处理。

七、术后注意事项

上消化道内镜检查后，患者多仅有咽喉不适感，一方面是由于局部麻醉尚未完全消失，另一方面则为呕吐所致，一般无须处理，对于进行清醒镇静或静脉浅麻醉下内镜检查的患者，则需要观察30min，无特殊异常后再离开医院。施行内镜下治疗的患者，一般是住院患者，可根据具体情况即时开出术后医嘱。

（陈小良　吴　斌）

第六章 常规结直肠镜检查术

随着电子结直肠镜技术与器械的发展、人们健康意识的提高及无痛内镜检查技术的发展，越来越多的人较容易接受结直肠镜检查，目前结直肠镜检查已经成为结直肠疾病诊断和治疗中最常用、有效及可靠的方法，尤其在结直肠癌筛查和防治方面有重要意义。

一、适 应 证

（1）不明原因的下消化道出血，或长期粪便隐血阳性者。
（2）不明原因慢性腹泻、便秘或大便性状异常者。
（3）不明原因的低位肠梗阻患者。
（4）疑大肠或回肠末端任何病变及腹部 CT 发现肠壁增厚者。
（5）不明原因消瘦、贫血及腹部包块者。
（6）结直肠术后及结直肠内镜治疗术后需要定期复查结直肠镜者。
（7）大肠癌普查，包括有结直肠癌家族史、息肉家族史及 40 岁以上者。
（8）不明原因癌胚抗原（CEA）升高者。

二、禁 忌 证

一般来说，下列患者最好避免或延缓结直肠镜检查，但也不是绝对禁忌证，特殊情况下可以谨慎进行结直肠镜检查。

（1）肛门、直肠严重狭窄及肛周脓肿、肛裂患者。
（2）急性重度结肠炎、重度放射性肠炎患者。
（3）腹腔内广泛粘连者。
（4）癌症晚期伴腹腔内广泛转移者。
（5）急性弥漫性腹膜炎患者。
（6）严重腹水患者、妊娠妇女及月经期妇女。
（7）严重心肺功能衰竭、严重高血压、脑血管病、精神异常患者。

三、术前准备

术前准备是否充分关系到结直肠镜检查的成败及准确性，包括详细询问病史和给患者进行适当心理辅导、肠道准备及完善配备术前用药和监护抢救设施。患者肠道准备是结直肠镜检查的重要环节，肠道的清洁度关系到结直肠镜检查能否顺利进行，清洁的肠道不仅能使肠镜检查顺利进行，同时还能减少受检者的痛苦。肠道准备最好做到既简单又方便快捷，使受检者在缩短肠道准备时间的同时，有一个清洁的利于结直肠镜操作的肠道环境。

（一）询问病史和心理辅导

结直肠镜检查前操作者应仔细询问病史（包括有无药物过敏，是否服用阿司匹林及有无严重心、肺、脑疾病）、进行腹部检查，了解患者已经做过的有关检查资料，做到心中有数。针对患者对结直肠镜检查的惧怕心理，在检查前向患者及其家属说明检查的必要性及可能出现的术中不适感、术中如何配合等，将有助于顺利完成结直肠镜检查，同时让患者及其家属充分了解可能发生的意外，无痛结直肠镜检查时患者舒适度高，但要注意麻醉中的意外情况，进行无痛肠镜检查或年老体弱者检查时必须有家人陪伴。

（二）饮食准备

患者在检查前 3 天进食无渣流质饮食（如稀粥、牛奶、面条、豆腐等），不吃高纤维蔬菜、油腻浓汤、带籽水果等多渣食物；对于便秘患者，最好提前 2 天服用缓泻药或辅助用促消化道动力药；对于有低血糖倾向者，可在检查前静脉滴注葡萄糖溶液，确保患者在检查前空腹最少 6h。

（三）口服泻药的选择

1. 复方聚乙二醇电解质溶液 是目前国内最常用于肠道准备的泻药。服药时间分上午检查及下午检查两种：如上午检查，服药时间为前一天下午 16：00 及前一天晚上 20：00；如下午检查，用药时间则为检查前一天晚上 20：00 及检查当天上午 7：00。溶液配制方法：①取 2 袋复方聚乙二醇电解质散（每袋 68.575g），溶于 2L 温开水中搅拌均匀至完全溶解；②在配制第 2 次 2000ml 的泻药中的 1000ml 中加入西甲硅油 30ml，充分搅拌，在最后 30 ～ 60min 喝完。首次服用至少 600ml，之后每隔 15min 服用 250ml，全部液体必须在 2h 内服完。在服用过程中应来回走动，以保证清肠效果，服用完约 1h 后开始排便，一般排便 5 ～ 8 次，最后排出无色或黄色、透明清水样便即可。如行无痛肠镜检查，必须在检查前 4h 禁食、禁水。

2. 甘露醇 检查前 6h 口服 20% 甘露醇溶液 250ml，服完后 10min 内大量饮水（2000ml 以上），也可在 30min 内饮完 10% 甘露醇溶液 1000ml。患者服完可适量散步以刺激肠道蠕动，但是需肠道电外科治疗的患者应避免应用甘露醇进行肠道准备。

3. 硫酸镁 一般在检查前 6h 口服 50% 硫酸镁溶液 100ml，然后在 2h 内尽量多饮水（2000ml 以上）。

4. 番泻叶 检查前 12h，用番泻叶 20g 加开水 400ml 浸泡 30min 后快速饮完，一般在饮后 3 ～ 4h 开始排便，否则，需要再次冲服 200ml。

泻药使用注意事项：对于服用血管紧张素转化酶抑制剂（ACEI）或血管紧张素Ⅱ受体阻滞剂（ARB）类降压药及非甾体抗炎药（NSAID）的患者，服用缓泻药当天及以后的

72h 内不能服用。但是，可以继续服用小剂量阿司匹林；口服利尿剂患者，评估血容量和血压，必要时当天停用；肾功能不全Ⅲ期以下患者慎用，肾功能不全Ⅳ期以上患者禁用镁盐和磷酸钠盐制剂；肠梗阻、重度溃疡性结肠炎、有消化道穿孔倾向、对泻药某些成分过敏、意识水平低下的患者，禁用泻药；回肠造口术患者一般无须清肠；鼻饲患者可尝试鼻饲管饲喂泻药。

（四）清洁灌肠

清洁灌肠一般仅用于服泻药后排便 3 ～ 4 次，最后一次排便仍有少许粪渣者，作为肠道准备的补充措施。询问患者服用导泻药物后排便颜色、次数、性状，根据患者排便情况决定是否需要清洁灌肠，清洁灌肠前要评估患者年龄、体质及是否有高血压、心脏病、严重心肺疾病和近期有无便血、不明原因腹痛等，评估患者能否耐受灌肠。灌肠液用生理盐水即可，一次用量最好能达到 1000ml，但是一般只能清洁直肠，肠道准备效果评价见表 6-1。

表 6-1　波士顿肠道准备评分量表（Boston bowel preparation scale，BBPS）

	3 分（清洁）	2 分（粪水）	1 分（粪渣）	0 分（粪块）
图例	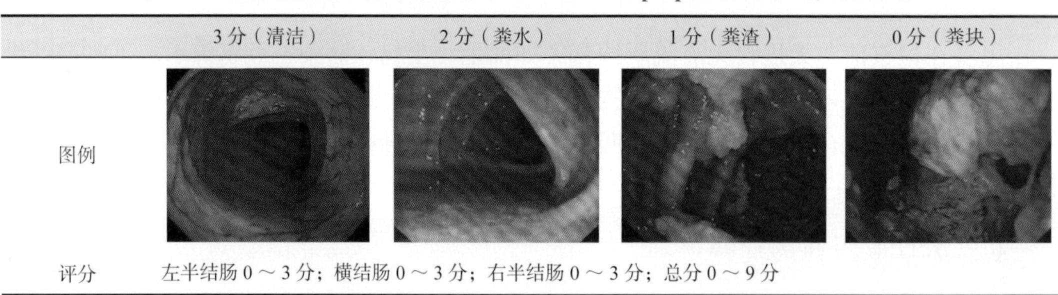			
评分	左半结肠 0 ～ 3 分；横结肠 0 ～ 3 分；右半结肠 0 ～ 3 分；总分 0 ～ 9 分			

1. 评分时机　结肠清洁度评分在结肠镜检查退镜过程中进行，内镜医生在进镜时应尽可能地将肠道清洁以争取获得更高的评分。

2. 评分要求　将结肠分为 3 段分别评分，右半结肠（包括盲肠、升结肠）、横结肠（包括肝曲、横结肠、脾曲）、左半结肠（包括降结肠、乙状结肠、直肠）。

3. 评分判断　肠道清洁总分为 3 段结肠分值之和。如果因为肠道准备太差而中止检查，尚未检查的肠段记为 0 分。

每段结肠评分≥ 2 分、总分≥ 6 分提示肠道准备充分。总分＜ 6 分或任意一段结肠得分＜ 2 分为肠道准备不充分。

图 6-1 为患者服用泻药后最后排出的大便状况，其可以提示该患者肠道清洁度的大概情况。

（五）术前用药

高血压患者检查当天仍需要服降压药（必要时改用其他种类降压药），但最好在服完泻药一段时间（如 3 ～ 4h）以后，避免因泻药作用导致降压药过快排出而无效。

笔者所在医院 90% 的内镜检查者采用静脉全身麻醉法，因此，患者需在检查前建立静脉通路，采用异丙酚和芬太尼静脉注射，使患者处于浅麻醉状态，患者完成检查后大多能在 10min 左右清醒，检查过程患者无任何痛苦，麻醉必须由麻醉医师实施。

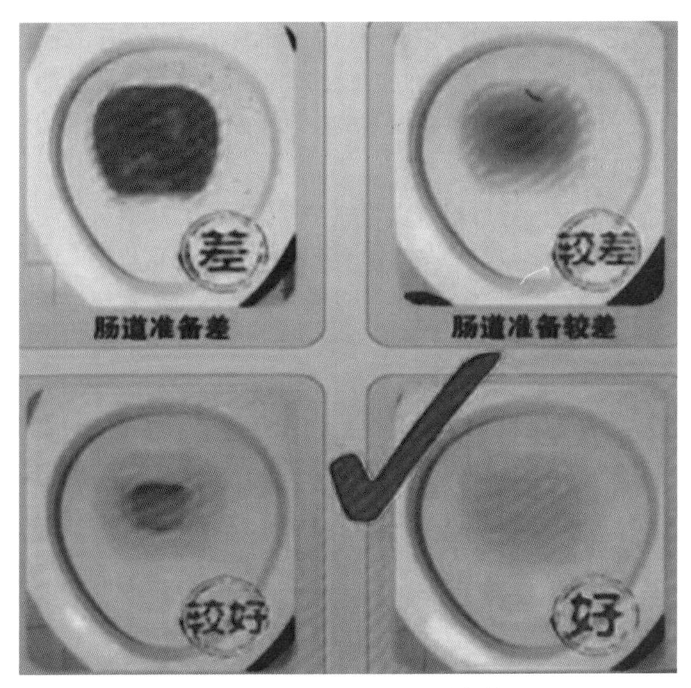

图 6-1 患者服用泻药后的排便情况

(六)吸氧及监护

所有在静脉全身麻醉下检查的患者及存在心肺疾病者均需要给予吸氧、心电监护,准备心肺复苏药物、除颤仪及呼吸机。

四、结直肠镜插镜、观察与拍片

目前结直肠镜插镜技术分为两种,即双人操作法和单人操作法。双人操作法需要助手配合,术者与助手各自的经验与水平差异、配合的默契程度等因素决定了整个结直肠镜操作过程是否顺利,而且术者无法感知进镜时的阻力情况,对内镜进行大范围旋转缺乏足够的安全性,操作受助手的影响较大;而单人操作法的整个插镜过程由术者独立完成,可以避免上述双人操作法的缺点,因此,相对来说,单人操作法有比较明显的优势,近年来在国家级及各省级内镜学会的倡导下,临床上基本均采用了单人操作法。

内镜学会推广单人操作法的原因:①放大内镜的广泛应用,要求结直肠镜操作更加精准,当发现微小病变时,要求操作动作具备高准确性,使镜头尽可能贴近靶部位,单人操作法较容易达到此目的,而双人操作法由于术者和助手的配合难以高度默契,较难达到精细观察的目的;②单人操作法由于术者操作的双手手感明显且操控自由,可以避免盲目插镜,减轻患者痛苦且安全程度高,在进行内镜治疗操作时更具优势,因此本部分重点介绍单人操作法。

(一)单人操作的插镜技术

单人操作法主要是通过内镜的插入、肠内气体的调节、旋转和(或)钩拉镜身,使结肠缩短变直，结直肠镜能顺利通过结直肠及弯曲 / 折叠的部位。单人操作法要求术者在插镜过程中，必须手部动作能准确地传递到内镜的前端，操作自如，才能尽可能观察到肠腔的全部部位，尽量减少盲区，当术者能随意地控制靶黏膜处与内镜前端之间的距离时，术者能够仔细地观察该处黏膜。

1. 术者体位 术者站姿应轻松自如，腰板挺直，多站在患者身后或肛门侧，尽可能将内镜监视器摆放在术者能直视的稍上方，便于术者观看，检查台高度的选择因人而异，以便于操作为原则。术者左手置于与胸部齐平的高度握住内镜的操作部，右手握住距离肛门 20 ～ 30cm 处的内镜插入部（图 6-2）。

术者通过左手控制操作部，适时旋转操作部而控制内镜的旋转，示指按吸气按钮，中指按注气、注水按钮，拇指与无名指协同控制上下角度旋钮，必要时可调节左右角度旋钮；右手握持内镜插入部距离肛门口 20 ～ 30cm 处，进退内镜及协助内镜旋转（图 6-2）。

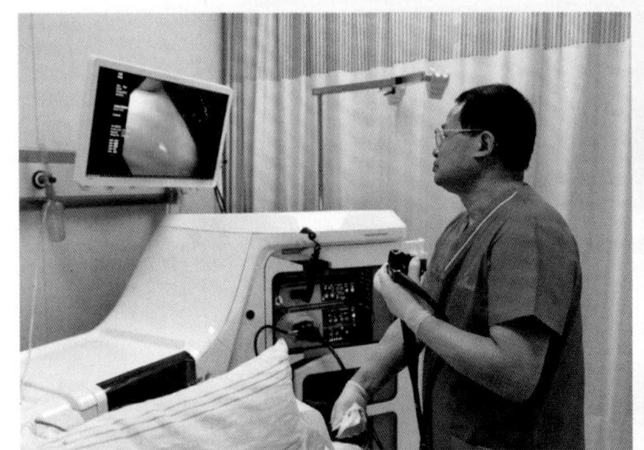
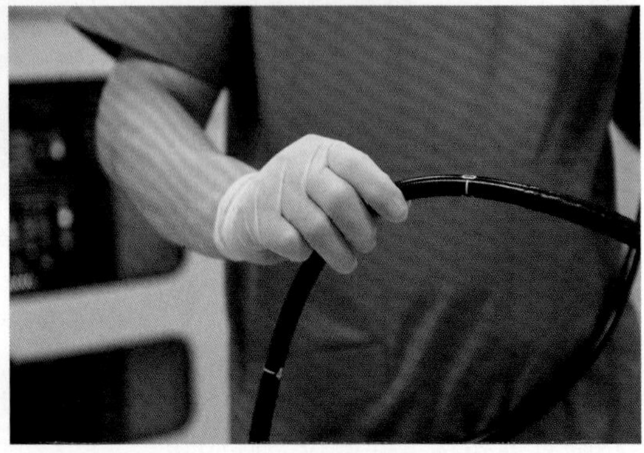

图 6-2 术者站姿及持镜姿势

术者在插镜过程中，控制镜头的上下角度主要靠左手操作上下角度旋钮完成，而控制镜头的左右角度则主要通过旋转镜身完成。在特殊情况下必须使用左右角度旋钮时，术者可以通过左手拇指和无名指的协调操作完成，应尽量避免右手操作。不规范或不熟练的操作将会影响整个结直肠镜检查的顺利进行，甚至可能因为内镜在肠腔内过度盘曲，自由度受限，影响内镜下治疗的精确性，也增加了发生治疗并发症的风险。此外，在进行内镜治疗时，术者右手需要操控治疗器械，这时，用右手调节内镜角度旋钮也不太合适。所以，良好的内镜操作手法能够提高术者的内镜诊治水平。

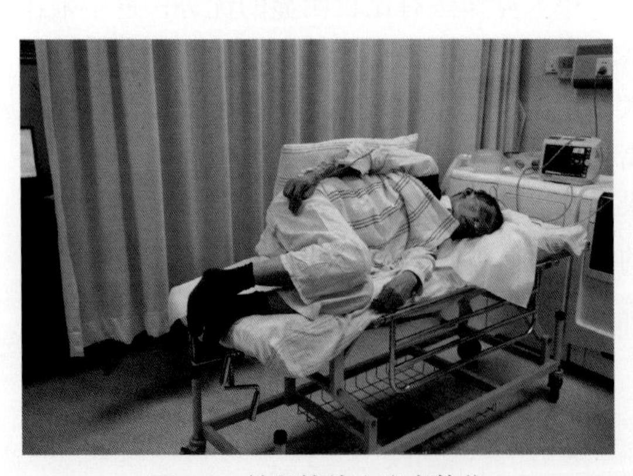

图 6-3 结肠镜检查患者体位

2. 患者体位（图 6-3） 患者基本上采取屈膝左侧卧位，屈膝仰卧位亦可，头部垫一枕头，让患者有一个较舒适的体位，患者较为放松，有利于检查过程顺利进行，有时在插镜通过弯曲肠段时，需要临时改变体位。

3. 单人操作基本技术及技巧

（1）循腔进镜：是插镜过程中需要遵循

的基本原则，对于初学者，其是安全操作的基本保证。插镜全程尽量保持肠腔处于视野中，使镜头始终沿着肠腔的走向插入，熟练的操作者，应能在少注气的状态下循腔完成内镜插入，并能保证内镜取直，以免肠腔被过度牵拉，造成患者疼痛甚至导致肠道损伤和穿孔等并发症发生。当内镜到达肠腔转弯处时，肠腔可能瞬间消失，此时应依据黏膜皱襞的方向判断肠腔的走向，小心谨慎地插镜，使镜头轻柔滑过肠道黏膜皱襞，此谓滑镜，滑镜过程中一旦发现黏膜颜色发白，应及时退镜，避免肠道穿孔。内镜越过肠腔弯曲部位后，必须调整镜头角度使其重现肠腔的视野，再通过吸气、旋转及拉直镜身等手法缩短肠管，顺时针旋转镜身加上向上调整镜头寻找插镜方向。具体手法是左手拇指控制上下角度旋钮使之保持略微向上的方向，右手顺时针逐渐旋转镜身，这是单人操作法的最基本手法之一。除了直肠、脾曲和横结肠接近肝曲部位（横结肠下角）时采用逆时针旋转寻找肠腔以外，其他肠段逆时针旋转镜身会使肠腔出现反方向扭转，即使找到进镜方向，也会使插入难度逐渐增加。

（2）注气与吸气：适当注气的目的是适当扩张肠腔，一旦确认肠腔走向，就应停止注气。在整个插镜的过程中，应当多吸气使肠管尽量缩短。吸气时注意尽量保持结直肠镜能正对肠腔中央，这样有利于保证吸引效果，减少黏膜误吸，同时便于通过吸引使肠腔自然套叠到镜身上。当长时间尝试无法通过弯曲部位、肠腔闭合部位时，应退镜吸除肛侧段肠腔的气体，缩短被撑长的肠管，或者改变患者体位，或者请助手局部加压，这样原来闭合的肠腔才有可能张开。

（3）拉镜：在插镜过程中，镜身难免弯曲或旋转甚至结成袢状，继而导致肠道结袢，造成插镜困难或无法进一步插镜，此时术者须应用各种手法取直镜身，这个过程称为拉镜。拉镜的手法应贯穿结直肠镜操作的全过程。具体手法是反复回拉镜身、吸引肠腔中的气体以缩短肠管，配合旋转内镜镜身，尽量保持能观察到肠腔的视野，达到取直镜身的目的。拉镜过程中应尽量避免镜头长时间或强力钩住黏膜皱襞（所谓钩镜），否则容易造成黏膜损伤甚至穿孔，如在拉镜时出现肠管大幅滑脱，应马上放松所有旋钮，让其自由滑脱，避免使用钩镜手法阻止肠管滑出，以免损伤肠黏膜甚至发生肠道穿孔。当视野不清时，钩镜手法仅能小心应用于肠腔完全折叠的急弯部位，在判断肠腔走向后，镜头循腔稍进后即进行小幅钩拉镜即可见腔，不应进行大幅钩拉镜，尤其是钩拉的力量不宜过大，以免造成损伤。

（4）缩短肠管与取直镜身：如上所述，在插镜过程中，应该尽可能避免内镜镜身结袢，避免肠管过度伸展，在缩短肠管的同时推进内镜，这是结直肠镜能够顺利插入肠管的基本要领。在插镜过程中，通过各种手法不断将肠管套叠于镜身，使肠管缩短（即所谓纵轴缩短法）并取直镜身，内镜能保持一个相对直线的状态，右手的动作就能准确地传递到内镜前端，此时术者操作内镜具有很好的自由感，也就是说，如果右手将内镜推进 1cm，则内镜前端向前 1cm，如果退出 1cm，则内镜的前端就倒退 1cm，如果旋转 10° 角，则前端就旋转 10°，这是一种几乎没有阻碍感的状态。如果内镜镜身过于弯曲或结袢，内镜的自由感就减弱甚至消失，导致插镜困难或失败。

（5）Jiggling 技术（快速往返进退内镜）：运用 Jiggling 技术可以使冗长的肠管缩短和直线化。其操作要领如下：将内镜退回数厘米，消除肠管的过度伸展，在这种状态下，前后迅速移动内镜，通过反复操作使肠管得以收缩套叠在取直的镜身上。此方法适用于任何欲将肠管缩短、直线化的情况，但必须抽出肠内过多的气体，使肠管恢复柔软和收缩功能。

（6）改变患者体位：一般情况下，让患者保持左侧卧位就可以完成结直肠的插镜过程，但是遇到插镜困难时，适时改变患者体位将有利于结直肠镜的插入。普遍来说，内镜到达脾曲时，让患者由左侧卧位转为仰卧位更容易插镜，也有学者主张当内镜接近降结肠与乙状结肠交界处时即将患者转为仰卧位，需要由术者视插镜的具体情况而定。如果插镜顺利，可以不改变患者体位而完成插镜。如果在降结肠与乙状结肠交界处或脾曲附近时插镜受阻，难以进镜，可将患者转为仰卧位。右侧卧位是较少使用的体位，一般仅应用于需要使结肠脾曲弯度改变时，若无法通过脾曲，大多是内镜在乙状结肠结袢所致，镜头根本无法达到或跨过脾曲。对于横结肠冗长向盆腔方向下坠造成插镜困难者，左侧卧位将有利于肠镜通过。

（7）腹部按压：对于腹围较大且松弛的患者，如有些产妇或肥胖伴长期便秘者，有时整条肠镜插入后仍无法到达盲肠，这时助手实施腹部按压的辅助手法常可收到很好的效果，因按压腹部有可能防止内镜结袢。进行腹部按压前应先将内镜拉直，针对不同情况按压不同的位置，相当于给镜身一个着力点，防止内镜再次插入时在该处弯曲、结袢，而不是靠助手的按压解袢，也不能为了压住镜身而过于影响术者操作内镜的自由感。同时，助手应保持在某个位置按压腹部时的手法固定不变，术者插镜无效时，助手再改变按压部位或变换按压手法。

（8）滑镜：当镜头到达肠管急弯处而无法找到肠腔时，术者凭经验判断肠腔走向，将镜头紧贴黏膜表面滑向远侧肠腔，此时在显示屏上只能观察到黏膜表面的左右或上下滑动，而无法显示肠腔，此插镜过程就是滑镜。术者尤其是初学者在整个插镜过程中应尽量避免应用，尤其不能进行长距离滑镜，因滑镜过程使肠管过度牵拉延长易结袢，增加患者的不适感或疼痛，肠道损伤等并发症的发生风险也会增加，尤其是当结肠存在憩室、炎症或溃疡等病变时，滑镜容易导致肠道穿孔。

（9）解袢：最理想的结直肠镜插入过程是在内镜保持相对直线的情况下到达回盲部。术者左右手操作轻松自如，各司其职，在操作过程中双手不应有明显疲劳的感觉。插镜过程中出现进镜效率下降或进镜反退时，提示内镜可能已经结袢，这时应想办法通过吸气、拉镜等手法取直镜身再进一步插镜。如果实在无法取直镜身而需要带袢插镜（应尽量避免带袢插镜，尤其当被检者有明显痛感或插镜阻力较大时），则当镜头越过前方的弯曲部后应及时拉镜解袢，短缩肠管，取直镜身。千万避免连续带袢进镜，否则将使插镜越来越困难，最终无法完成插镜，且将会明显增加患者的不适感及疼痛，同时增加并发症的发生率。如果无法解除结袢，应将内镜退出，有时需要退镜至直肠后重新插镜，若解袢成功，将可明显地短缩肠管，并可能于退镜解袢过程中观察到退镜而镜头反而前进的现象。

结直肠镜单人操作的基本解袢手法是，术者通过旋转内镜，寻找到内镜与肠腔间的应力感（类似杠杆在两个支点间的相互作用力），能够在明视下拉镜。如果结直肠镜已于乙状结肠内逆时针方向形成螺旋，形成了α袢，则应在左旋内镜情况下拉镜，当肠袢将要解除时拉镜阻力将达到最大，随后阻力骤减甚至消失。有些时候，内镜将于肠袢解除处向内镜外侧弹出，此时镜头若处于明视下，则可取得内镜在解袢过程中不退反进的效果。如于解袢时镜头钩住肠壁，则在肠袢解除过程镜头无法前进，会使镜身外弹滑出，一方面失去了一次内镜本可前进的机会，另一方面也可能导致肠壁损伤。若在α袢的状态下右旋内镜，则内镜会在没有阻力的状态下顺利向外滑出，类似于顺螺纹方向向外拧出螺丝，而达不到解袢插镜的目的，反之亦然。实际工作中，只要在拉镜过程中反复尝试左旋或右旋以寻找内镜与肠壁间的应力感，拉镜时镜头不退甚至反而前进，便能达到解袢、短缩肠管的目的。

（10）请上级医生接替操作的时机：结直肠镜检查的过程中，患者腹痛、腹胀较剧烈时，术者较长时间未能通过乙状结肠或脾曲，特别是在进镜过程中感到有明显的阻力时，插镜时出现肠腔后退现象时，应请上级医生接替操作。

4. 通过结肠不同部位的插镜方法 结直肠镜的插入过程分为三段，第一段为直肠段，第二段为乙状结肠段，第三段为剩余肠段。直肠乙状结肠交界处是整个结直肠镜插入成功与否的最为关键的部位，能否顺利通过是能否顺利完成全程插镜的关键。直肠的插入包括从肛门到距肛门口 15 ～ 20cm 位置的整个插入过程。

（1）肛门与直肠（图 6-4）：结直肠镜检查前，进行直肠指检是非常必要的。直肠指检一方面可以使处于紧张状态的患者对插入结直肠镜有一个适应的过程，另一方面可以发现肛门口的一部分病变（如肛门狭窄等），避免插入肠镜时导致肛裂或损伤直肠黏膜。在进行直肠指检时，术者应该首先在肛门口涂抹少许润滑油，手指轻轻按摩肛周数圈，再轻轻插入进行检查。即使在经过直肠指检后，结直肠镜插入仍然应该缓慢进行，才能减轻由痔疮等引起的痛苦和患者的恐惧心理。

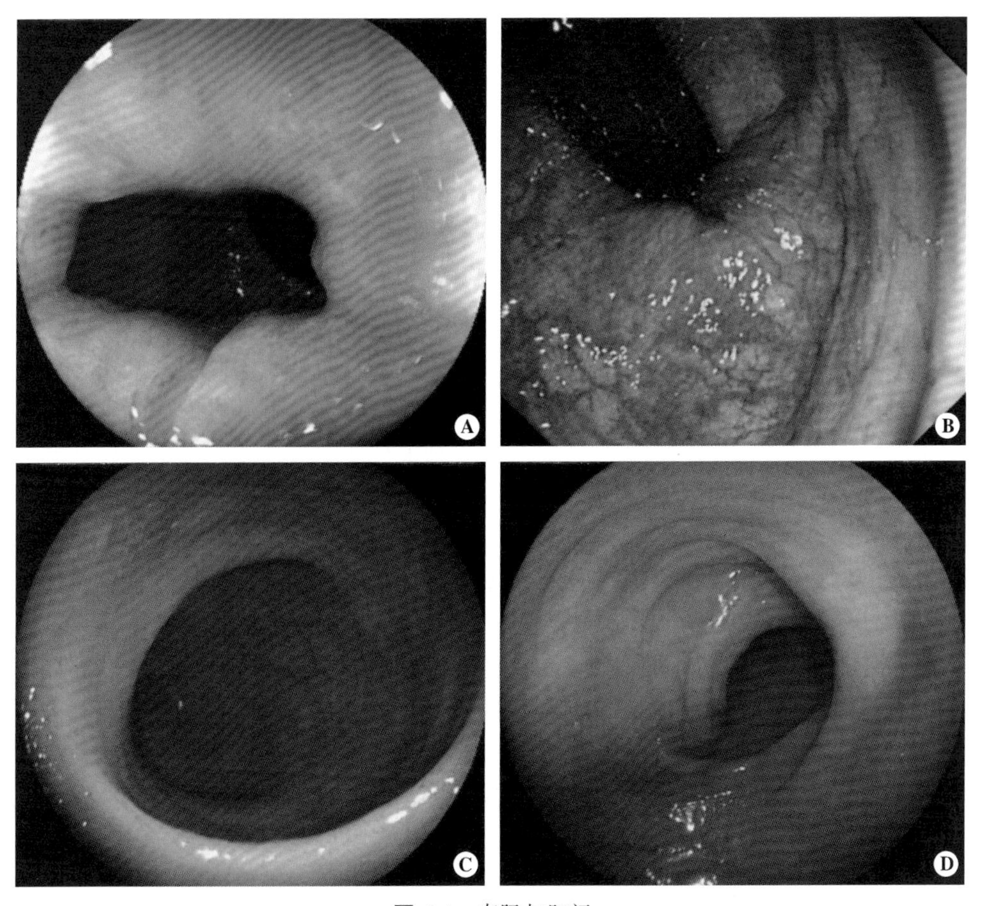

图 6-4 直肠与肛门

A. 齿状线；B. 直肠倒镜观察；C. 直肠近段；D. 直肠横襞

直肠指检结束后，就可以开始行结直肠镜的插入操作。具体是用右手握住肠镜的前端，用示指抵住镜头前端，在肛门口轻轻将镜头压入肛门。必要时注入少许空气，但注入气体越少越好，只要足以判断肠腔前进的方向即可。进入直肠后，暂时停止插镜，先在患者体外部分的镜身先端部涂抹少量润滑油，再用右手握住镜身距患者肛门口约 30cm 处开始寻找肠腔。

内镜通过直肠比较容易，一般情况下，虽然患者采取左侧卧位也可以通过，但仰卧位是最容易通过的体位，术者主要利用旋转镜身的方法插入，约 70% 的旋镜是按左、左、右的顺序进行，也就是通过逆时针、逆时针、顺时针旋转镜身，配合向上的角度旋钮来循腔进镜，旋转角度通常无须超过 90°。在前两个左、左处循腔进镜时，旋转镜身时的旋转角度在 90° 左右即可，当到达右的位置时，即完成了直肠的插镜。

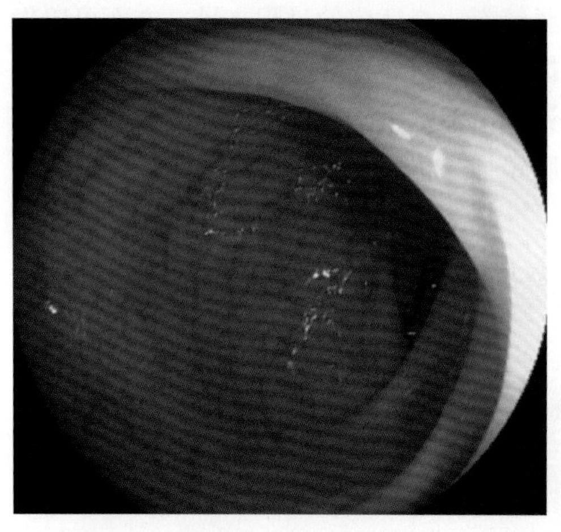

图 6-5 乙状结肠

（2）乙状结肠（图 6-5）：如果完全按照纵轴短缩法完成操作，那么乙状结肠的插镜长度通常只有约 10cm。如果内镜在此段结袢，其插镜长度可以达到 1m 甚至更长，几乎所有后续的插镜困难都源于乙状结肠段插镜过程的处理不当，形成各式各样的袢，如 N 袢、α 袢或逆 α 袢等，造成患者不同程度疼痛，使操作失败，甚至出现穿孔等并发症。

由于直肠与乙状结肠形成一个较小的角度，顺利越过此角有一定困难。在实际操作时，术者通常顺时针旋转镜身约 90°，适当吸气，而且略微向后拉镜，缩短直肠后，较容易观察到肠腔的走向，通常位于监视器的正下方，此时向下调节镜头，轻轻推进内镜后即可通过。一旦通过此弯曲部，镜头即已进入乙状结肠起始部，术者即可向下调角度旋钮，甚至可以顺时针旋镜的同时，稍稍拉镜，这是通过此处的重要窍门。如果推进内镜时，内镜前端没有同时向前，保持原位或反而向后退时，应意识到镜身在结袢，必须停止插镜并退镜至镜身呈自由状态后，由助手施以腹部按压，一般都可以有效防止内镜结袢。助手按压点的位置通常是在脐下或耻骨联合上方 2cm 处，并拢右手手指压迫此处即可。另一个确认按压点是否准确的方法是当助手按压患者腹部时术者可以看见肠腔向近处靠拢，这时插镜通常不会引起内镜结袢。

术者在乙状结肠段的插镜过程中，应注意四字原则：少气、少进。少气，即尽可能少注气，肠腔呈缝隙状，肠壁几乎都贴着内镜的镜面，术者在操作过程中寻找插镜方向就显得相当重要了，初学者通常在此处会过度注气，使肠腔过度伸展，肠腔形成的角度变小甚至呈锐角，术者更难判断肠腔走向，有可能注入更多气体以期扩张肠腔，使插镜的难度更大，进入恶性循环。为避免或减少此种情况发生，术者可以在检查开始前就将内镜主机上的气泵调节按钮调整在低气量的挡位上。少进，即术者右手握镜保持镜身几乎不插镜的情况下，不断尝试向右旋转镜身与复原的操作，同时配合上下角度旋钮的调节，较好地完成此段肠管的插入过程。

乙状结肠的自然走向，大多数是处于一种顺时针螺旋的方向。在实际操作中，术者应该始终采用顺时针的方向插镜，加上适当时机的内镜复位操作，所谓内镜复位，即术者顺时针旋镜的同时向上调节镜头，找到了插镜方向后，若确定了肠腔走向向左，可以复原先前向上调节的镜头角度使之向下，同时吸气让肠管自动套叠到镜身，复位时右手握住镜身，使之保持与肛门口的适当距离即可。对于一些插镜比较困难的病例，可以采用逆时针旋镜，配合向下调节旋钮的方法。

有时术者使用各种插镜方法仍难以避免内镜结袢，此时解除内镜结袢就显得比较重要。

1）解袢方法一：顺时针或逆时针旋镜大于或等于 90°，加上略微向上调节旋钮，并保持相对固定后，同时稍微拉镜。旋镜小于 90° 角时，通常只能使大圈变成小圈，无法从根本上解决问题。术者解袢时是采用顺时针还是逆时针旋转镜身需要术者通过旋镜时的感觉做出正确判断。旋镜时先端部向前或保持原位不动，并且镜身较原先松弛，则基本可以判断旋镜的方向正确。80% 以上的病例可以通过顺时针方法旋转顺利解除上述的 N 袢或 α 袢。同时形成多种类型袢的概率相当小，偶尔才会出现需要先采用顺时针或逆时针，再需要相反旋镜的情况。判断解袢是否成功的标志是，当退镜时观察到肠管不随着向后退，在维持原位不动，或自然前进，直到内镜自由度恢复，肠管才随着退镜而后退时，就可以停止退镜，来回推拉镜身几次，确认镜身呈直线状态。此时内镜处于自然状态，说明解袢成功。

2）解袢的方法二：轻微顺时针旋转镜身后，边吸气边拉镜，一口气退镜至内镜处于自由状态为止，或退镜至距肛门口 10cm 处，重新插镜。这种解袢方法通常在形成多个比较复杂的肠袢时才使用。

若尝试多种方法依旧无法顺利通过乙状结肠，综合采用以上两种解袢方法，一般可以解袢成功。

（3）降结肠与脾曲：当内镜达到一个角度较小、肠腔走向向右的部位时，可能就是乙状结肠与降结肠的交界部位。此时，术者通过快速来回推拉内镜，确认镜身的自由状态后，继续采用顺时针方向循腔插镜就显得相对容易一些。少量吸气会使乙状结肠与降结肠的连接角度变得钝一些。一旦进入下一段肠腔，就可以看到较为平直的肠腔，当内镜镜身处于直线状态时，插镜深度约为 10cm。

整个降结肠肠腔走向较为平直，插镜几乎没有难度（图 6-6）。操作时必须采用“上下结合”的原则插镜，即在通过降结肠时必须先采用向上调节旋钮，对准下一皱襞的上方插入内镜，接着在不插入镜身的情况下直接向下调节旋钮，使肠镜自然复原，达到自然向前进镜的目的。同时配合患者的呼吸节律，使肠段自然套叠在镜身上，有助于纵轴短缩进镜。插镜过程实际上是反复向上调节镜头配合镜头向下时吸气的重复动作。

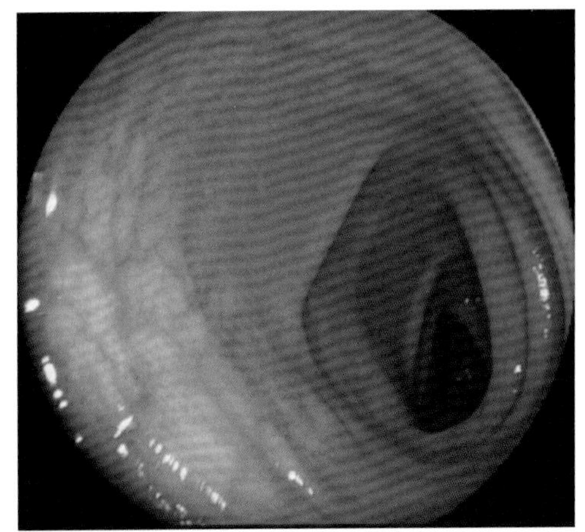

图 6-6 降结肠

当肠腔不再像前面那样直行，而变成一个向

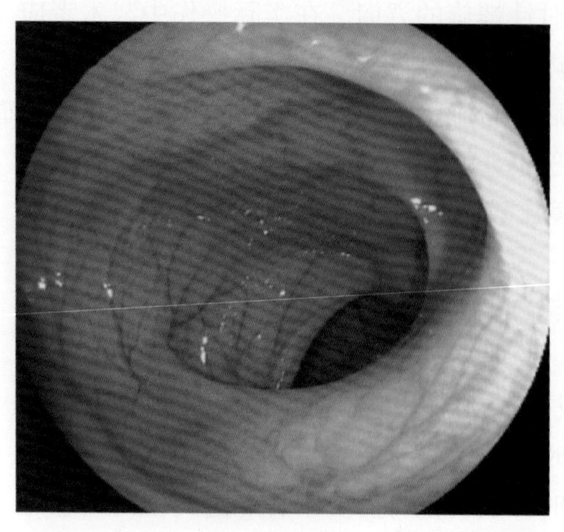
图 6-7 脾曲

左的弯曲状态时，内镜就抵达了脾曲（图 6-7），有时可观察到肠腔右侧或顶部肠壁呈蓝色（脾脏压痕所致）。此时必须再次使镜身复原处于自由状态，并且通过前后进退镜身使已经套叠成功的肠段变得更加服帖。内镜达脾曲时的直线长度约为 40cm。如果结直肠镜处于自由状态，一般只要逆时针旋转镜身并向上调节旋钮循腔进镜多可插入横结肠。如果脾曲的角度太小，则要采用以下 4 种不同的方法使脾曲角度变大，使插镜变得相对容易。第一种方法，采用吸气的方法，使过度充气的肠腔造成的过小角度得以变大；第二种方法，让助手用右手从患者脐部向上按压腹部，使脾曲的角度变成钝角；第三种方法，改变患者体位，可以让患者改为右侧卧位，会使肠腔内的气体到达脾曲，横结肠肠段自身重力的作用可使脾曲的角度变大。一般大多数病例通过以上操作都可以顺利通过脾曲，进入横结肠。如果采用以上三种方法还是无法通过脾曲，可以尝试第四种方法，即逆时针旋转镜身，将下一段肠腔的走向调整到监视器的正上方，然后将向上的旋钮逐渐调大，并且向前滑镜不超过 10cm，如能发现横结肠的入口，就有机会通过脾曲。通常来说，滑镜毕竟有一定的危险性，滑镜的距离不能超过 10cm，否则穿孔并发症会明显增加。除了滑镜的距离必须严格控制以外，术者还应注意，一旦滑镜进入横结肠之后，迅速吸气并且退镜是很重要的手段，退镜可以使滑镜造成的肠腔过度牵拉得以纠正，但要注意退镜的幅度，以退镜时肠镜的先端部开始向后退为度。肠镜的先端部位于横结肠近脾曲处，而肠镜又处于自由状态，脾曲段的操作就已经顺利完成了。

（4）横结肠（图 6-8）：横结肠段操作是指从横结肠脾曲至横结肠肝曲，这段结肠短缩后的插入长度只有约 20cm。内镜下横结肠肠腔呈倒三角形，在结直肠镜处于直线的自由状态时，内镜通过此处也较容易。但是，大多数人的横结肠走向都是呈 M 形，通常采用如前所述的“上下结合”的进镜方法，在确认结直肠镜处于直线自由状态后，选择前方的第 2 ～ 3 个皱襞处的 12：00 处为目标，呈斜线向上的方向插镜，到达目标后，在不向前插入镜身的情况下，向下调节镜头并少量吸气，再稍微退镜，即可进入下一皱襞后的肠段，此时调整镜头使之位于肠腔的中央，再次向上插镜，重复以上操作，如此反复短缩肠管，可以顺利地在镜身上套叠肠管，使整个横结肠全部套叠在镜身上，从而到达横结肠近肝曲，此时插镜深度为 50 ～ 60cm。如果在插镜时出现肠镜的先端部不动或反而向后退，说明结直肠镜正在结袢，必须退镜，解除形成的袢后，用手从脐部向上按压腹部，重新插镜。另外一种插

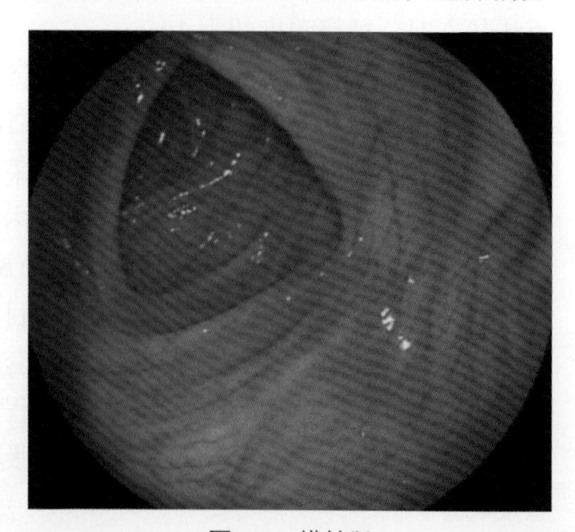
图 6-8 横结肠

入横结肠的“左右结合”方法，是通过多次顺时针旋转镜身插镜后，配合一次逆时针旋转镜身的拉镜，同样可以短缩肠腔，顺利通过横结肠。如果遇到横结肠M形下垂明显的病例，通过横结肠较为困难，可参照乙状结肠的插入方法进行操作。

顺利到达肝曲的标志：一是在视野左侧看见蓝色的印记；二是在镜身处于直线自由状态时，镜身上的刻度为50～60cm；三是后续的肠腔走向应该在右侧。

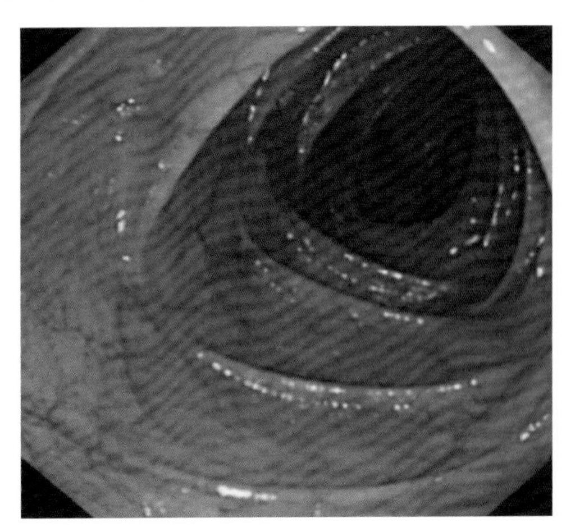

图6-9 肝曲

（5）肝曲（图6-9）：该处的操作原则是“向右向右再向右”。首先，应该调整镜头贴近肠腔左侧，然后顺时针旋转镜身约90°，配合向上调节镜头，当结直肠镜的先端部贴近肠壁而无法判断肠腔走向时，稍退镜直至可以看到皱襞，继续顺时针旋转镜身和适当向上调节镜头，插镜的同时适时吸气，使肠管逐渐套叠在镜身上，多可找到肠腔。但在内镜进入肝曲以前，保持镜身呈自由状态至关重要，否则通过肝曲的操作就会变得困难。一般到达肝曲的插镜深度为50～60cm，如果插入过深，则可能是内镜在横结肠和（或）乙状结肠结袢，必须先解袢或退镜后重新插镜。少数肝曲的角度较小，无法辨认升结肠的肠腔，可以让患者采用左侧卧位，使肠腔中的气体集聚于肝曲处，或由助手从脐部向上压迫肠腔，肝曲角度变钝，则较容易通过肝曲。

（6）升结肠至回盲部的操作（图6-10，图6-11）：结直肠镜在自由状态下进入升结肠肠腔后，首先是吸气并适当退镜，使原先通过肝曲时伸展的肠腔适当短缩，使镜身处于自由状态。通常，术者可非常顺利插镜到达盲肠并观察到阑尾口（图6-12）。但有时会有意外情况出现，即插镜时镜头不前进甚至不进反退，这种情况大多数是由于镜身在横结肠结袢，此时最好的解决方法是先退镜，确认结直肠镜的镜身处于自由状态后，让助手从脐部向上按压腹部，防止镜身在横结肠结袢，再重新插镜，多可成功。如果还是无法顺利进镜，

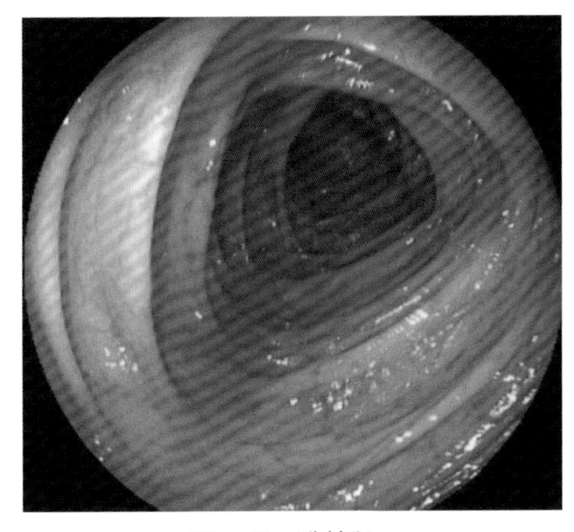

图6-10 升结肠

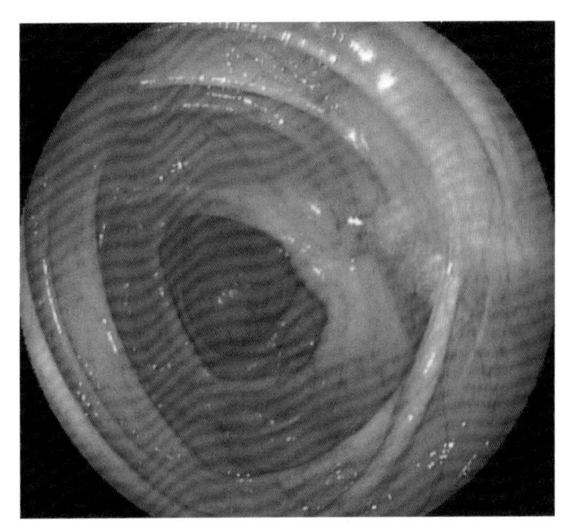

图6-11 盲肠

则内镜可能是在乙状结肠段结袢，助手改在左下腹压迫腹部，带袢插镜，也可到达回盲部。如果进镜到达升结肠的中段，几乎已经到达回盲部，但是总无法接近回盲瓣时，有时变换体位，采用左侧卧位，利用内脏压迫肠腔，也许能到达目标部位。

（7）进入回肠末端的操作：完整的结直肠镜检查，内镜必须进入回肠末端。如果插镜过程已经花费了较多时间，患者的耐受性比较差，且无消化道出血病史和炎性肠病症状，在经过尝试，仍无法顺利进入回肠末端时，可以考虑放弃，主要目的是防止发生并发症。

内镜能否顺利进入回肠末端必须具备以下条件：①结直肠镜能够充分插至回盲部底部；②将回盲瓣放至监视器的左侧 8：00、9：00 位置。

回肠末端的插镜步骤：①确保结直肠镜镜身未结袢且处于自由状态；②直接插至回盲部的底部；③采用逆时针旋转镜身配合向上调节镜头的方法，寻找回盲瓣开口的上端；④确认回盲瓣入口；⑤通过细微调节使结直肠镜的先端部对准回盲部入口的中央，直接插镜（图 6-13）。

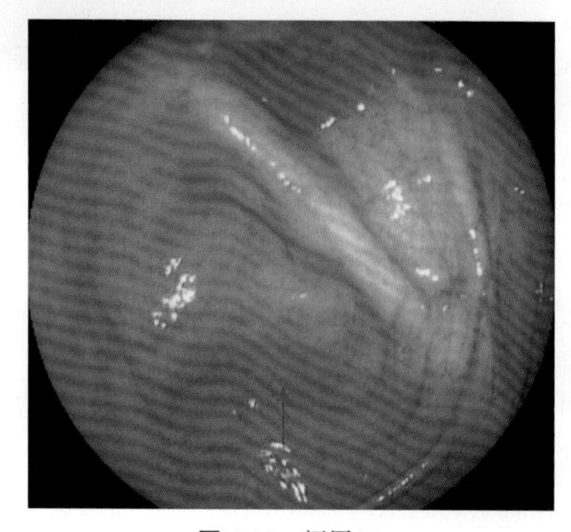

图 6-12 阑尾口

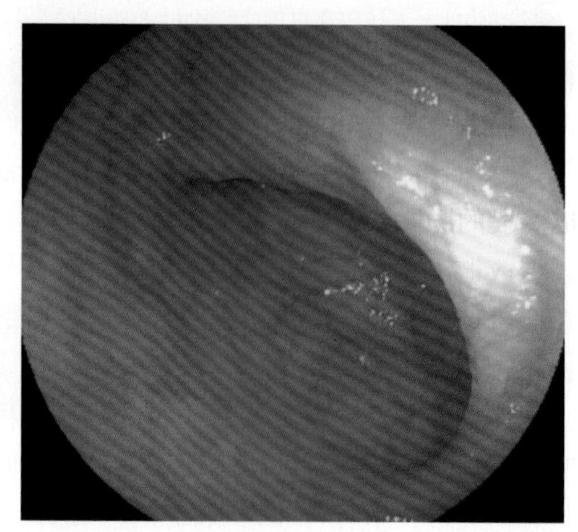

图 6-13 回肠末端

（二）观察与拍片

1. 退镜观察的方法 结直肠镜检查的目的是发现病变，观察才是结直肠镜检查的最终目的。我们可以这么认为，内镜顺利到达回肠末端后，结直肠镜的检查（寻找病变）才正式开始，应该仔细观察，不放过任何一个可疑的病灶，重点是观察肠黏膜有无缺损，毛细血管有无增生、中断，而不仅仅是以寻找息肉为目的。

单人操作结直肠镜在退镜检查时可以较为自由地观察黏膜，因为术者可以随自己意愿重复进退镜或调整镜头方向，退镜时不容易出现肠管突然大幅从镜身滑脱的现象，使肠腔观察更为全面。退镜观察时应上下左右调整镜头，必要时再次适当插镜，或顺时针或逆时针旋转镜身及适当反复吸气、注气，尽可能观察整个肠壁，一般应保持肠腔处于适当扩张状态。当检查了一段肠腔后，可以适当插镜，吸掉一些肠腔的气体，减轻患者的腹胀感。但是应该注意不要过分吸气，使肠腔变扁，视野不佳，影响检查效果。退镜过程中出现视野不佳时，可以适时让患者变换体位。结肠的自然或人为造成的弯曲处是容易被遗漏的部位，退镜时尤应谨慎，退镜至乙状结肠肠腔时，患者最好采取左侧卧位，既有利于观察，也有利于在直肠内进行倒镜观察。

至于插镜速度，术者应追求在患者无痛苦状态下尽可能快，但退镜观察不能求快，应该尽可能仔细观察，全面检查整个肠壁，退镜观察时间一般为 10 ～ 15min。

退镜观察时的注意事项：

（1）结直肠镜检查的观察主要是在退镜时进行，在插镜过程中只能粗略观察，对于一些偶然发现的微小病变，可以先做处理后再继续插镜，或者先行标记后再继续插镜，否则在退镜时可能无法再发现，尤其是乙状结肠、降结肠、横结肠等部分的病变。

（2）观察时注意“反复”和“左顾右盼”，退镜速度不能过快，在一些皱襞较多、较深或弯曲的部位，可以反复进镜、退镜，才能减少遗漏，即便如此，仍有 10% ～ 20% 的结肠黏膜无法观察，需要再次行结直肠镜检查，才可能观察到将近 100% 的肠黏膜。因此，足够时间和耐心的退镜观察是合格的结直肠镜检查的保证。

（3）尽可能去除肠液和气泡：若有残余粪渣、黏稠肠液或泡沫覆盖病灶，则容易漏诊。在实际操作中，这种情况比较多见，如果不清除，会影响观察，吸引和去泡剂冲洗有助于内镜医师更好地观察肠腔的每个细节部位。

（4）适度注气和吸气：肠腔内注气太少，肠管不扩张或扩张度不够，将无法充分观察到所有的肠黏膜，注气过度则导致患者腹胀明显，也不利于某些细微病变的观察。一般来说，完成一段的肠段检查，可以再次稍微进镜，吸引肠腔内的空气以消除肠壁过度扩张，略有肠腔闭合时，退镜至刚才完成检查的部位，退镜时再次顺便观察，然后再开始以后的检查，如此反复进行。但过度充气也不一定能看到所有的病变，特别是一些早期病变，如Ⅱ c 期病变等，有时通过轻微抽吸气体使肠黏膜不过度绷紧，反而容易发现病变。完成全结直肠检查后，将内镜插至距肛门口 20 ～ 30cm 处，边退镜边吸尽肠腔内气体，直至退出肛门外，有助于消除患者的腹胀感。

（5）要以发现Ⅱ c 期或Ⅱ a 期等平坦型病变为检查目的，平坦型病变的发现率约为 1/500，此类疾病的内镜下表现往往是毛细血管中断、模糊，或者皱襞处增厚、白斑存在等，如果一个内镜医师在检查中只能发现隆起性病变，如有无息肉或晚期肿瘤，而不重视有无平坦型病变，那么其内镜诊断水平无法提高。

（6）患者体位变化在检查中的重要性：退镜检查时患者通常是左侧卧位或仰卧位，但有时会出现肠腔扩张不理想、视野不良，无法获得满意的检查效果，可让患者适当改变体位，常可以使视野达到最佳状态。变化患者体位的原则是观察右侧结肠时采用左侧卧位，观察左侧结肠时采用右侧卧位。

2. 各部位的观察方法

（1）回肠末端：回肠末端黏膜呈平坦绒毛状，粉红色，有时可观察到数量不等、大小较为均匀的小息肉样淋巴滤泡，比较常见的以炎症性病变居多，以点状充血或糜烂为主。

（2）盲肠与回盲瓣：盲肠呈囊袋状，表面光滑，视野偏左侧可见阑尾开口，已行阑尾切除术者，荷包缝合有时并不明显，容易误认为阑尾开口，阑尾开口同侧的口侧端 2 ～ 3cm 处可观察到回盲瓣，回盲瓣是回肠与升结肠相接的瓣口，呈不断蠕动的状态，一般没有固定的形态。术者应观察盲肠腔外观形态、盲肠黏膜有无增生或溃疡、阑尾开口是否正常，有无术后改变，回盲瓣是否有病变。

（3）升结肠：升结肠的结肠袋较深，可能存在一部分皱襞后方难以观察到的“盲区”。“倒镜”技术有助于消除或减少“盲区”。具体方法如下：在盲肠最宽敞的底部位置，调节向上的旋钮至最大限度，然后在无阻力的前提下，慢慢插镜，类似在胃底“倒镜”，再在视野清晰的条件下，逐渐向后退镜，同时配合旋转镜身，完成“盲区”的观察，观察完毕后，只需要让结直肠镜的先端部自然复位，抽出镜身即可使视野恢复如前。应该说在升结肠段几乎可以做到 100% 的无“盲区”。初学者如遇重度炎症、肠粘连患者，必须谨慎操作，或避免此操作，以免造成肠道穿孔。

（4）横结肠至降结肠：横结肠的结肠袋仍然较深，也容易遗漏皱襞后面的轻微病变，但由于横结肠游离度较大，肠腔相对较小，除非术者使用的是直径较小的结肠镜，否则不宜进行倒镜观察，因为在横结肠倒镜较困难，也容易造成穿孔。肝曲和脾曲处的弯曲角度较小，在退镜观察过程中容易出现肠管快速滑脱，这在双人操作时尤其容易发生。反复多次在这两个部位来回观察，有助于减少漏诊。检查完肝曲和脾曲后，可以再次插镜进入升结肠和横结肠的肠腔内吸去腔内过多的气体，减轻患者的腹胀程度。改变患者体位在横结肠至降结肠的检查中尤为重要。通过改变体位，使处于上方的肠腔充满气体，相应的肠液和残渣将流向下方的肠腔，靶部位的肠腔得到充分伸展，有利于获得清晰的视野，视野越好，漏诊的可能性就越小。

（5）乙状结肠：是弯曲最多、病变发生率最高的部位，因此此段的检查要按照“反复”和“左顾右盼”的原则，最好反复观察 2 次，第 2 次插镜进入乙状结肠时，可以采用轻微带袢插镜方法，这样可以减少肠腔弯曲的部位，从而减少“盲区”的面积。这是因为在插镜过程中肠道套叠在镜身上，容易遗漏隐藏于皱缩皱襞之间的轻微病变，重复观察时轻微带袢插镜能使皱缩的肠黏膜充分伸展，原来的“盲区”可能缩小或消失。

（6）直肠：有的结直肠镜医师做到此处通常开始松懈，觉得大功告成。其实不然，这一位置同样是病变的好发部位，同时又有较多盲区，必须用心完成最后的检查。前面提到的结直肠镜插入过程是否顺利，是从直肠插镜开始的，运用旋转配合向上调节旋钮的方法，严格检查 3 个皱襞（直肠横襞）前后的部位，再运用倒镜的方法，检查直肠肛门侧的黏膜同样重要。通过倒镜，原来不易观察到或观察角度不好的病变，可以观察得更加清楚，原来活检较困难的部位，也可以非常轻松地完成，况且，直肠倒镜技术相对简单。

直肠倒镜时应该选择内镜的先端部对准视野右方的皱襞，或者轻微调节左右旋钮，使先端部向右调整达 30° 即可，然后调节向上的旋钮至最大处，轻轻推送镜身即可完成倒镜，视野中出现黑色镜身及其周围的肛门齿状线，然后通过旋镜，可以从口侧观察肛周全周，必要时通过推送和退镜的方法，观察更多的部位。有时还可以通过调节左右旋钮接近肛门口和齿状线周围的病灶。结束检查时只需要放松所有旋钮，让其自然复位后退镜即可，完成直肠的检查，再次插镜至乙状结肠，吸尽气体后，退镜出肛门，完成结直肠镜的全部检查工作。

需要再次强调的是，即使完成了一次理想的结直肠镜检查，也不可能看到 100% 的结直肠黏膜，一般有 10% 的遗漏，所以如果在发现息肉或其他病变后，短期内复查，是非常必要的。一般 2 次理想的检查相加才可能完成几乎 100% 的结直肠黏膜检查。

3. 发现病灶后的检查方法

（1）病灶观察前的准备：发现病灶后，首先必须去除病灶表面的黏液和残余粪渣，在冲洗的过程中要注意以下几项。①最好使用温水取代冷水，可以防止由冷水冲洗引起的刺激造成肠道痉挛，以免使以后的检查变得困难；②在温水中加入去泡剂可以减少和（或）去除气泡；③有条件时最好加入蛋白酶制剂，如糜蛋白酶等，可以有效去除病灶表面的黏液，需要进行黏膜染色时效果更好；④冲洗时最好对准病灶近侧的边缘用流动水冲洗；⑤冲洗时要注意控制水压不能太大，不要急于求成，否则容易损伤肠黏膜。为了能够取得最佳的观察效果，有时需要反复耐心冲洗，稍一疏忽，病灶处的出血就会影响观察，也保留不到满意的照片。

（2）病灶的普通观察法：通常需要对病灶进行远、中、近距离观察，了解病灶的位置、大小、表面形态等方面的情况，然后，最好对病灶进行染色观察。观察病灶时需要注意以下几点：①病灶的范围、边界；②病灶处有无充血、糜烂或溃疡；③病灶中央有无凹陷和隆起；④病灶周围有无白斑形成。初步了解病灶的一些基本特征，还可以通过镜头解除或插入活检钳等器械了解病灶的软硬程度，周围有无皱襞牵连，从而估计病灶的侵犯深度。通过以上观察可以帮助了解病变的位置、大体分型、良恶性、侵犯深度等。如有条件，可用放大内镜或特殊光源内镜（如蓝激光内镜）观察病灶表面血管网及腺管形态，对确定病灶的范围和定性也有同样重要的作用。为了更清晰、细微地观察病灶，可以同时进行黏膜染色。

（3）病灶的染色观察：目前最新的高清电子结直肠镜，只要充分地去除表面的黏液，即可大致观察腺管及黏膜表层毛细血管网，如果应用喷洒色素进行染色、窄带成像技术（NBI），使用内镜放大功能或特殊光源内镜（如蓝激光内镜）等，可以更清晰显示病灶的形状、边界、腺管和毛细血管开口的构造、有无凹陷及其程度等。

（4）病灶的放大观察：使用放大内镜将病灶在镜下放大数倍，能更清楚地观察病灶表面的腺管开口分型及表面血管网分布形态，如果结合黏膜染色技术，病灶显示得更为清晰，有助于提高小腺瘤、侧向发育型肿瘤（laterally spreading tumor，LST）及早期癌的检出率。术者操作内镜放大功能时，应注意保持内镜的稳定性，尽量消除患者呼吸、肠蠕动或肠腔外血管搏动等因素的影响，才能获得满意的效果。

4. 拍片

（1）拍出高质量图片的前提是肠道清洁度好、视野清晰，操作熟练，拍摄结肠标志性强的部位及病灶的全景和局部细节。

（2）图片要有远、中、近之分及不同距离和角度，有可参照的解剖结构，便于判断病变发生的部位。

（3）有条件者尽量拍摄有阳性意义的放大、染色、特殊光源等条件下的图片。

五、活体组织学检查

活体组织学检查参照中华医学会消化内镜学会于2014年制定的《中国消化内镜活检与病理学检查规范专家共识（草案）》，重点是取材准确、足量、有代表性，妥当保存，尽快送检。

六、术后注意事项

（1）如无特殊情况，检查后约 30min 可在前台取报告，如有内镜下治疗，取活检，则 1 周后才可取报告。

（2）无痛肠镜检查的患者必须有家人陪伴，检查后 24h 内不能驾车或高空作业。

（3）结直肠镜下行息肉电切除术后，根据手术情况，嘱患者必要时卧床休息，1～2 周避免剧烈运动。术后当天流质饮食，必要时禁食，逐渐过渡到普食，不进食豆浆、牛奶、辛辣刺激或油腻食物。接受常规结直肠镜检查的患者，检查结束即可进食，或遵医嘱进食。

（4）结直肠镜检查后因较多空气积聚于大肠内，患者可能感到腹胀，嘱患者到卫生间排气排便，一般能缓解。如腹胀明显且不缓解，应告诉医生或护士，医生会进行相应的处理。

（5）若患者出现持续性腹痛或便血，应及时告诉医生，以免出现意外。

（6）如术中发现息肉，需要内镜下治疗，最好住院治疗，既往服用抗凝药物如阿司匹林、华法林的患者，需停药 1 周后才可进行内镜下切除息肉的治疗。

（李建忠）

第七章　色素内镜与特殊内镜检查术

本章所述的检查方法是需要借助特殊内镜，或者在普通内镜基础上用诸如黏膜染色方法进行的特殊内镜检查，包括最常用的各种内镜下消化道黏膜染色、窄带成像内镜（NBI）、蓝激光内镜、荧光染色内镜、放大内镜、细胞内镜等检查术。

第一节　消化道黏膜内镜下染色检查术概述

一、染色原理

1. 增强对比　染料沉积于黏膜小窝内或病变部位的凹陷处，但黏膜不着色，从而形成明显的色差对比，使病变部位显得更为鲜明突出。常用的染料有靛洋红和伊文思蓝。

2. 黏膜着色　黏膜吸收染料而着色，根据着色与否及着色后黏膜的形态特征，判断病变范围及性质。常用的染料有亚甲蓝、甲苯胺蓝等。

3. 生物反应　染料与胃酸反应而使胃黏膜呈现不同颜色，标志着胃黏膜泌酸量的不同，常用的染料有刚果红。碘与食管鳞状上皮细胞内的糖原结合使之着色，而腺癌细胞内很少甚至缺乏糖原而不着色。常用的染料有鲁氏碘液。

4. 荧光原理　具有荧光特性的染料被口服或静脉注入人体后，通过内镜的相应滤光片激发产生紫外光，或用激光激发后，黏膜呈现荧光。常用的染料有荧光素钠、吖啶橙和血卟啉等。

二、染色方法

可在内镜检查前让患者口服或静脉注射一定浓度且适量的某些特定染料，或者在内镜检查过程中通过专用的（或普通的）喷洒管喷洒染料，患者术前最好服用黏液清除剂，染色前冲洗靶部位，以达到最佳染色效果，黏膜染色结合内镜放大功能能更详细地观察细微病变。

第二节　食管黏膜内镜下染色检查术

一、染　　料

1. 鲁氏碘液染色　是目前应用最广泛的染色方法之一，基本可以满足临床需求。一般用 3% 的鲁氏碘液 3 ～ 5ml（病变面积较大者可能需要更多）。

2. 亚甲蓝 - 鲁氏碘液染色 先后用亚甲蓝溶液和鲁氏碘液进行混合染色。

二、染色方法

1. 鲁氏碘液染色 将内镜专用喷洒管置于病灶上缘，均匀喷洒鲁氏碘液，等待 1 ～ 2min 后再观察黏膜着色情况，此时为了使染料能均匀涂布于黏膜表面，可通过内镜吸气使食管腔闭合，然后再充气观察。病变区一般不着色或着色很浅，正常黏膜为褐色（图 7-1）。若要取活检组织，最好分别在病变区域边缘及中央进行。

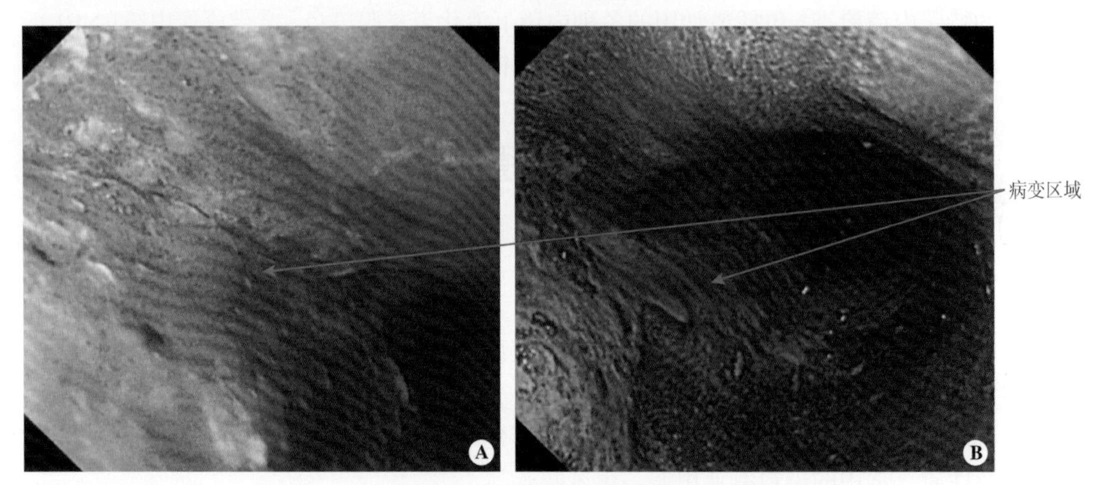

图 7-1 食管黏膜鲁氏碘液染色

A. 鲁氏碘液染色前；B. 鲁氏碘液染色后

2. 亚甲蓝 - 鲁氏碘液染色 先用 0.2% 的亚甲蓝溶液 1 ～ 2ml 喷洒于病变区黏膜（图 7-2），方法同上，1min 后用生理盐水冲洗，再喷洒鲁氏碘液 3 ～ 5ml，亚甲蓝使癌变区着色，而鲁氏碘液则不着色，因而提高了病变区域的镜下颜色对比度，更易于观察，可指导活检。

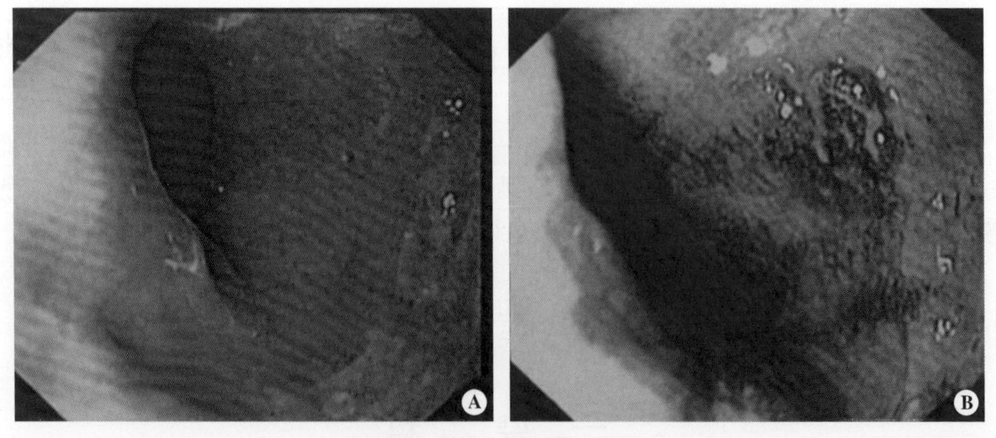

图 7-2 食管黏膜亚甲蓝染色

A. 白光；B. 亚甲蓝染色后

三、用 途

食管黏膜内镜下染色检查术主要用于早期食管癌的镜下诊断，指导活检，鲁氏碘液染色也可用于巴雷特（Barrett）食管或食管异位胃黏膜增生的判断，因为胃黏膜是拒染碘的，染色后使病变区更为明显，边界更为分明。

第三节 胃黏膜内镜下染色检查术

（一）刚果红染色法

刚果红染色有助于判断胃黏膜萎缩边界及程度，因为需要注射五肽胃泌素，较费时，所以目前已较少使用。

1. 染色原理 当环境 pH 为 5.2 时刚果红显示为红色；当 pH < 3.0 时显示为蓝黑色。

2. 染色方法 内镜下喷洒 0.3% 的刚果红与 0.2mol/L 的碳酸氢钠混合液，同时肌内注射五肽胃泌素 6μg/kg，15 ～ 30min 后观察。

3. 染色判断

（1）正常胃黏膜：蓝黑色。

（2）萎缩性黏膜：淡染（萎缩程度较轻）甚至拒染（严重萎缩）。

（二）亚甲蓝染色法

1. 染色方法 将 0.5% ～ 0.7% 的亚甲蓝溶液 10 ～ 20ml 直接喷洒于病变黏膜，2 ～ 3min 后用水冲洗，观察黏膜染色情况。

2. 染色判断

（1）正常胃黏膜：不染色。

（2）肠上皮化生：1 ～ 2min 后即染成淡蓝色，多为弥漫性，少数为单个或较小病变，或呈现轻度隆起平坦或不规则网状，主要用于肠腺化生的诊断及追踪观察。

（3）上皮内瘤变：呈淡蓝色，较肠上皮化生区略深，可有不规则样小突起。

（4）癌变区：需要 30 ～ 60min 才逐渐染色，故在内镜检查前 60min 口服亚甲蓝胶囊为宜，癌组织着色明显，呈黑色或深蓝色，着色表面不平、大小不等且不规则（图 7-3）。

亚甲蓝能使良性溃疡及糜烂病灶表面的白苔快速染色，有助于鉴别良恶性溃疡。

（三）甲苯胺蓝染色法

1. 染色方法 内镜下喷洒 2% 的甲苯胺蓝溶液，3 ～ 5min 后用生理盐水冲洗。

2. 染色判断 正常黏膜：不染色。萎缩胃黏膜包括肠上皮化生、少数良性溃疡染成淡蓝色。

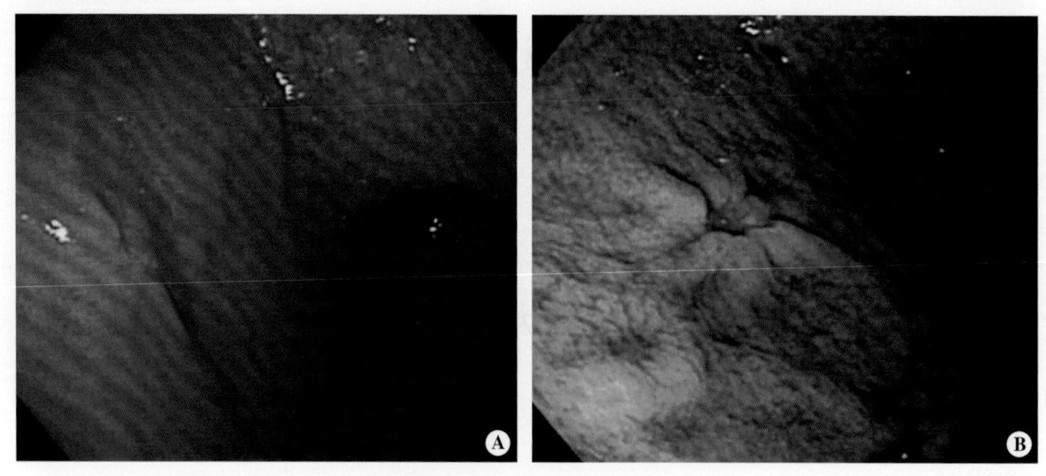

图 7-3 胃黏膜亚甲蓝染色

A. 白光；B. 亚甲蓝染色

（四）靛洋红染色法

1. 染色方法 内镜下全胃均匀喷洒 1.2% 的靛洋红溶液。

2. 染色判断 靛洋红染色主要用于观察胃小凹形态。正常胃底区显示规则、有光泽的红色胃小凹，幽门区为不规则、无光泽的浅黄色。早期胃癌时正常胃小凹结构消失，黏膜皱襞集中近病变处变细、中断。其有助于发现微小病变、良恶性溃疡及胃癌是否复发（图 7-4）。

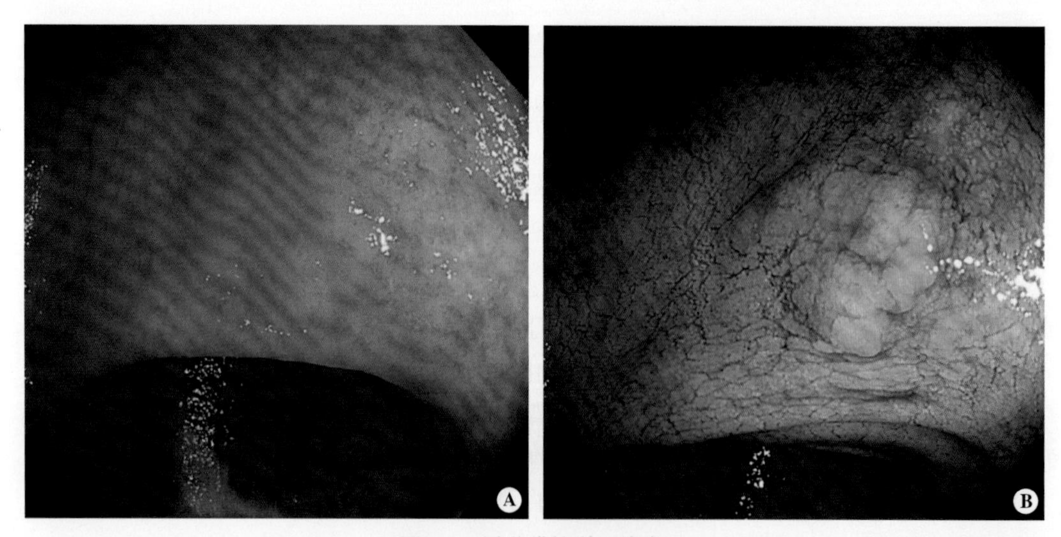

图 7-4 胃黏膜靛洋红染色

A. 白光；B. 靛洋红染色

（五）亚甲蓝 - 靛洋红染色法

1. 染色方法 口服 1.2% 靛洋红溶液及 0.7% 亚甲蓝溶液各 30 ～ 50ml，变换体位使之均匀分布于胃腔内。

2. 染色判断 综合使用两种染料，能更清楚地显示微小病变，提高早期胃癌诊断率。

第四节 结肠、直肠黏膜内镜下染色检查术

由于结肠、直肠黏膜色泽单一，普通白光内镜下观察结肠、直肠黏膜无法呈现良好的对比，特别是对微小病变的筛查受到限制，通过对结肠、直肠进行染色，能增强病变的对比度，可更好地观察微小病变结构。

1. 染料及用法 用于结肠黏膜染色的染料主要有亚甲蓝和靛洋红（图 7-5），染料浓度及用法与食管和胃黏膜染色法相同。

2. 染色判断 根据病变表面的形态特点及腺管开口形态做出细致的内镜诊断。

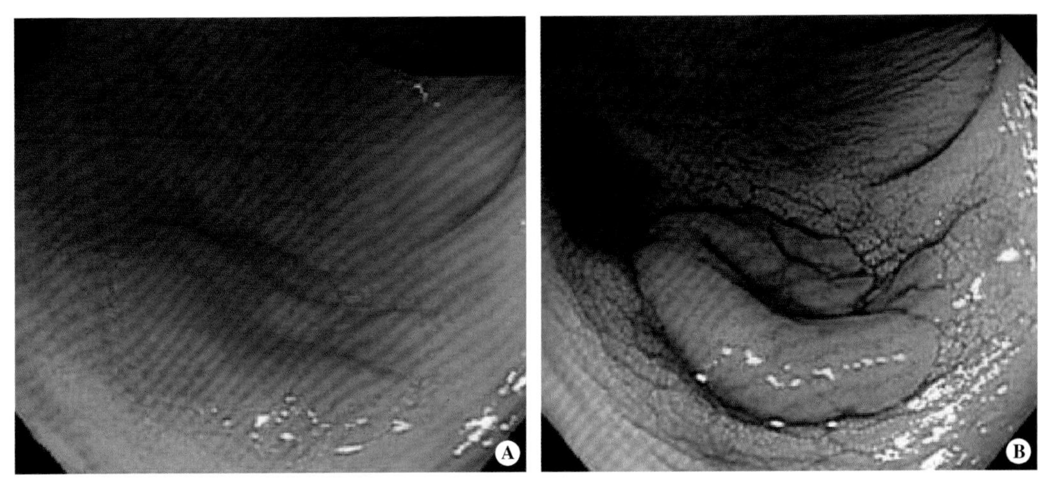

图 7-5 结肠黏膜靛洋红染色

A. 白光；B. 靛洋红染色

第五节 放大内镜检查

一、概　　述

内镜光学系统具有光学放大功能的即放大内镜，其常用于观察消化道黏膜和绒毛或病变表面的腺体开口及上皮内乳头状毛细血管袢（intraepithelial papillary capillary loop，IPCL）形态，其放大倍数为 0 ～ 200 倍。

二、操 作 方 法

放大内镜是在普通内镜的操作部结构上多了一个调节放大倍数的按钮，其余并无特殊，因此按照常规内镜操作即可。当要对局部黏膜进行放大检查时，有以下几点注意事项。

（1）嘱清醒状态的患者减小呼吸幅度甚至短时间内屏住呼吸，术前注射解痉剂减少消化道蠕动，效果较好。

（2）镜头尽量靠近目标，但不能贴壁。

（3）放大倍数视具体情况而定，并非越大越好。

（4）镜头及病变部位一定要清洗干净。

（5）用透明帽辅助检查通常效果更佳。

（6）对目标进行多方位观察拍照，必要时在不同放大倍数下拍照。

（7）对黏膜染色后放大观察，效果更佳。

三、食管黏膜放大内镜检查

食管黏膜放大内镜检查主要用于早期食管癌的诊断，常与黏膜染色结合应用，有利于发现微小病变；同时根据黏膜 IPCL 的形态及走行，有助于区分正常组织和病变组织，正常中上段食管黏膜 IPCL 表现为以规则的连环状为主，下段则以树枝状为主，病灶表面毛细血管环常不规则增生、扩张、扭曲、走行紊乱甚至缺失。

此外，放大内镜检查对 Barrett 食管的诊断也很有帮助，在用放大内镜结合 NBI 或染色观察时，对胃食管结合部的鳞状上皮与柱状上皮交界的判断较为容易，同时可以清晰观察到胃黏膜腺管开口形态、表面毛细血管环和贲门栏栅样血管，而染色后化生的柱状上皮和鳞状上皮的区别也很明显。

四、胃黏膜放大内镜检查

胃黏膜表面微细结构的基本单位为胃小凹，即腺体的开口，小凹组成胃小区，胃小区之间由胃小沟分隔。放大内镜主要观察腺管开口和毛细血管网，不同部位、不同病变的这些微细结构形态有一定的区别（图 7-6）。

（1）正常黏膜：胃底为点状（A 型），幽门部为树枝状或条纹状（细 C 型），胃体上部接近 A 型，下部接近短小棒状（B 型），窦体过渡区可为 AB 型（图 7-6）。

（2）黏膜萎缩为粗 C 型，即胃小凹稀少、黏膜变薄，随着萎缩加重，增生和化生加重，呈现规则的网格状（规则 D 型）；肠上皮化生呈脑回状或绒毛状（粗 C 型），类似十二指肠绒毛。

（3）糜烂及溃疡瘢痕胃黏膜表面多为斑片状或网格状（D 型）。

（4）增生性息肉黏膜表面结构无明显改变，可呈 AB 型或 BC 型，腺瘤性息肉呈现高低不平的结节状隆起，表面可为不规则的 C 型、D 型或 CD 型。

（5）黏膜癌变时通常表现为特征性腺管开口紊乱、不规则，甚至腺管开口缺失；表面毛细血管网扩张、变形、扭曲或消失，代之以不规则的增生明显或粗大的肿瘤血管；此外，癌变黏膜与正常黏膜的分界比较清楚，而炎症黏膜的分界不明显。轻度凹陷型（尤其是Ⅱc 期）早期胃癌是诊断的难点，主要是在普通内镜检查时不容易观察到而遗漏，且容易与糜烂或浅表溃疡混淆。

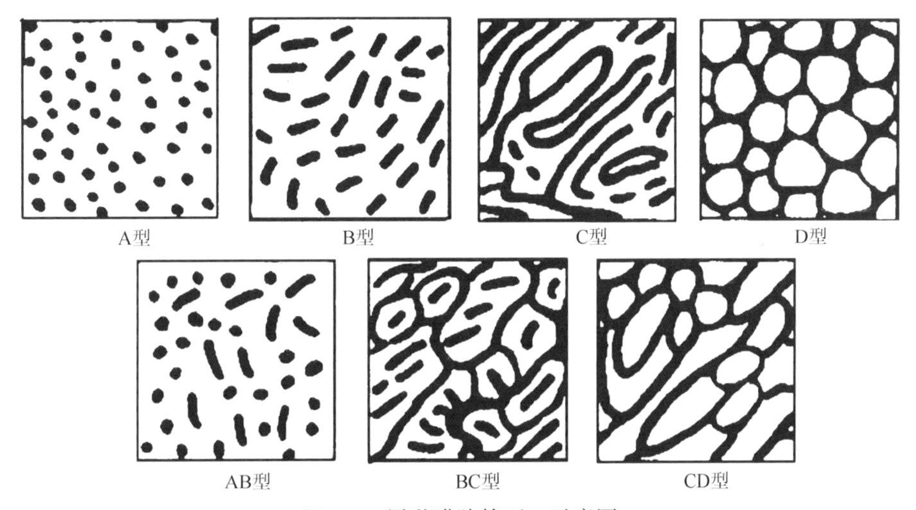

图 7-6 胃黏膜腺管开口示意图

Sakaki N，Lida Y，Okazaki Y，et al.Magnifying endoscopic observation of gastric mucosa，particularly in patients with atrophic gastritis[J]. Endoscopy，1978，10（4）：269-274.

五、结肠黏膜放大内镜检查

放大内镜检查结肠黏膜的病变主要集中于息肉（尤其是侧向发育型肿瘤，LST）的良恶性鉴别，常结合黏膜染色，主要根据瘤体表面腺管开口和毛细血管网的形态结构进行判断（图 7-7）。

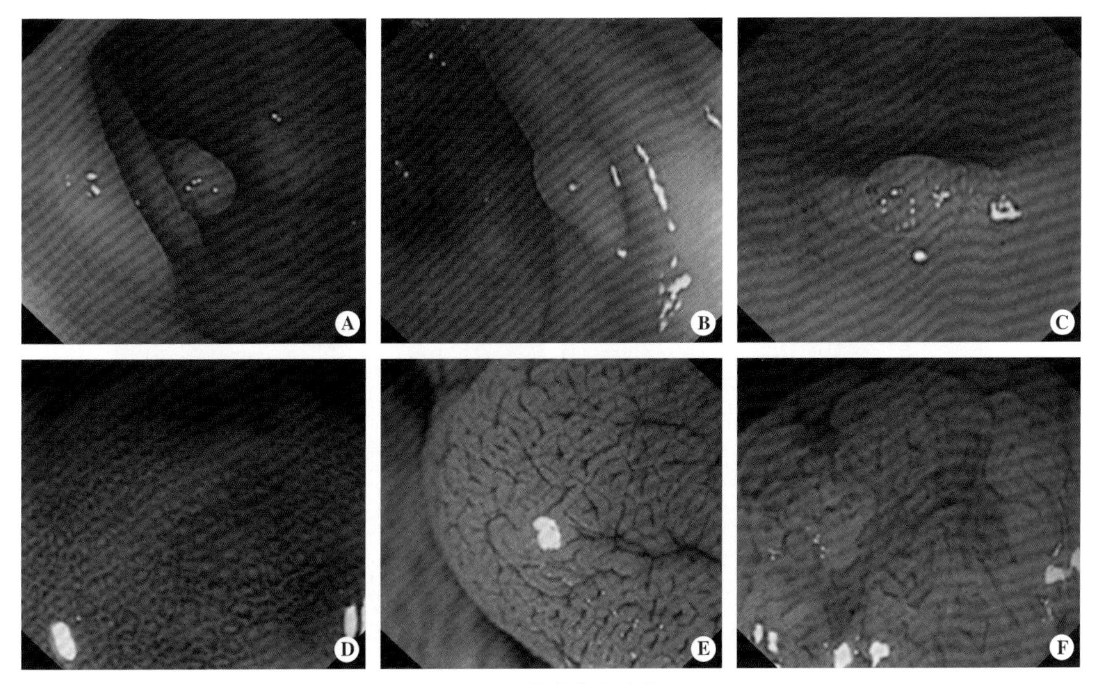

图 7-7 放大染色内镜

A、B、C. 常规内镜下看到的隆起性病变，但难以做出质的诊断；D. 图 A 的放大图像，为炎性息肉（腺管开口形态分型为Ⅰ型）；E. 图 B 的放大图像，为增生型息肉（腺管开口形态分型为Ⅱ型）；F. 图 C 的放大图像，为腺瘤（腺管开口形态分型为$Ⅲ_L$型）

一般来说，术者发现结肠肿瘤，多行镜下切除或活检，病理诊断无疑比内镜下诊断更为可靠，因此，结肠黏膜放大内镜检查在临床实践中并没有胃食管黏膜检查那么普遍。结合黏膜染色，病灶表面毛细血管网的形态变化也对诊断有重要意义，若发现微血管无序增生、扭曲、扩张甚至缺失，腺管开口粗大不均或排列紊乱，应注意癌变的可能，如果出现腺管开口或毛细血管缺失现象，多为浸润性癌。

结肠肿瘤表面腺管开口放大内镜下分型见图 7-8、图 7-9、表 7-1。

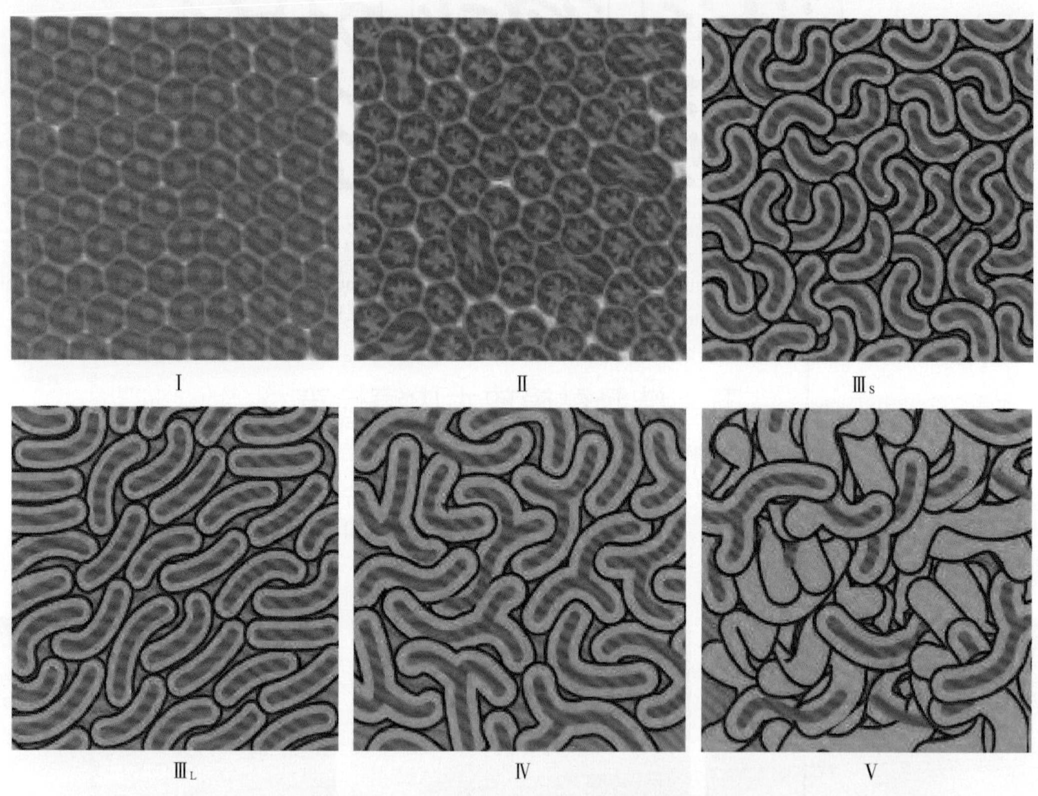

图 7-8 结肠腺管开口形态分型示意图

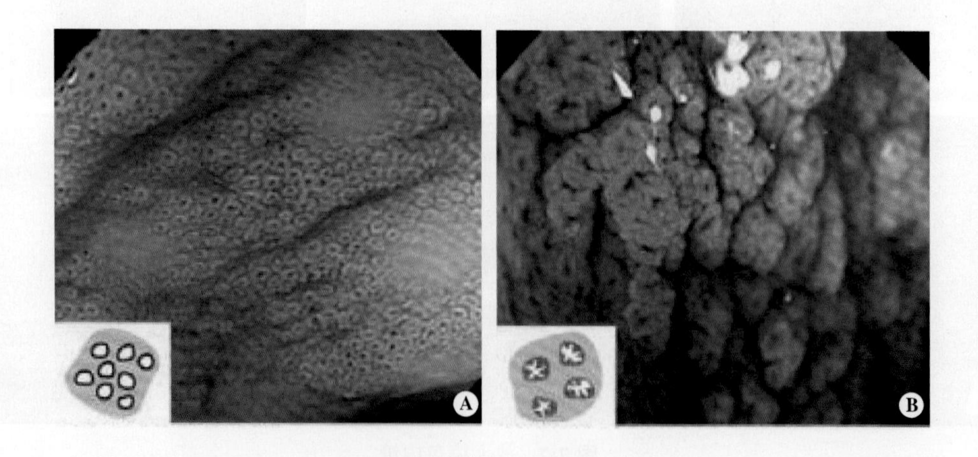

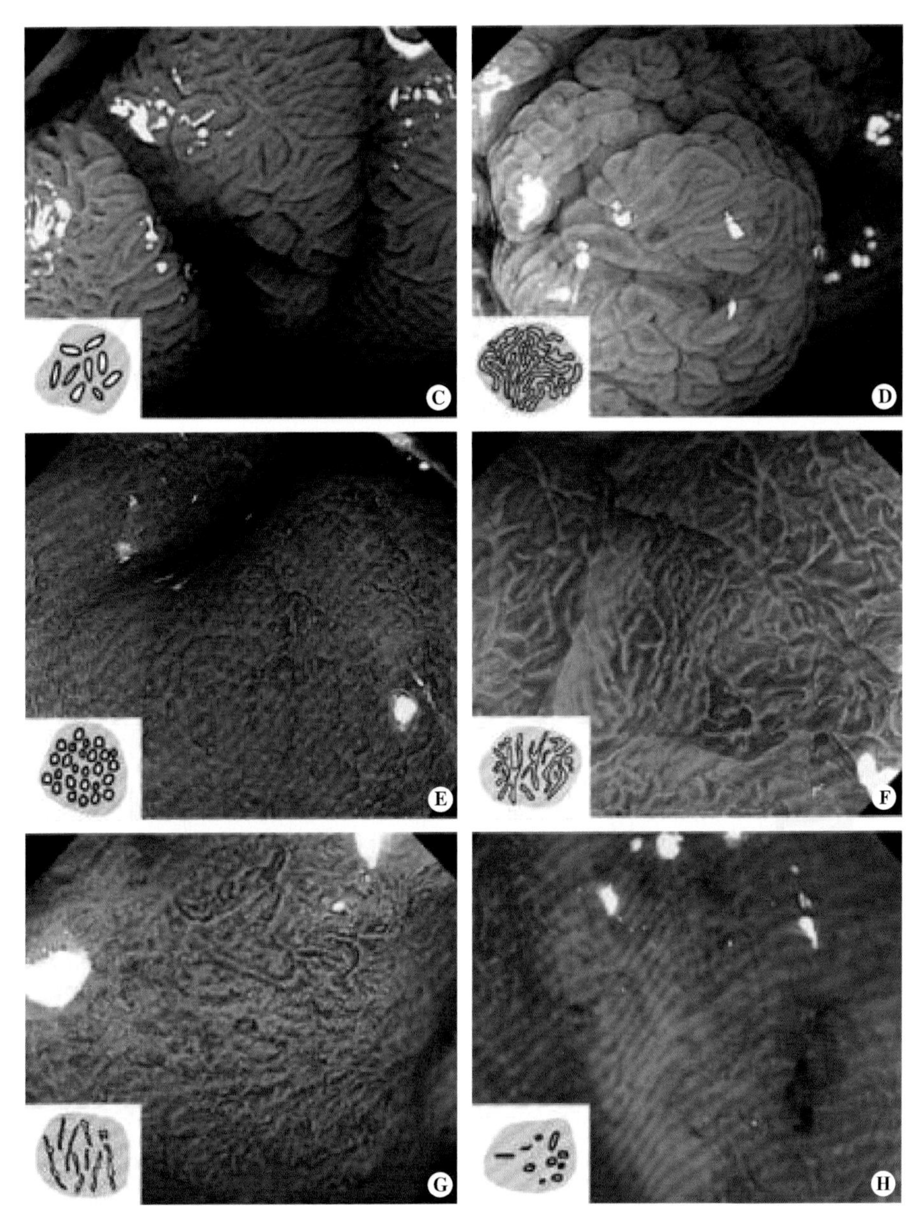

图 7-9　结肠腺管开口形态分型

A. PP Ⅰ（Ⅰ型腺管开口：圆形的正常黏膜）；B. PP Ⅱ（Ⅱ型腺管开口：星状或乳头状）；C. PP $Ⅲ_S$（$Ⅲ_S$ 型腺管开口：管状或较正常小的圆形凹陷）；D. PP $Ⅲ_L$（$Ⅲ_L$ 型腺管开口：管状或较正常大的圆形隆起）；E. PP Ⅳ（Ⅳ型腺管开口：沟状、分支或脑回状）；F. PP $Ⅴ_I$（$Ⅴ_I$ 型腺管开口：轻度不规则）；G. PP $Ⅴ_I$（$Ⅴ_I$ 型腺管开口：高度不规则，开口狭窄并边缘粗糙）；H. PP $Ⅴ_N$（$Ⅴ_N$ 型腺管开口：无结构形）

表 7-1　结肠腺管开口形态分型

分型	形态特点	意义
Ⅰ	圆形	正常黏膜
Ⅱ	星状或乳头状	炎性、增生性病变
$Ⅲ_S$	管状或较正常小的圆形凹陷	凹陷性肿瘤（腺瘤或癌）

续表

分型	形态特点	意义
$Ⅲ_L$	管状或较正常大的圆形隆起	隆起性肿瘤（腺瘤或癌）
Ⅳ	沟状、分支或脑回状	绒毛性腺瘤、早期癌
Ⅴ（$Ⅴ_I$和$Ⅴ_N$）	$Ⅴ_I$，不规则形；$Ⅴ_N$，无结构形	结肠癌

第六节　窄带成像与荧光内镜检查

一、概　述

窄带成像（narrow-band imaging，NBI）技术是通过内镜中的窄谱滤光片，只允许波长为 415 nm 和 540nm 的光线照射到黏膜表面，而血红蛋白最易吸收这两种波长的光线，分别呈现蓝色和绿色，使黏膜表面的毛细血管网显示得更细节化和清晰化，黏膜的腺管开口也更容易被清晰观察，因而可提高黏膜表面微细病变的诊断率，尤其是对提高消化道黏膜早期癌的诊断有较大帮助，因为 NBI 的效果与染色内镜有相似之处，故 NBI 内镜又有电子染色内镜之称，其优于人工染色之处在于内镜操作部一键转换即可达成目的，操作简单，能避免染色剂涂布不均的缺点（图 7-10）。

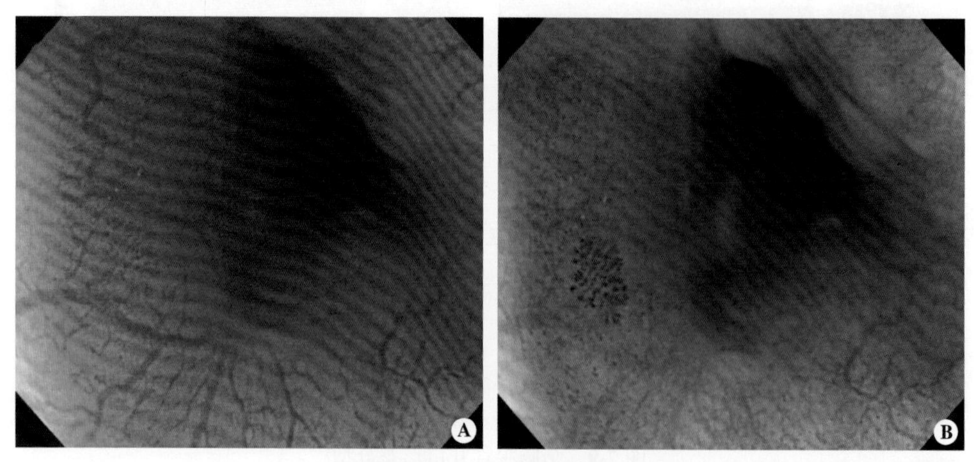

图 7-10　NBI 内镜检查

A. 白光；B. NBI

自体荧光成像技术（autofluorescence imaging，AFI）是基于内源性组织可被激发出荧光，通过内镜紫外光光源或蓝光照射，发出自体荧光，使病变组织在内镜下更明显地显示出来，AFI 的缺点是假阳性率较高，所以结合靶向活检进行诊断是提高诊断率的重要手段。

二、操　作

NBI 与 AFI 的光源相对较暗，通常在普通白光内镜检查发现可疑病变的基础上进行，它们在操作上与普通内镜检查并无太大差异，只是在需要时（如显示细节或毛细血管网），将内镜光源转换为NBI模式或AFI模式即可，需要注意的细节如下：①充分清洗病灶表面；②适当注入较多气体，使靶黏膜充分扩张；③应将内镜镜头靠近病灶；④完整观察整个病灶，而病灶中央通常是病变最明显的；⑤NBI常与放大内镜结合应用，效果更好。

三、拍　　片

NBI或AFI检查时拍摄保存靶区的照片，技术上并无特殊要求，大致原则是先拍摄病灶全貌，再近距离拍摄清晰的、多方位的、病变重点突出的图片即可，利于分析腺管形态及表面毛细血管网形态、数目与走行。

AFI检查中只要见到产生较突出的自体荧光组织，就应该拍片保留，同时靶向活检以资鉴别（图7-11）。

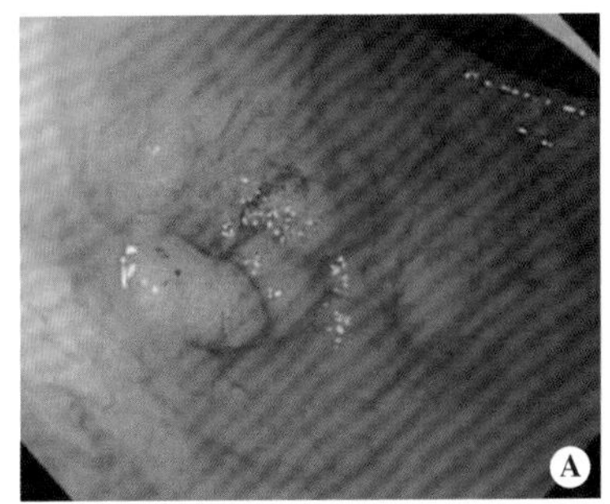

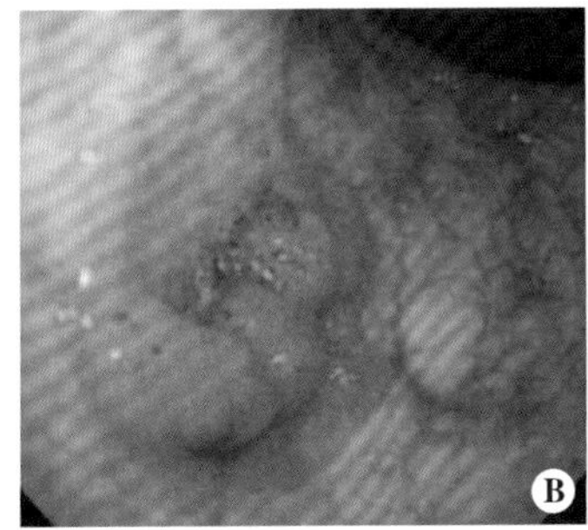

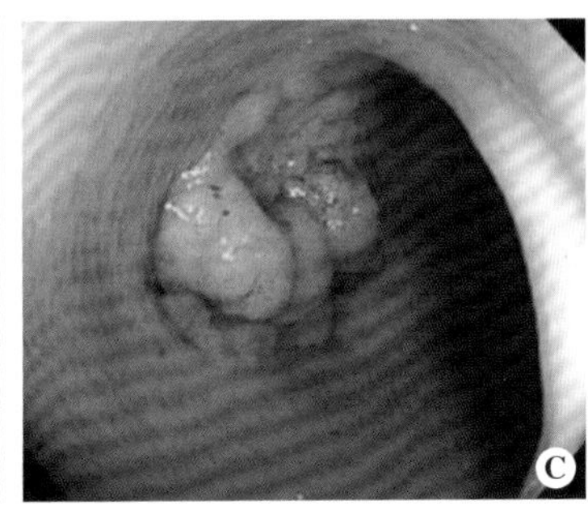

图7-11 肿瘤AFI及靛洋红染色

A. 白光；B. AFI；C. 靛洋红染色

四、读　　片

不同部位的消化道黏膜在NBI下显示的细微结构各有特点，不同的病变也各有不同，但是单纯依靠NBI观察黏膜细微结构尚不够清晰，一般需要结合放大内镜。

目前有数个NBI放大内镜下黏膜肿瘤的分类标准，相对比较复杂，为简便起见，内镜医师需要掌握鉴别肿瘤性与非肿瘤性上皮内乳头状毛细血管袢（intraepithelial papillary capillary loop，主要用于食管病变）及腺管开口（用于胃及结直肠）的基本原则，非肿瘤性IPCL走行规则、分布均匀及管径均匀；正常的腺管开口大小均匀、排列规则。这两种结构内镜下表现的异型性越大，肿瘤性病变的可能性越大，一旦发现有IPCL缺失（乏血管区，absent vascular area，AVA）或腺管开口缺失的病灶，则基本可以判断为浸润性恶性肿瘤，在AFI镜下诊断方面尚无类似的共识性意见。

正常黏膜：NBI检查所见符合各部位黏膜细微结构的特点，表面毛细血管网走行规则、分布均匀，没有扭曲、扩张、增生等现象。AFI检查所见无突出的组织内绿色荧光，但存在较多的假阳性，此时需要结合靶向活检才能确诊。

病变黏膜：由于NBI相当于电子染色，效果上与染料染色相似，对病变黏膜的判断也相似，放大内镜下 IPCL 扭曲、扩张、增生甚至缺失，腺管开口增粗增大、排列紊乱甚至缺失（图 7-12）。

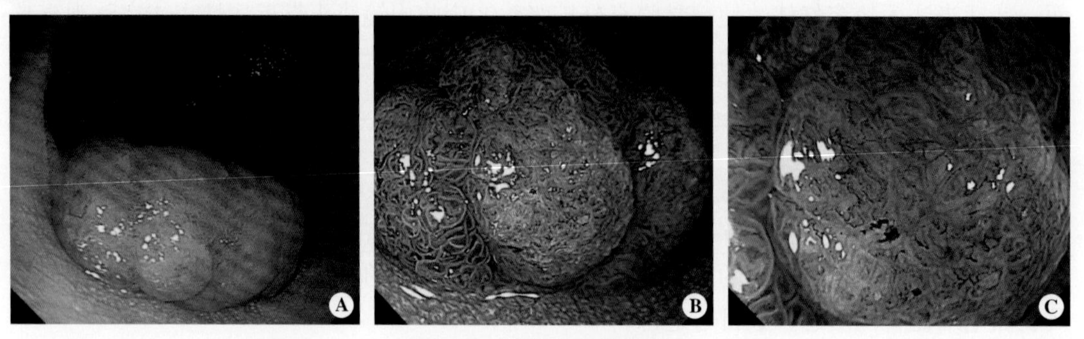

图 7-12 肿瘤性腺管结构

A. 白光；B. NBI；C. NBI 放大显示Ⅳ型腺管结构

第七节 黏膜染色结合放大内镜检查

放大内镜可发现微小病灶并进行判断，尤其是对黏膜小隆起或缺损、糜烂的癌前病变及早期癌的诊断。放大内镜主要根据黏膜颜色、小凹小凸的形态及血管密度、大小、分布与形状的改变等进行判断。放大内镜的使用不能离开黏膜染色的配合，黏膜染色包括电子染色和色素染色，其中电子染色内镜是内镜机器自带的，如窄带成像（NBI）、蓝激光成像技术（BLI）等模式，色素染色指通过口服、直接喷洒、注射的方式将色素染料注入内镜下要观察的黏膜，使病灶与正常黏膜颜色对比更加明显，从而有助于病变辨认及靶向活检。

黏膜染色结合放大内镜检查法能够更清晰地观察到黏膜的微细结构，为癌前病变及早期癌的发现提供重要帮助。在黏膜染色基础上，用内镜放大功能观察黏膜局部病变，不但因染色可以提高病变色差对比，使病变更直观、清晰，而且便于观察食管、胃、结直肠黏膜病灶中的腺管开口及黏膜毛细血管网等细微结构。病变细微结构显示得更清楚，比较准确地反映病变组织的病理学背景，区分增生性、腺瘤性和癌性病变，提高平坦性和凹陷性早期癌的检出率（图 7-13）。

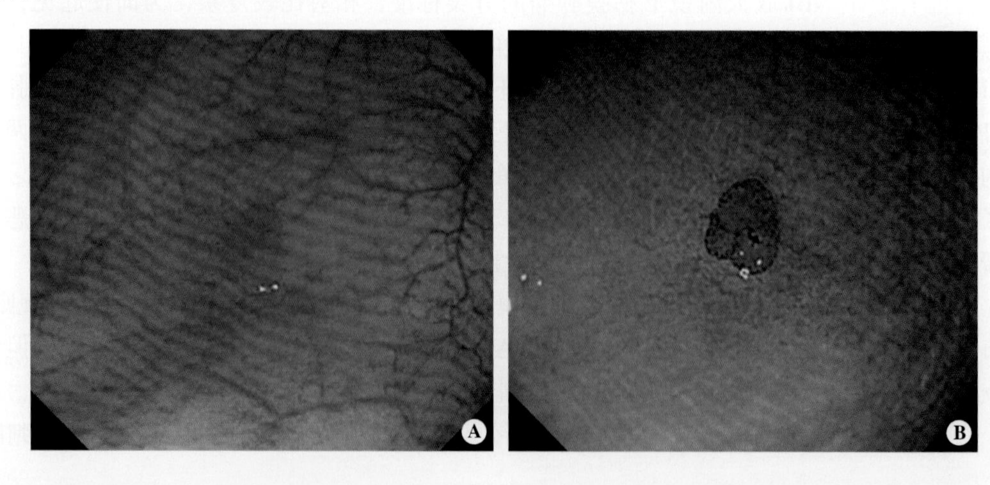

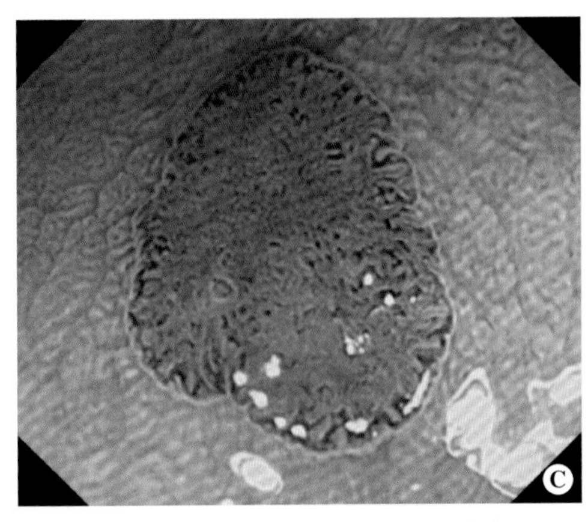

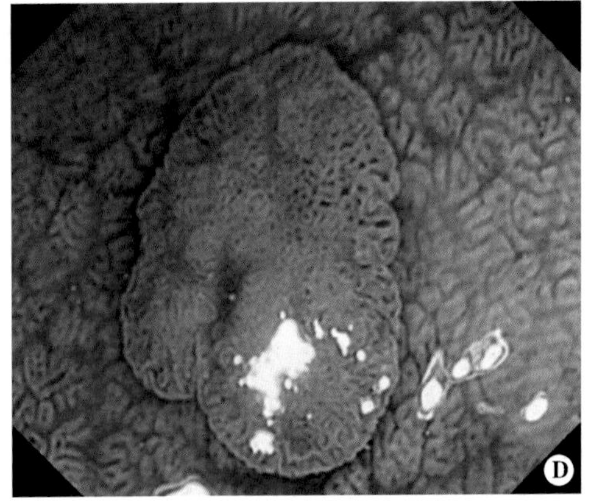

图 7-13 结肠黏膜染色、NBI、放大（Olympus 公司提供）

A. 白光；B. NBI；C. NBI + 放大；D. 染色 + 放大

第八节　蓝激光成像技术和联动成像检查术

一、概　　述

蓝激光成像技术（blue laser imaging，BLI）属于第二代图像增强内镜检查术（image enhanced endoscopy，IEE），采用激光光源代替传统的卤素灯和氙气灯光源，使用 410nm 强窄带激光和 450nm 弱白光激光这 2 种波长的激光作为光源，具有白光、BLI、BLI-bright 3 种观察模式，可根据临床需求随意切换达到诊断效果，其中白光模式可以显示黏膜深层的血管和结构形态，用于观察病变的外部结构；BLI 模式由波长为 410nm 的强窄带激光、波长为 450nm 的弱白光激光和荧光组合而成，对消化道黏膜表面的微血管和微结构可形成清晰图像，用于观察近端病变或放大病变的详细血管形态；BLI-bright 模式略微降低了窄带激光强度，增加了白光激光强度，在获取黏膜表面微血管及微结构信息的同时可以提供更亮的视野，适用于较远端病变的观察及更精细的放大观察。联动成像技术（linked color imaging，LCI）是蓝激光成像技术内镜系统具有色彩增强功能的模式，可对色彩进行再度配置，增强黏膜细微的颜色差别，使红色调更红、白色调更白，捕捉黏膜色调的微小变化，显著提升发红和褪色病变的检出率。在白光下不易发现的肠上皮化生在 LCI 下会呈现出明显的颜色变化，使得容易辨别，从而协助筛查消化道肿瘤及使诊断炎症性病变更加容易。

二、操作与拍片

首先应用白光内镜观察获得清晰的病变图像，然后用 BLI-bright 模式和 LCI 模式进一步观察病变表面、血管颜色和微结构，进一步确认病变的组织学性质，最后采用 BLI 模式获得血管结构和表面结构的放大图像。

三、蓝激光成像技术及联动成像技术在上消化道的应用

食管腺癌在 BLI-bright 模式时病变部位发生褐色改变，而 BLI 模式下病变部位的腺管结构与周围腺管结构有明显差异。食管鳞状细胞癌在 BLI-bright 模式下病变区域呈褐色，使 IPCL 在褐色病变区域与周围区域形成明显颜色对比，并可清楚地观察上皮下 IPCL 结构（图 7-14，图 7-15）。

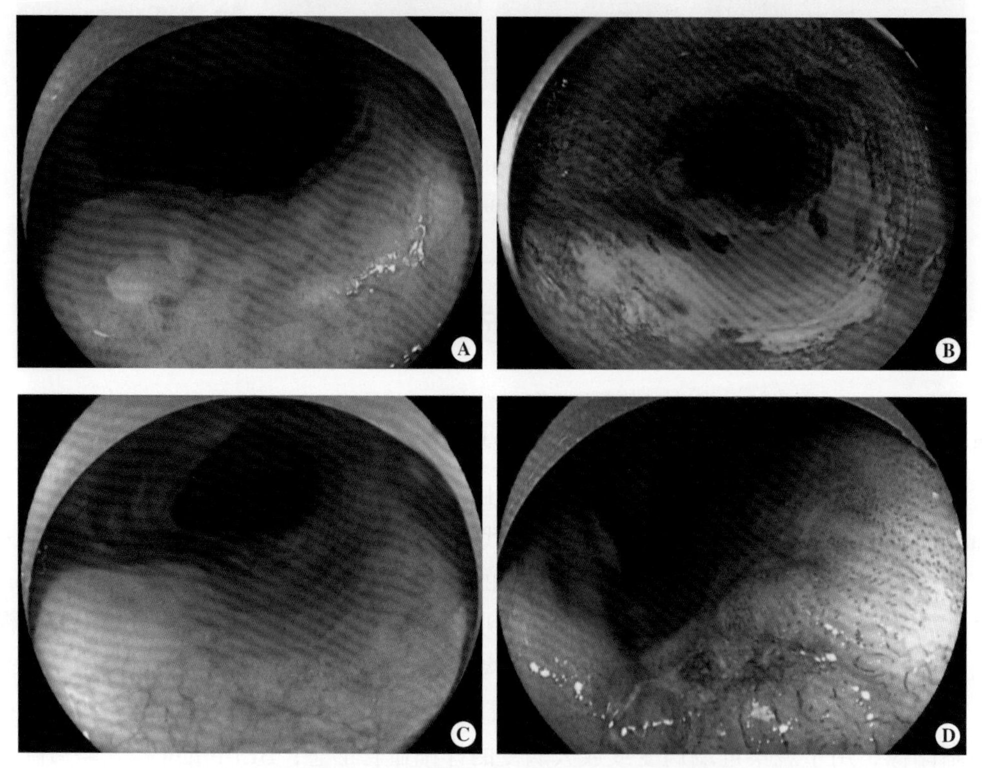

图 7-14 食管黏膜 LCI 及 BLI（1）

A. 白光；B. 化学染色（2% 碘染色）；C. LCI；D. BLI+放大。病变最宽处占据约 2/3 食管管腔，边界清，局部可见黏膜增生样改变，碘染色可见病变处黏膜不染色，“粉红”征阳性，BLI+放大可见病变处黏膜背景呈褐色，病变处 IPCL 以 B1 型为主，可见小的无血管区

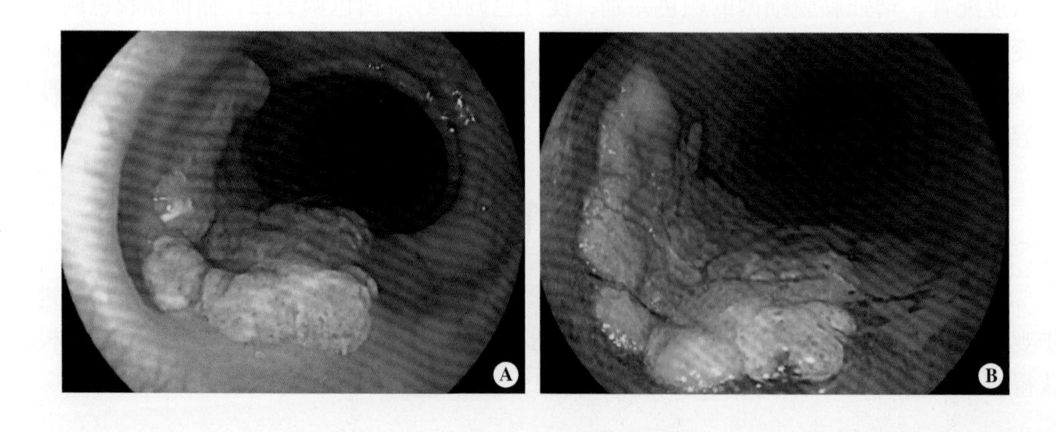

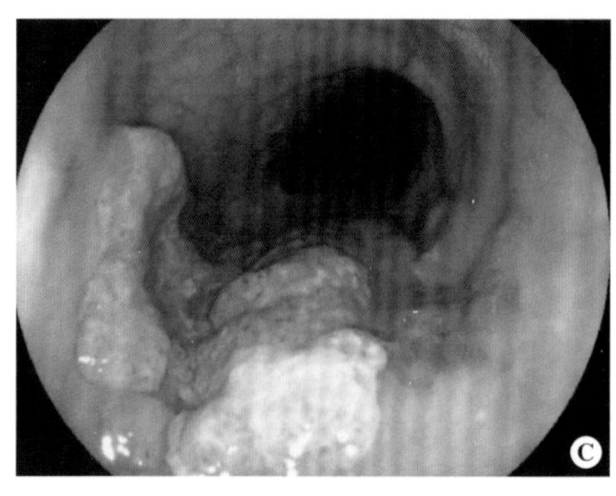
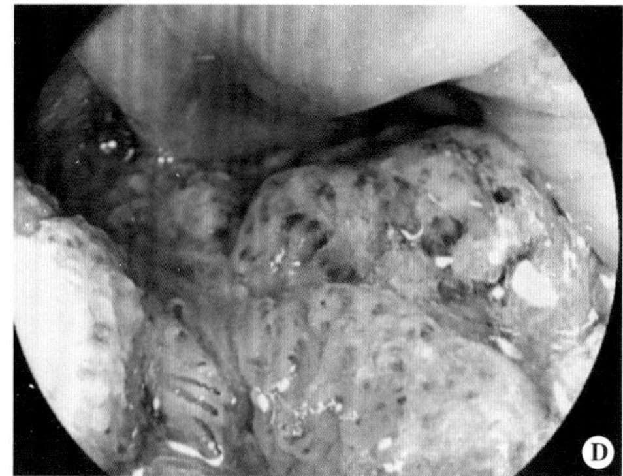

图 7-15 食管黏膜 LCI 及 BLI（2）

A. 白光；B. 化学染色（2% 碘染色）；C. LCI；D. BLI + 放大。食管中下段Ⅱ a + Ⅱ b 病变，碘染色可见病变处为明确不染区，局部"粉红"征阳性，BLI + 放大可见病变处呈茶褐色，边界清楚，IPCL 以 A 型及 B1 型血管为主，局部可见 B2 型血管

未感染幽门螺杆菌的正常胃黏膜，普通白光观察可见集合静脉规则排列（regular arrangement of collecting venule，RAC），BLI-bright 模式下 RAC 更加清晰可见，而在 LCI 模式下由于 RAC 的色彩被调强而更容易观察。

幽门螺杆菌现症感染的胃黏膜可能出现胃固有腺萎缩、肠上皮化生等黏膜改变，利用普通白光内镜可观察到胃固有腺萎缩，胃体部到穹窿部出现点状发红和弥漫性发红、肠上皮化生、鸡皮样黏膜等改变，但普通白光难以针对萎缩边界、弥漫性发红、平坦型肠上皮化生进行诊断，在 BLI-bright 模式下萎缩黏膜的青白色调被调强，肠上皮化生黏膜呈绿色调。采用 LCI 模式白色调被强化后，更容易观察到萎缩边界。此外，在 LCI 模式下主要观察胃黏膜的颜色变化，红色区域为黏膜炎症改变，而且 LCI 模式下更易观察到胃黏膜弥漫性发红或发紫区域，有助于帮助诊断白光难以判断的黏膜轻微炎症，并且紫色包绕红色区域可能与幽门螺杆菌感染有关，肠上皮化生呈淡紫色调，与红色调的非肠上皮化生黏膜的色彩明显不同，因而 LCI 模式可用于肠上皮化生的诊断。根除幽门螺杆菌后的胃黏膜，白光观察胃体可见多发白色扁平隆起病变，BLI-bright 模式及 LCI 模式下背景黏膜色调被调强后，能更准确地诊断病变。

早期胃癌病变区域呈棕色改变，BLI+ 低倍放大观察到癌变区域与周围正常黏膜之间的分界线，中、高倍放大观察到病变内的血管密度及腺管结构，以及肿瘤表面的白色不透光物质（white opaque substance，WOS），在 LCI 下若观察到红色包绕紫色、黄色考虑为肿瘤病变（图 7-16）。

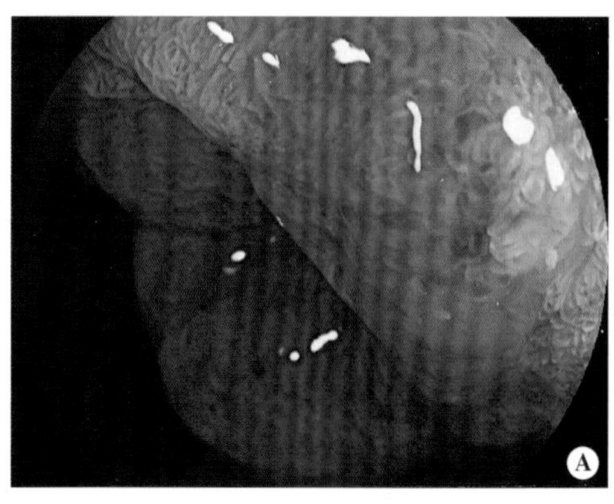
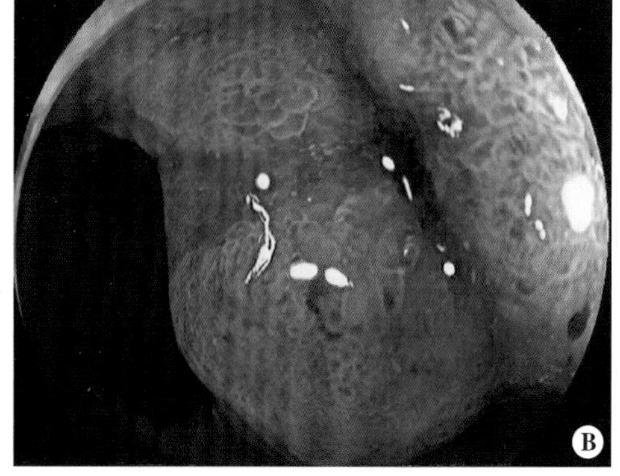

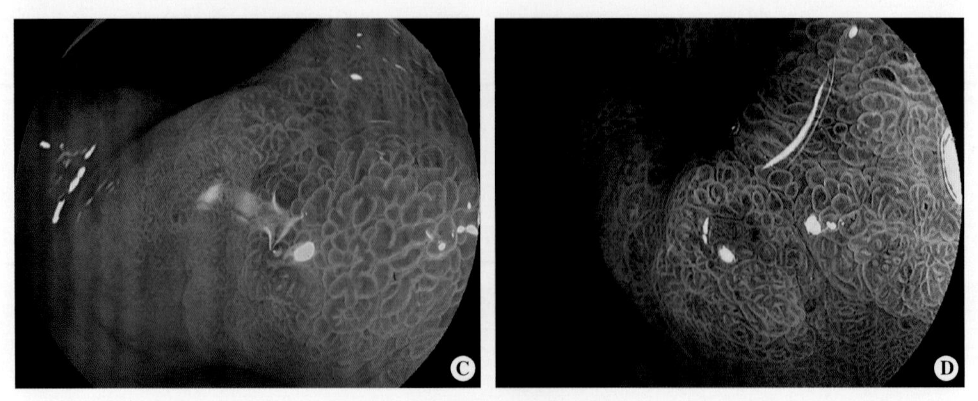

图 7-16 胃黏膜 LCI 及 BLI

A. 白光；B. 化学染色（醋酸 + 靛洋红）；C. LCI；D. BLI，可见溃疡边缘腺管增粗，可见局部表面微结构不规则及微血管增粗，边界尚可

四、蓝激光成像技术及联动成像技术在下消化道的应用

BLI 系统通过其三种观察模式可对结直肠息肉、肿瘤的大体形态、放大内镜下的病变界限、表面腺管开口类型、病变表面的微结构形态和微血管结构进行观察，LCI 色彩调强功能的使用使白色腺管开口和红色的微血管结构显示得更加清晰，结合已有分型进行内镜下组织病理诊断，判断病变为肿瘤性、非肿瘤性，并对病变浸润深度进行预测。

BLI 系统对结直肠息肉的观察可有效辨别非肿瘤性息肉和肿瘤性息肉，减少结肠腺瘤性息肉漏诊率（图 7-17）。

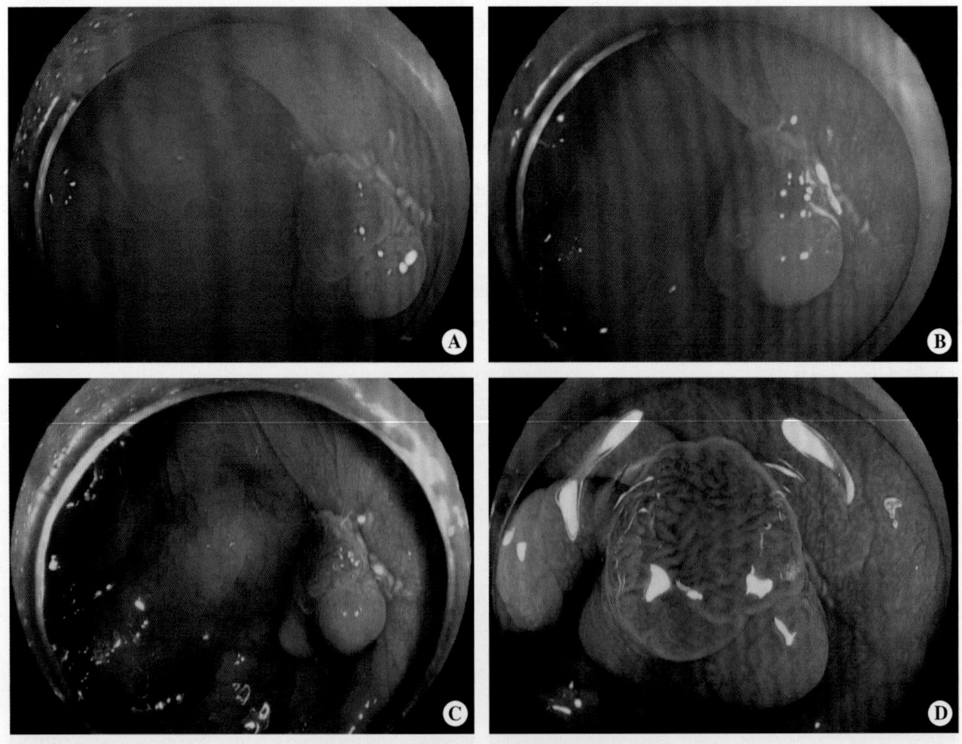

图 7-17 结肠息肉 LCI 及 BLI

A. 白光；B. LCI；C. BLI；D. BLI+ 放大

侧向发育型肿瘤（laterally spreading tumor，LST）作为一种以侧向发育为特征的平坦隆起性病变，直径一般在 10mm 以上，主要沿黏膜表面呈侧向浅表扩散，与结直肠癌发生关系密切，LST 较少垂直生长侵犯，导致常规内镜下表现为黏膜发红或苍白、血管网中断或消失、黏膜表面凹凸不平，容易漏诊，使用 BLI 后可提高 LST 的检测率（图 7-18）。

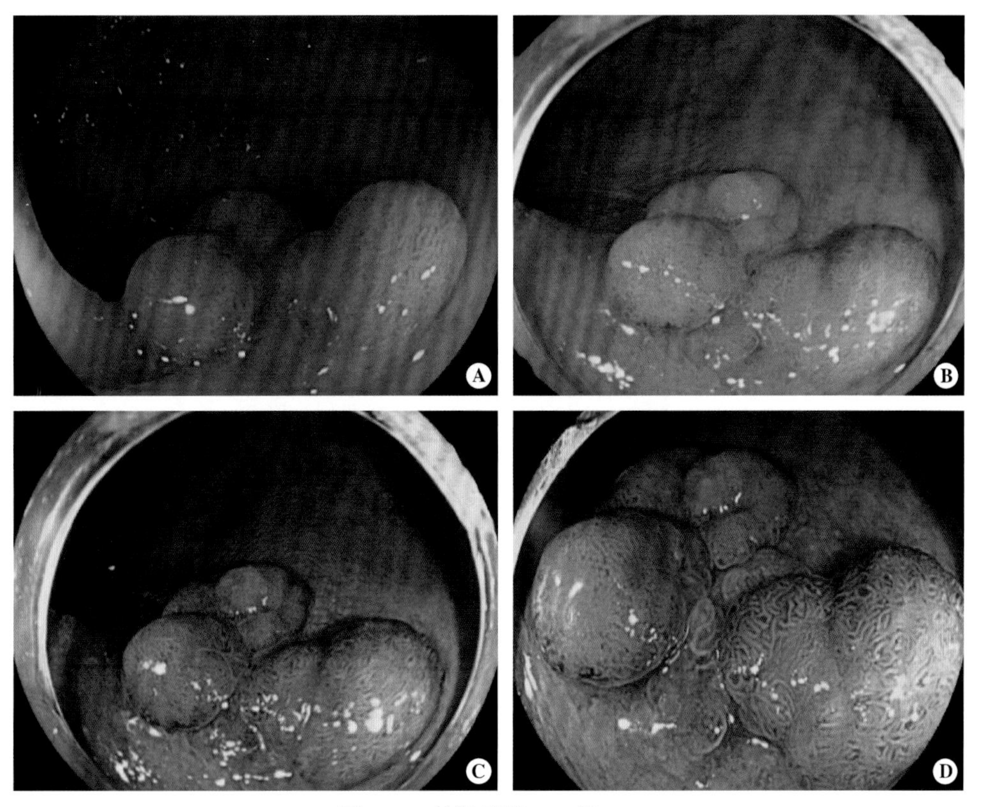

图 7-18 结肠黏膜 LCI 及 BLI

A. 白光；B. LCI；C. BLI；D. BLI+ 放大

结直肠癌的浸润深度评估关系着下一步治疗方案的选择，决定是否内镜下切除或外科手术切除。BLI 系统通过对腺管开口及微血管结构的观察，结合广岛分型和佐野分型，可准确评估早期结直肠癌黏膜下浸润深度。

第九节 细胞内镜检查术

一、概　述

细胞内镜检查术（endocytoscopy，EC）是一种基于光学显微镜原理可屈伸进入消化道的新型内镜成像技术，内镜先端部配有物镜、工作通道、注气或喷水管和光源，系统分为整个细胞内镜组件集成到内镜中的整合式细胞内镜，以及由手持式微型人机手柄组成的探头式细胞内镜。细胞内镜具有超高清分辨率，观察拍摄图像可进行连续光学快速放大，配合数字放大，放大倍数可达 520 倍，探测深度为 0 ～ 50μm。细胞内镜的工作原理是借助焦距固定、有高度放大功能的物镜，结合亚甲蓝、甲酚紫等染色剂对黏膜进行活体染色增加细胞间对比，又称细胞学内镜术。细胞内镜有利于实时诊断病变性质，增加活检的准确性（图 7-19）。

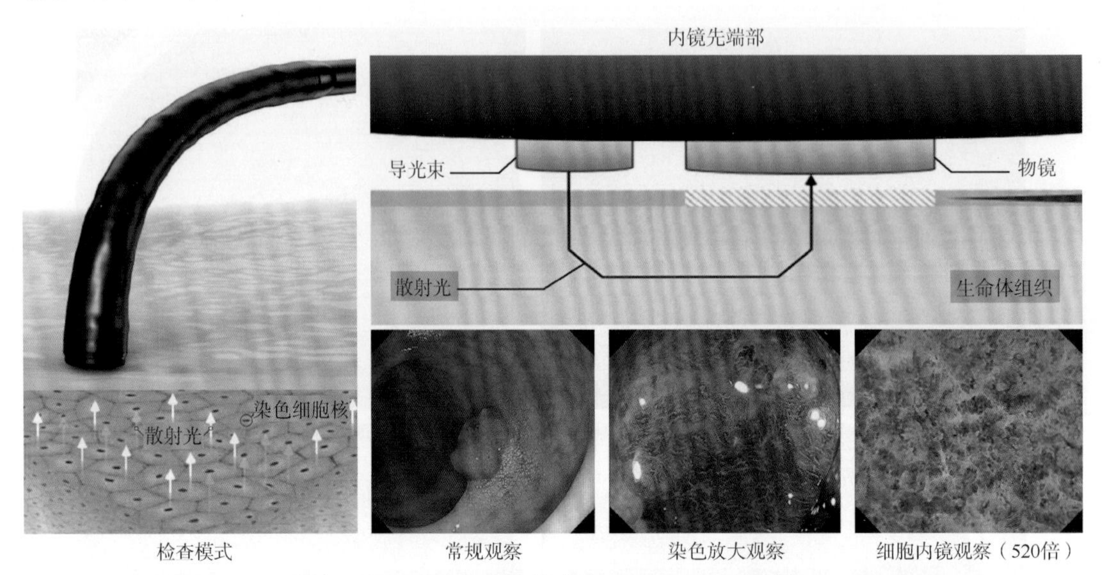

图 7-19 细胞内镜检查模式（Olympus 公司提供）

二、操作与拍片

细胞内镜检查是常规内镜检查的补充，推荐的检查流程：①白光观察；② NBI/BLI 观察；③放大 NBI/ 放大 BLI 观察；④细胞内镜观察。细胞内镜观察前需要先用黏膜分解剂如 *N*- 乙酰半胱氨酸、链酶蛋白酶等处理，再用吸收造影剂如亚甲基蓝、甲苯胺蓝、甲酚紫等进行黏膜染色增加细胞间对比，食管可用 0.05% ～ 0.1% 亚甲蓝染色，胃与结肠的最佳染色方法为使用 0.25% 甲苯胺蓝染色，最佳观察时间均为染色后 60s，然后在成像前洗去多余的造影剂进行实时观察消化道黏膜浅层横切面细胞结构，若观察时间大于 5min，则需要重复染色。

三、细胞内镜在消化道内镜检查中的作用

细胞内镜能检测消化道黏膜的组织结构异常，在体内实时提供细胞异常和组织结构破坏信息，如光学活检可在不需要组织学活检的情况下进行组织学判断，区分肿瘤性病变和非肿瘤性病变，细胞内镜的上述特点为消化道内镜检查开辟了新的途径。

细胞内镜的应用最先于食管检查中开展，这是因为食管被覆鳞状上皮，其表面黏液容易被清除，容易进行细胞染色。通过细胞内镜如观察到真菌性食管炎的念珠菌菌丝则可进

行内镜下诊断；在嗜酸细胞性食管炎中，通过细胞内镜能观察到食管黏膜嗜酸性粒细胞浸润及嗜酸性粒细胞特征性“双核”征改变。在细胞内镜下可从细胞大小、排列，以及细胞核大小、染色情况、核质比等方面鉴别亚甲蓝染色后的正常食管与癌变食管，早期食管癌在细胞内镜下表现为细胞大小不一、排列紊乱，细胞核染色不一，核质比增高。

细胞内镜可进行非肿瘤性胃黏膜的检查和鉴别，正常胃黏膜表现为腺体表面光滑、边缘柔和、腺腔宽，可见规则腺管开口和规则排列、小而均匀的细胞核，隐窝上皮和细胞核几乎不染色，未见浸润炎性细胞、坏死组织和碎片；慢性非萎缩性胃炎表现为延伸的具有凹口的乳头状结构，伴有坏死组织和浸润炎性细胞，隐窝上皮部分染色，偶可见扭曲腺管结构；萎缩性胃炎细胞内镜下表现为形状和大小不规则的凹陷和乳头状结构，可见分叶，边界清晰，细胞浸润和坏死组织少于慢性非萎缩性胃炎；肠化生表现为更明显的延伸的具有凹口的乳头状结构，并可见杯状细胞；腺瘤在细胞内镜下的特征为密集而狭窄的腺体及规则排列、小而均匀的细胞核；腺癌表现为不规则、粗糙、扭曲的腺体，腺腔结构消失，细胞核深染、排列不规则；胃印戒细胞癌在细胞内镜下可呈现出特征性的“印戒”征，与病理观察到的印戒样细胞表现相符，可以为实时诊断提供重要信息。

在结肠、直肠检查中，细胞内镜系统不仅能够显示高分辨率的肠黏膜白光图像，还能评估肠上皮的组织学特征，对黏膜的微血管结构及细胞异型性进行分类，用于鉴别广基锯齿状腺瘤 / 息肉（SSA/P）和 T1 期结肠癌。

（吴　斌）

第八章 小肠镜检查术

小肠处于人体消化道的中段，无法用上消化道内镜或结直肠镜进行完整检查，只能用小肠镜或胶囊内镜进行检查。目前常用的小肠镜均为推进式小肠镜，分为单气囊小肠镜和双气囊小肠镜（图 8-1），各有优缺点。小肠镜检查耗时较长，患者承受较大痛苦，均需要在麻醉下进行。

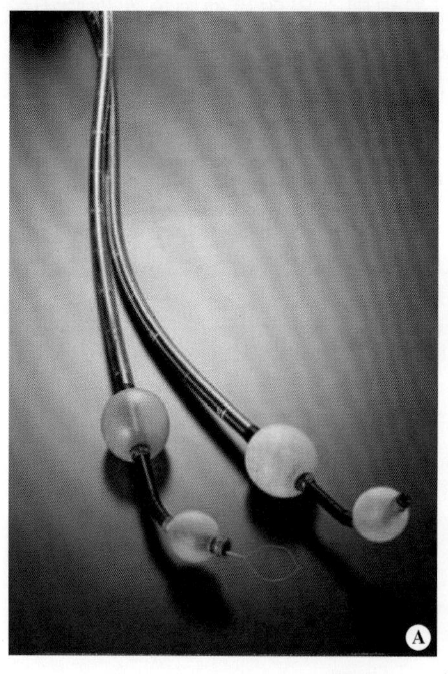

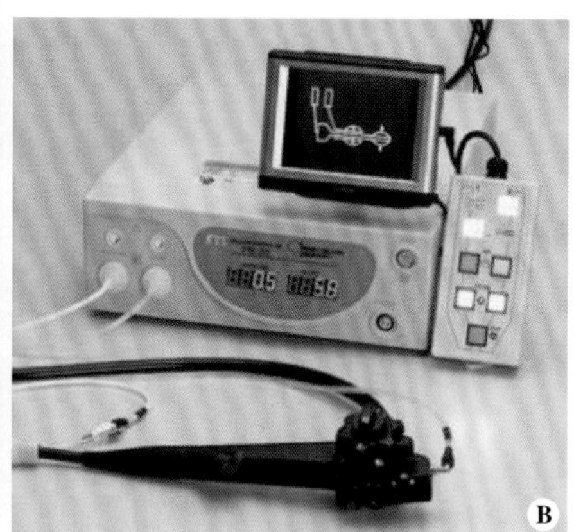

图 8-1 双气囊小肠镜

第一节 适应证和禁忌证

小肠镜检查适用于各种小肠病变，且病变部位位于胃镜、十二指肠镜或结直肠镜检查不能到达的肠段，如原因不明的腹痛，经 X 线小肠钡餐检查未能确诊者；原因不明的消化道出血；可疑克罗恩病或肠结核，小肠良、恶性肿瘤；吸收不良综合征；小肠疾病的内镜下治疗，如活检、止血、息肉切除、狭窄扩张等；手术时协助外科医生进行术中小肠检查。

禁忌证类似普通内镜检查，相对禁忌证如下：①严重心肺疾病，如严重心律失常、心肌梗死活动期、重度心力衰竭、哮喘、呼吸衰竭；②精神失常（但是麻醉状态下可以完成检查）；③消化道穿孔的急性期，包括上消化道腐蚀性损伤的急性期；④急性重症咽喉部疾病内镜不能插入者；⑤老年人（年龄超过 70 岁）、婴幼儿及存在心肺功能不佳、血流动力学不稳定、近期有呼吸道感染等情况的患者，应特别谨慎，需要在手术室对患者施行气管插管的条件下进行；⑥腹膜炎、肠粘连、腹腔广泛粘连者。

第二节 术前准备

检查前做好仪器设备的准备（由专职技术人员负责），包括各种仪器及部件、配件等是否能正常工作及使用，各种抢救器械和药品是否配备齐全。更重要的是患者的准备，包括：①解释工作，向患者简要说明检查过程；②签署知情同意书；③经口插镜的患者准备同常规胃镜检查，检查前需要禁食禁水 6h；④经肛门插镜的患者需要严格按照结直肠镜检查时的肠道准备，因为如果肠道清洁度差，不但影响观察，而且粪便残渣容易进入外套管内，可增加外套管和小肠镜之间的摩擦力，导致插镜困难；⑤患者在术前需要进行碘过敏试验，以便在需要时进行造影检查，术前 10min 肌内注射东莨菪碱 10mg、地西泮 5mg；⑥小肠镜检查会给患者带来一定的痛苦，患者难以耐受长时间检查，故一般需在全身麻醉下进行。

第三节 器 械

1. 小肠镜 以 EN-450P5 和 EN-450T5 小肠镜为例。前者为标准常规检查镜，具有较好的插入性，工作长度 2000mm，外径 8.5mm，活检孔道直径 2.2mm。后者为治疗镜，工作长度 2000mm，外径 9.4mm，活检孔道直径 2.8mm。

2. 外套管 以 TS-12140、TS-13140 为例。前者外径 12.2mm，长度 1450mm，与 EN-450P5 相配。后者外径 13.2mm，长度 1450mm，与 EN-450T5 相配，均为可屈式套管，外套管远端装有乳胶气囊。将外套管内壁和外壁润湿后能够减少套管和内镜之间及外套管和小肠之间的摩擦力，更利于插镜。

3. 气囊泵控制器 通过送气和吸气控制小肠镜、外套管气囊的膨胀和缩小。双气囊小肠镜的控制器有两条管道，分别控制小肠镜先端部气囊和外套管气囊（图 8-2）。

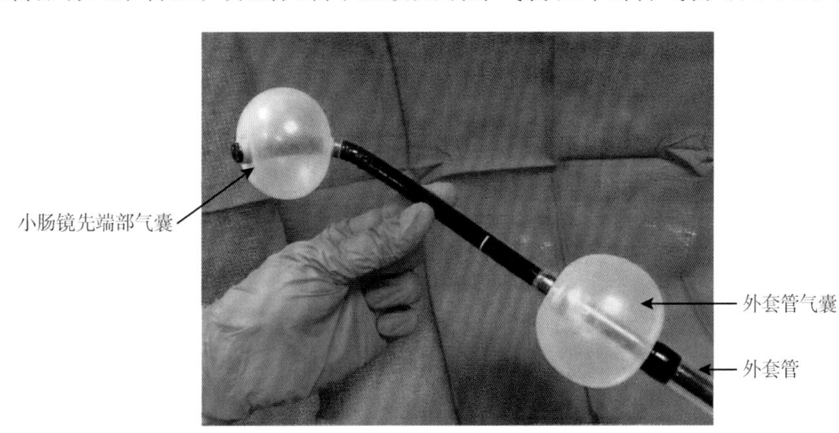

图 8-2 双气囊小肠镜插入部头端

第四节 插镜技巧与观察

本节仅以双气囊小肠镜检查为例叙述插镜技巧和观察方法。

一般来说，单纯从口或肛门插镜很难观察到全部小肠。插镜途径的正确选择可以提高阳性检出率，通过临床表现和其他检查结果，可以对病变部位有初步判断，如果怀疑病变在中上段小肠，则选择经口插镜，如果怀疑病变在远段小肠，则选择经肛门插镜。

一、一般操作方法

操作前首先检查外套管头端的气囊是否漏气，确认无漏气后将外套管套在小肠镜的镜身上，安装小肠镜头端的气囊，将压力控制泵两条注气管道分别与两个气囊相连。通过压力控制泵分别给两个气囊充气和放气，确认气泵工作正常后即可开始操作。双气囊小肠镜一般需要 1 名内镜术者和 2 名助手共同完成，术者主要负责控制旋钮方向，1 名助手负责托镜和插镜，另 1 名助手负责压力控制泵的操作、观察患者、术中给药、辅助活检等。

双气囊小肠镜插镜的基本步骤如下：首先将外套管和小肠镜循腔进镜至最深处，将镜身和外套管头端的气囊充气以固定肠壁，缓慢回拉镜身和外套管以取直消化道，然后先将镜身头端气囊放气，将镜身向小肠深部推进至最深处；再次给镜身头端气囊充气以固定肠管，接着将外套管气囊放气并将之固定，缓慢退出小肠镜，待小肠镜镜身退至155cm标记处，给外套管气囊充气，同时与镜身一并拉直。如此交替充气、放气、插镜、插送外套管、反复钩拉等，将肠管取直叠套到外套管上，同时使小肠镜不断进入小肠深部。插镜过程中尽可能少注气，若插镜困难，可尝试拉直镜身、变换患者体位、按压患者腹部及应用解痉剂等方法。必要时可以通过活检孔道注入泛影葡胺，在 X 线透视下了解插镜深度、镜身结袢状况、肠腔有无狭窄或扩张等。发现能够解释症状的病变时，即可终止检查（图 8-3）。

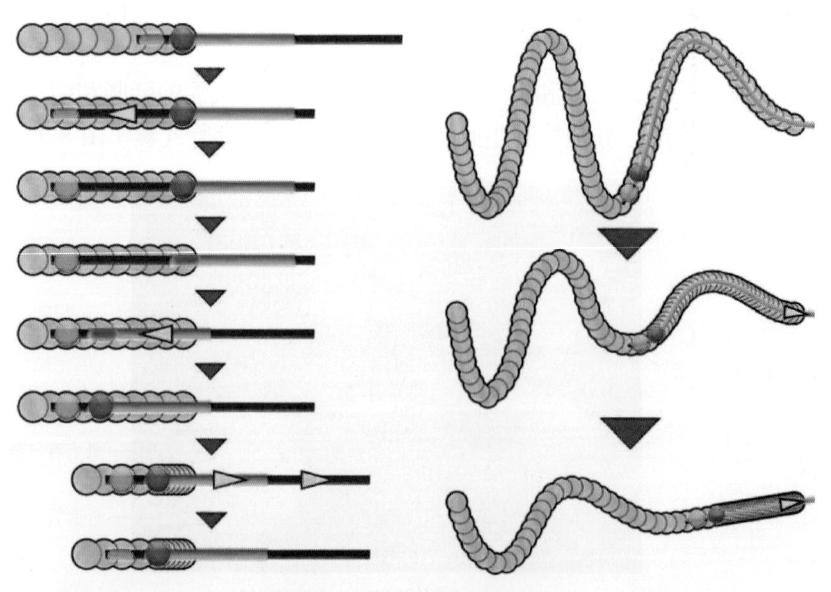

图 8-3 小肠镜插镜基本方法

二、经口插镜操作技巧

通常情况下，经口插镜检查操作较易进行，经口腔、咽部、食管、胃到达十二指肠降段的操作方法与胃镜检查基本相同。应将胃内气体和液体充分吸出，可以减少胃内结袢和误吸的可能性。当小肠镜到达十二指肠水平部时，给两个气囊充气，拉直镜身，进入十二指肠悬韧带处肠段转弯较急，常采用滑镜方式，通过十二指肠悬韧带后，双气囊同时注气，拉直镜身，进入空肠后，肠段通常相对较直（图 8-4）。

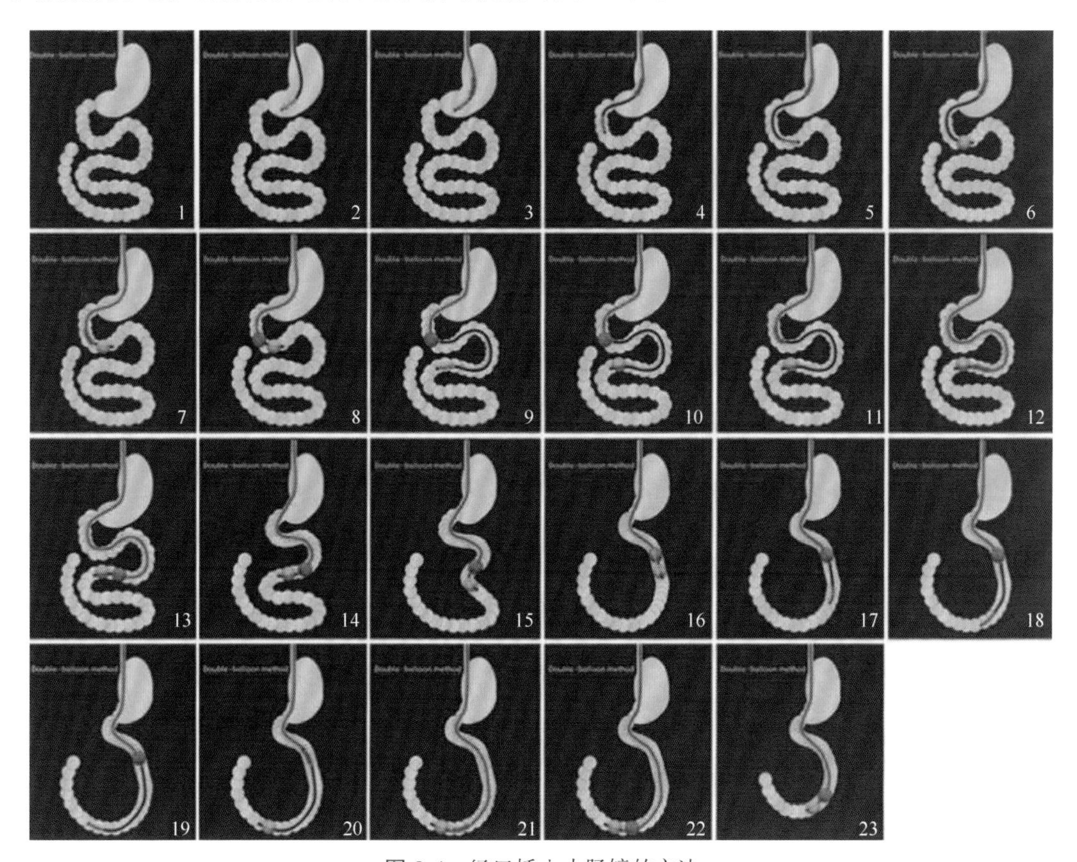

图 8-4　经口插入小肠镜的方法

三、经肛门插镜操作技巧

经肛门逆行插镜检查需要通过结肠和回盲瓣，操作难度较经口插镜大，能否顺利进入回盲瓣是检查成败的关键。通过乙状结肠、脾曲、肝曲时要尽量拉直镜身，防止结袢。通过回盲瓣时，应尽可能抽吸肠腔内气体，使盲肠腔变小、回盲部角度变钝，以利于镜身头端通过回盲瓣，镜身抵达回肠末端时稍微回拉镜身，再缓慢循腔插镜，不能操之过急，以免滑出回盲瓣，内镜进入回肠末端 40 ～ 50cm 后，给镜身气囊充气并轻柔推送外套管，否则会因插镜过浅而容易出现内镜滑出。外套管头端气囊越过回盲瓣后即需充气，然后将外套管和镜身一起缓慢外拉取直镜身。随后交替充气、放气、进镜、推进外套管、反复钩拉等完成对深部小肠的检查（图 8-5）。

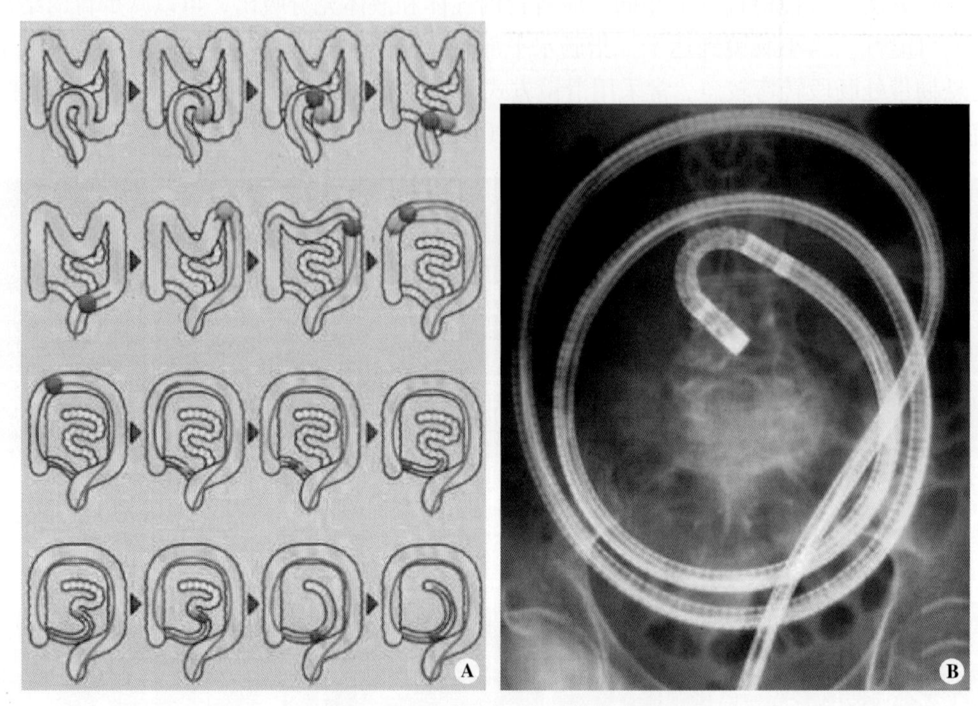

图 8-5 经肛门插入小肠镜的方法

A. 插入过程；B. X 线下小肠镜状态

有时为了完成全小肠的内镜检查，需要联合应用经口插镜和经肛门插镜的方法，首先经口插镜至无法进一步深插镜时，在该处小肠黏膜放置钛夹作为标记，然后再经肛门插镜，直到镜头插入至钛夹标记处。

四、观察与拍片

与上消化道内镜及结直肠内镜检查的观察方法相似，小肠镜在插镜检查过程中即可同时观察肠腔及黏膜情况，但是主要在退镜时观察，此时观察可以控制退镜速度，尽量减少遗漏，当然，如果在插镜过程中发现了可以解释患者病情的病变，也可以即时停止继续检查。插镜及退镜过程中可以拍片，尽量选择有较重要解剖标志的肠段，如发现病灶，亦可遵循远、中、近及不同角度、必要时染色等拍片原则（图 8-6）。

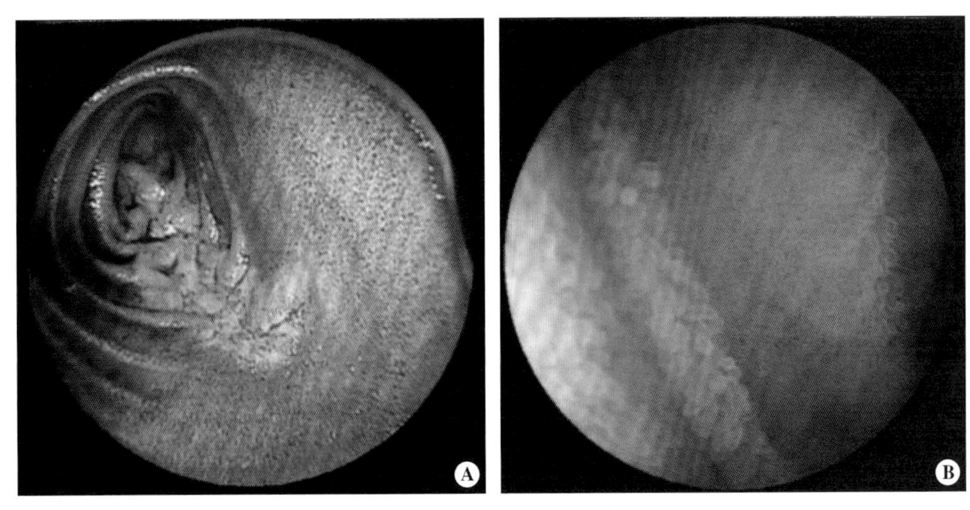

图 8-6 小肠镜下黏膜相关淋巴组织（MALT）

A. 结晶紫染色；B. 水中放大拍片

第五节 并 发 症

（1）外套管相关并发症：外套管与小肠镜之间有微小间隙，在肠腔急剧转弯处，内镜镜身和套管之间靠外侧的间隙可能增大，可能将小肠黏膜嵌入外套管和镜身之间，造成黏膜损伤甚至撕脱。为了降低这种风险，插镜时应尽量减少内镜弯曲的角度，当发现有不寻常的阻力时，应避免暴力插入。

（2）气囊相关并发症：双气囊小肠镜的电子泵控制着气囊内的气压，使之膨胀和回缩，一般情况下，气囊膨胀不会对正常小肠造成损伤，患者也无感觉。但对某些有深溃疡的小肠，其有可能引起肠穿孔。因此，术者在小肠镜通过这些病变时应充分预计穿孔可能，插镜时应加倍小心谨慎。

（3）腹腔内粘连相关并发症：小肠有一定的游离度，因此可以通过各种方法取直肠管，以利于小肠镜插入，但若腹腔内存在粘连，则可能降低小肠活动度，造成插镜困难，暴力插入可能造成穿孔或肠系膜撕裂，故应尽量利用变换患者体位、助手按压腹部等多种方法防止内镜结袢或解袢，避免肠道穿孔发生。

（4）注入气体过量易引起术后腹痛和腹胀。

（5）损伤十二指肠降部法特（Vater）壶腹，诱发术后胰腺炎。

第六节 术后注意事项

小肠镜检查操作时间较长，整个检查过程中，术者会反复向肠腔注气以利于观察小肠黏膜，术后因空气积聚于小肠内，患者可能感到腹胀不适，一般在数小时后不适感会逐渐消失。

患者若接受小肠镜下活检或息肉切除、狭窄段扩张等治疗性操作，术后需要进流质饮食，要注意大便颜色改变，观察有无腹痛、便血等症状。如出现持续性腹痛或大便出血量多，应及时告知医师，必要时进一步处理。

（林显艺）

第九章　小肠胶囊内镜检查术

胶囊内镜全称为智能胶囊消化道内镜系统，又称医用无线内镜，是指通过口服内置摄像与信号传输装置的智能胶囊，借助消化道蠕动使之在消化道内运动并拍摄图像，胶囊排出体外后医生利用图像记录仪和影像工作站了解整个消化道的情况，从而对病情做出诊断（图 9-1）。临床常用的胶囊内镜为小肠胶囊内镜，目前已经有国产产品。

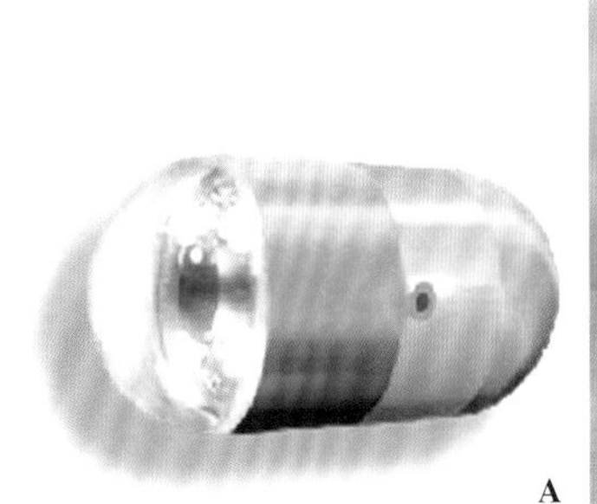
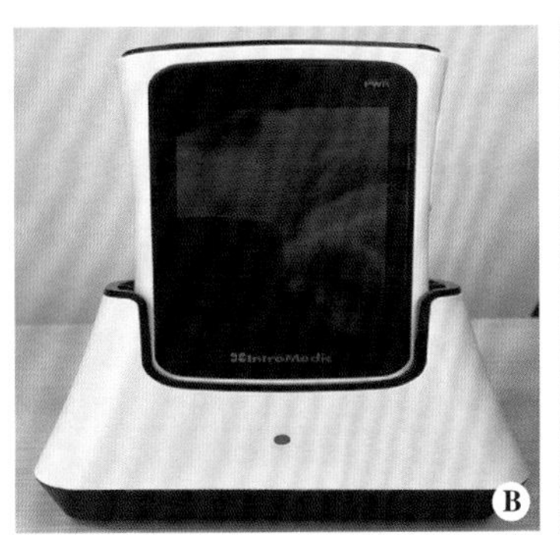

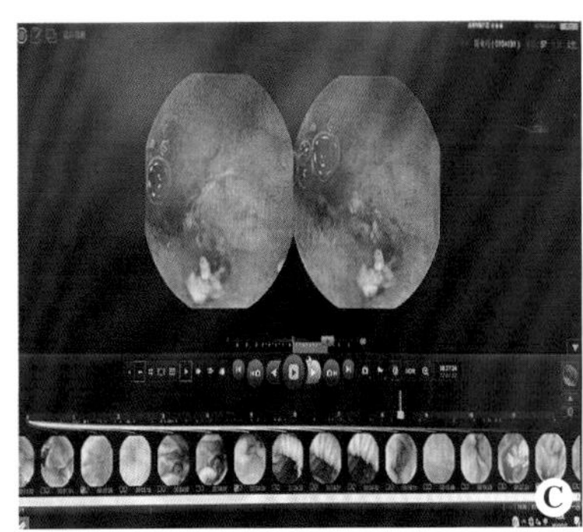

图 9-1　胶囊内镜系统

A. 胶囊内镜；B. 图像接收器；C. 工作站

一、适　应　证

（1）不明原因消化道出血（包括缺铁性贫血）。
（2）其他辅助检查提示小肠影像学异常者。
（3）慢性腹痛疑小肠器质性病变所致者。
（4）慢性腹泻、腹胀原因不明者。
（5）消化道功能性疾病。
（6）疑有小肠病变而不能耐受小肠镜检查的患者。
（7）检查克罗恩病及乳糜泻的病变范围。
（8）观察小肠手术吻合口情况。
（9）检查小肠疾病的进展程度。

二、禁　忌　证

（1）经检查证实（或怀疑）患有消化道畸形、胃肠道梗阻及消化道穿孔、狭窄或瘘管者。

（2）体内植入电子仪器者（如心脏起搏器）。

（3）各种急性肠炎、严重的缺血性疾病及放射性结肠炎，如细菌性痢疾活动期、溃疡性结肠炎急性期，尤其暴发型者。

（4）对高分子材料过敏者。

（5）妊娠期者。

三、术前准备

检查前做好仪器设备的准备，包括检查各种仪器及部件、配件等是否能正常工作和使用，记录仪满负荷充电，更重要的是患者方面的准备，包括：①解释工作，向患者简要说明检查过程。②签署知情同意书；检查前一晚进行结肠镜检查的肠道准备，建议服用泻药（如聚乙二醇、硫酸镁等）；禁食至少 12h。③患者检查前吞服去泡剂（如西甲硅油等），然后吞服胶囊。④吞服胶囊后建议不要到磁场很强的地方，避免图像信号受到干扰（图 9-2）。

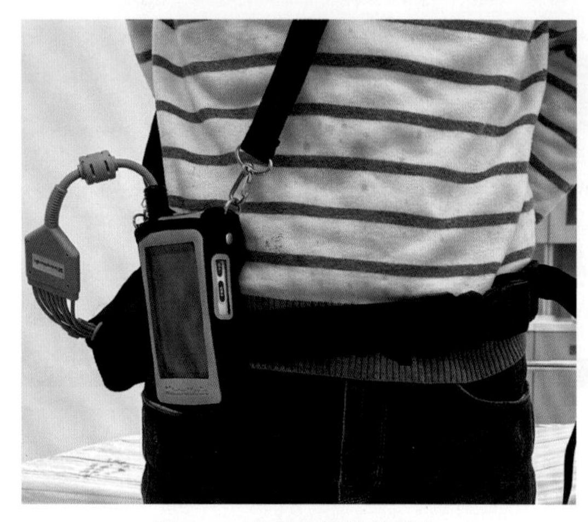

图 9-2 胶囊内镜体外设备

四、胶囊内镜操作技巧

（1）患者吞服胶囊时，建议患者饮用少量清水，预防胶囊粘在食管壁上。

（2）吞服胶囊后可让患者躺在检查床上，床头倾斜 60° 1min、30° 2min，平卧 2min，增加胶囊在食管的停留时间，其后嘱患者适当活动或爬楼，不适合运动的患者可取右侧卧位，以促进胶囊通过幽门。

（3）患者在吞服胶囊 20min 内应留在检查室，医师实时观察胶囊工作情况。

（4）患者离开检查室后，可通过按音量键实时监控胶囊是否正常运作，建议每 30min 观察 1 次。

（5）检查开始后 2h，实时监控胶囊位置，若尚未到达小肠，可静脉注射甲氧氯普胺（胃复安）10mg，若胶囊内镜滞留在食管或胃内，也可插入胃镜辅助将之送入十二指肠。

（6）受检者应做到每小时饮用 250ml 水，促进胶囊在体内游动及提供利于胶囊传导信号的体内微环境。

五、胶囊内镜读片注意事项

（1）读片前必须先研究病史，预先估计可能病变的性质和部位，可能有利于加快读片速度，也有利于在重点部位主动减慢阅片速度，提高阳性病变发现率。阅片速度过快时容易遗漏，因有些病变可能仅在 1 ～ 2 张图片中留下异常征象。

（2）建议读片速度不超过 15 帧 / 秒。

（3）建议避免在暗视野下读片，避免因视觉疲劳导致漏读。

（4）建议阅读胶囊内镜图片时，每半小时留取一张图片作为读片的位置标志以备忘，图 9-3 为胶囊内镜经过消化道某些不同部位的图片。

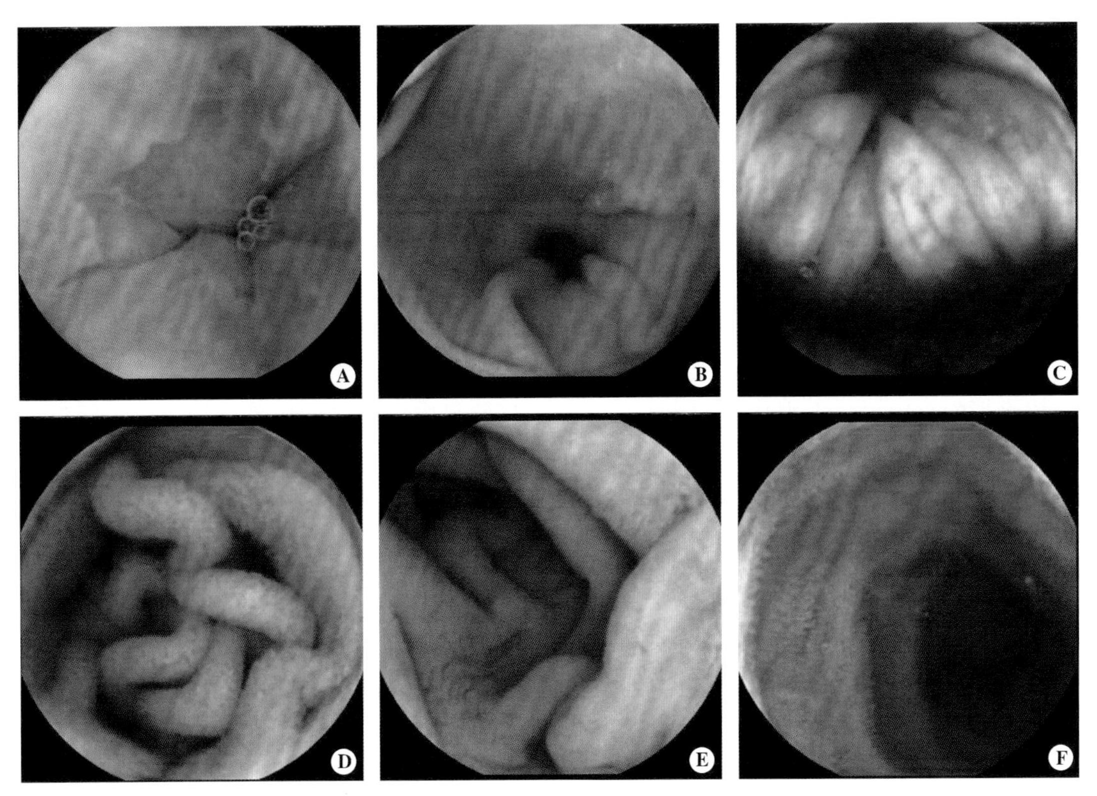

图 9-3　消化道不同部位胶囊内镜图片

A. 胃食管结合部；B. 幽门；C. 十二指肠；D. 空肠；E. 回肠；F. 结肠

六、检查后注意事项

吞服胶囊后注意观察大便，观察胶囊有无排出。多数情况下，患者吞服胶囊后 1 ～ 3 天排出，若未排出，且患者无腹痛等症状，可暂时观察，但须嘱咐患者在胶囊未排出前不能接受磁共振成像（MRI）检查，如果胶囊内镜导致肠梗阻甚至肠穿孔，需要外科手术干预。

（陶　力）

第十章 磁控胶囊内镜检查术

磁控胶囊内镜（图 10-1）是通过体外磁场主动控制、改变胶囊的位置和方向，实现全面观察胃部黏膜并可用于上消化道及小肠检查的胶囊内镜系统。磁控胶囊内镜能够通过食管和十二指肠并对其进行大致观察，与传统胃镜作用类似，可应用于上消化道检查，进入小肠后的检查方式和效果则基本等同于小肠胶囊内镜（参见第九章），故本章主要介绍磁控胶囊内镜行上消化道检查的内容。磁控胶囊内镜系统因体外磁控方法不同主要分为机械式、手柄式和磁共振成像式。以传统胃镜为金标准，磁控胶囊胃镜对胃部疾病诊断的敏感度、特异度和总体准确度高，且人群耐受性更好，可作为胃镜检查的一种新手段。只要进行一定的肠道准备，在进行胃部检查后可继续进行小肠检查，故对有需要的患者而言更加方便。

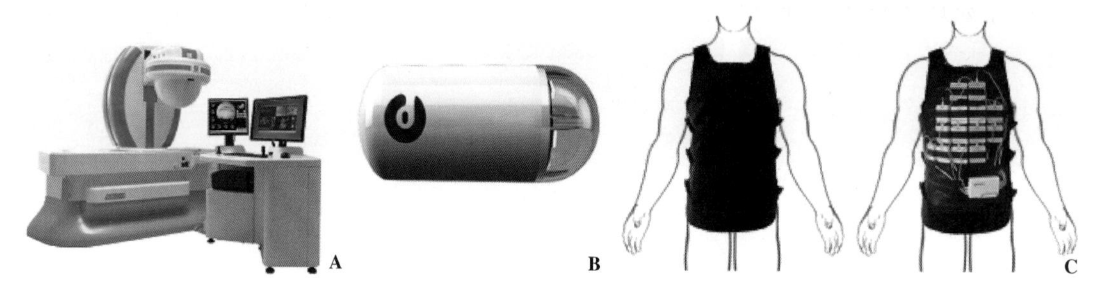

图 10-1 磁控胶囊内镜系统

A. 机械式磁控胶囊主机；B. 磁控胶囊内镜；C. 检查服和便携记录器

一、适 应 证

1. 绝对适应证

（1）不愿接受或不能耐受传统胃镜（含无痛胃镜）检查或存在传统胃镜检查高风险健康管理（体格检查）人群胃部检查。

（2）胃癌（浅表性肿瘤等）的初步筛查。

（3）胃溃疡、胃息肉、胃底静脉曲张、糜烂性或萎缩性胃炎等病变的检查和随访。

（4）药物相关性胃肠黏膜损伤的评估和监测。

（5）无接触式（含远程操控）内镜检查。

2. 相对适应证

（1）急性上消化道出血（血流动力学稳定）。

（2）食管静脉曲张和巴雷特食管。

（3）十二指肠溃疡和十二指肠息肉。

（4）胃部分切除（毕Ⅰ式）和内镜微创治疗术后复查和随访。

（5）若胃部检查后可完成小肠检查，适应证同小肠胶囊内镜。

二、禁 忌 证

1. 绝对禁忌证

（1）无手术条件或拒绝接受任何腹部手术者，包括内镜手术。

（2）体内有心脏起搏器、电子耳蜗、药物灌注泵、神经刺激器等电子装置或磁性金属物，但磁共振成像兼容型产品除外。

（3）身体状态或精神心理原因不能配合检查者。

（4）对高分子材料过敏者。

（5）妊娠期者。

2. 相对禁忌证

（1）经检查证实（或怀疑）患有消化道畸形、胃肠道梗阻及消化道穿孔、狭窄或瘘管者。

（2）胃部手术后者：毕Ⅱ式胃大部切除术及其变种手术、胃袖状切除＋空肠旷置术、胃转流术后者等。

（3）严格限制水摄入者、无法平躺者。

（4）吞咽功能障碍者。

三、术 前 准 备

检查前做好仪器设备的准备，包括检查磁控胶囊主机及计算机软件等是否能正常工作和使用，记录仪满负荷充电。另外需要注意的是患者的准备，包括：①解释工作，向患者简要说明检查过程，并明确进行胃／胃＋小肠检查；②签署知情同意书；③检查前按不同检查类型进行胃肠道准备，仅进行胃部检查者，检查前一晚 10：00 后禁食，可饮无色液体，当天检查前将 1 瓶二甲硅油乳剂（6ml）加入到 100ml 常温清水中混匀口服，嘱患者多走动、少说话、少吞咽唾液，10min 后口服 200ml 常温清水，再次嘱患者多走动、少说话、少吞咽唾液，40min 后服用约 800ml 清水（具体以达到饱腹感的用量为准），随后即可开始检查；④进行胃＋小肠检查者，检查前 4h 或检查前一晚服用泻药（如聚乙二醇、硫酸镁等），当天检查前按上述胃部检查方法进行准备后可吞服胶囊；⑤建议受检者取左侧卧位吞服胶囊，吞服后按建议体位进行检查，如胃部检查后继续行小肠检查，建议不要到磁场很强的地方，避免图像信号受到干扰。

四、磁控胶囊内镜操作技巧

（1）患者吞服胶囊时，建议其饮用少量清水，左侧卧位吞服，尽量避免胶囊过快通过食管及胃部。

（2）吞服胶囊后可指导患者按左侧卧位控制胶囊斜向上 45°，然后水平旋转 360°，观察胃底及底体交界，接着控制胶囊镜头垂直向上，观察贲门远景。

（3）受检者改为仰卧位，磁球位置不变，控制胶囊镜头向上倾斜 45°，水平旋转 360°，可观察贲门近景，此时磁球直接降低，胶囊头朝下，可见胃底近景，朝向后方可见胃体远景。

（4）受检者取仰卧位，控制胶囊镜头竖直向下，观察胃后壁，控制胶囊镜头向上，观察胃体前壁；受检者取仰卧位，控制胶囊镜头斜向下 45°，然后水平旋转 360°，观察胃大弯、胃小弯及底体交界；受检者取仰卧位，磁球移至左腹，控制胶囊观察胃角，接着控制胶囊进入胃窦，观察胃窦近景和幽门远景。

（5）如想进一步观察胃角及胃窦，可让受检者取右侧卧位，胶囊进入胃窦区域，控制胶囊斜向上 45°，然后水平旋转 360°，观察胃窦、胃角及窦体交界；胶囊镜头水平朝向时可观察幽门。

（6）如患者仅进行胃部检查，胃部检查结束后可关闭胶囊并脱下检查服，点击上下床避让，请患者下床，将检查服内数据上传至计算机端。

（7）如患者需要进行胃 + 小肠检查，在胃部检查结束后，点击小肠模式，将实时连接线在检查服内收好，让患者继续穿着检查服，点击上下床避让，请患者下床，患者可离开检查室并适当走动，嘱其勿脱下检查服，勿靠近强磁场，胶囊记录仪电量一般可维持约 12h，可间隔数小时后回检查室观察胶囊是否已进入结肠，如已进入，则可结束检查并上传数据，否则可观察接收器指示灯，待其耗尽电量自动关闭后脱下检查服，并交还且上传数据。注意患者在检查 4 ～ 6h 后才可进食少量固体食物，适当饮水。

（8）胃 + 小肠检查时，如有条件，可在胃部检查后 1 ～ 2h 实时监控观察胶囊位置，若尚未到达小肠，可静脉注射甲氧氯普胺（胃复安）10mg，若胶囊内镜滞留在胃内，亦可必要时插入胃镜辅助将之送入十二指肠。

（9）告知受检者留意观察胶囊是否排出（通常前 3 天，2 周以内属于正常），如 14 天后仍未观察到胶囊排出，可回到检查地点进行确认。胶囊未排出体外不影响受检者正常生活。但必须禁止做磁共振成像检查及远离高压变电站等强磁场区域。

五、磁控胶囊内镜读片注意事项

（1）操作及读片前必须先了解病史，预先估计病变的性质和部位，可能有利于重点观察病变部位，也有利于在重点部位主动减慢阅片速度，提高阳性病变发现率。操作时可通过控制旋钮来控制胶囊位置进行重点观察。如为操作者操作后其他医生阅片，则注意控制阅片速度，阅片速度过快则容易遗漏，因有些病变可能仅在 1 ～ 2 张图片中留下异常征象。建议读片速度不超过 15 帧 / 秒。

（2）建议避免在暗视野下读片。

（3）建议阅读磁控胶囊内镜小肠图片时，每半小时留取一张图片作为读片的位置标志以备忘。图 10-2 为磁控胶囊内镜经过消化道不同部位的图片。

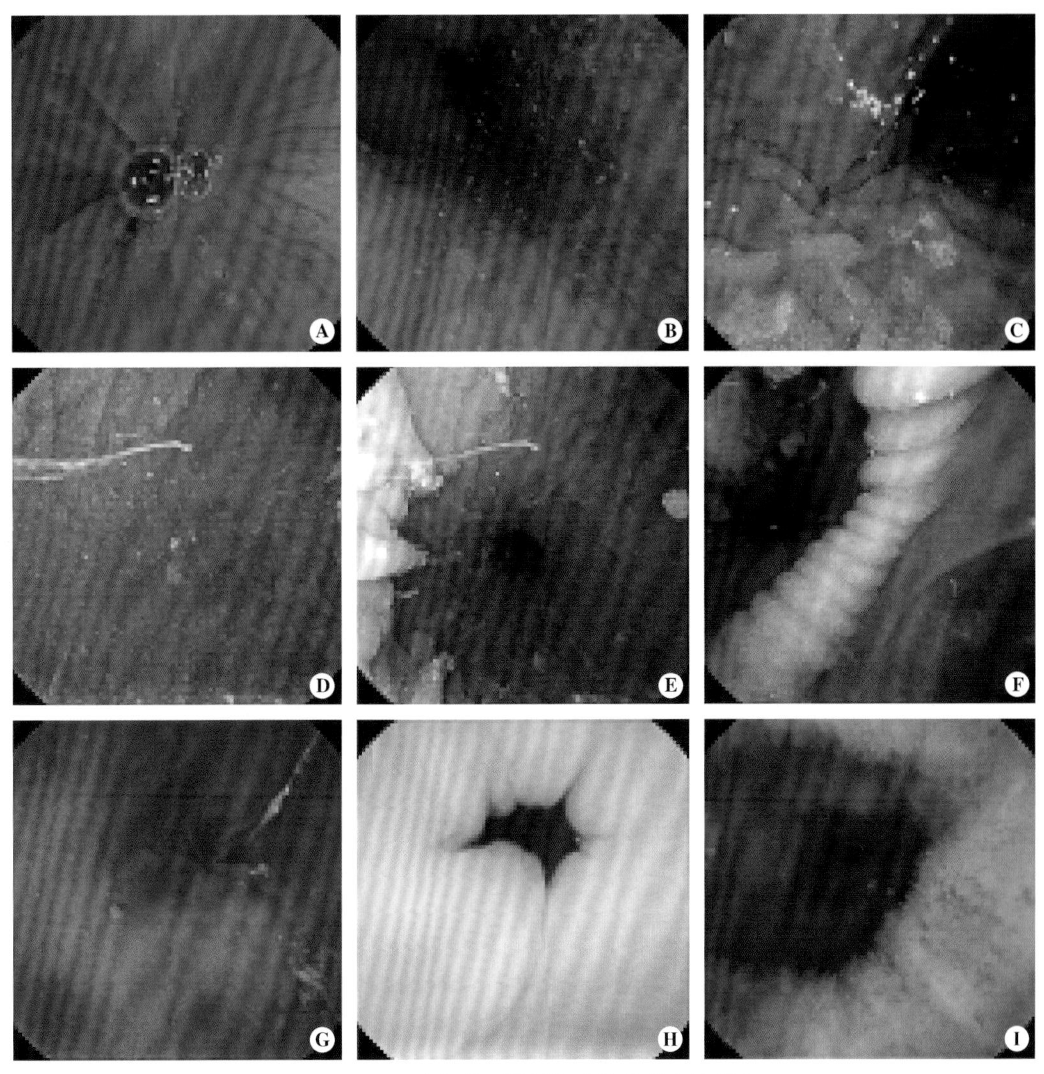

图 10-2 上消化道不同部位磁控胶囊内镜图片

A. 食管；B. 贲门齿状线；C. 贲门（胃侧）；D. 胃底；E. 胃体；F. 胃角；G. 胃窦；H. 幽门；I. 十二指肠球部

六、检查后注意事项

吞服磁控胶囊后注意观察大便，观察磁控胶囊有无排出。多数情况下，患者吞服磁控胶囊后 1 ～ 3 天排出，若未排出且患者无腹痛等症状，可暂时观察，但须嘱咐患者在磁控胶囊未排出前不能接受磁共振成像检查，如果磁控胶囊内镜导致肠梗阻甚至肠穿孔需要外科手术干预。

（柯比伦）

第十一章 内镜逆行胰胆管造影与治疗术

内镜逆行胰胆管造影（endoscopic retrograde cholangiopancreatography，ERCP）是将内镜经口插入十二指肠降段，通过十二指肠乳头导入相应的器械进入胆管或胰管内，在X线透视下注入造影剂，完成胆胰疾病的影像诊断，并可导入子内镜或超声探头，获得进一步的胆道影像或超声图像，也可通过脱落细胞或组织活检，完成病理诊断，在明确诊断的基础上，可实施相应的介入治疗。

第一节 适 应 证

ERCP的适应证如下。

（1）临床考虑胆道梗阻造成黄疸者。

（2）临床、生化或影像学资料提示胆胰疾病者。

（3）症状或体征提示胰腺恶性肿瘤，而影像学无发现或有矛盾时。

（4）不明原因胰腺炎患者。

（5）慢性胰腺炎或胰腺假性囊肿的术前评估。

（6）奥迪（Oddi）括约肌测压。

（7）内镜下乳头括约肌切开：①胆管结石；②乳头狭窄或奥迪括约肌功能障碍造成的排泄不畅；③协助胆道支架置入或球囊扩张；④不适于外科切除的壶腹周围癌。

（8）胆管良性、恶性狭窄置入支架引流。

（9）胆胰管狭窄的球囊扩张。

（10）鼻胆管引流。

（11）部分适于假性囊肿引流的病例。

（12）胆胰管活检。

（13）慢性胰腺炎内镜治疗。

第二节 禁 忌 证

ERCP的禁忌证类似普通内镜检查，其相对禁忌证如下：①严重心肺疾病，如严重心律失常、心肌梗死活动期、重度心力衰竭、哮喘、呼吸衰竭；②精神失常（但是麻醉状态下可以完成检查者除外）；③消化道穿孔急性期，包括上消化道腐蚀性损伤的急性期；

④急性重症咽喉部疾病内镜不能插入者；⑤老年人（年龄超过 70 岁）、婴幼儿及心肺功能不佳、血流动力学不稳定、近期有呼吸道感染等情况的患者，都应特别谨慎；⑥腹膜炎、肠粘连、腹腔广泛粘连者。

第三节　术前准备

术前准备包括以下步骤。

1. 签署知情同意书　ERCP 是具有风险的复杂内镜操作，应向患者告知 ERCP 的必要性，拟采取的诊疗方案和效果，术后可能出现的并发症，取得患者及其家属同意后才可进行。

2. 饮食和用药　上午检查者前一天晚餐后禁食，下午检查者可在检查当天早晨进少量流食（空腹 6h 以上），可不停用必需的口服药（如降压药等）。

3. 必要的术前检查

（1）过敏体质者要进行碘过敏试验、抗生素过敏试验等。

（2）血常规、血型、肝肾功能、淀粉酶、脂肪酶、心电图、胸部 X 线、腹部影像学等基本检查。

（3）凝血功能异常者应在术前给予纠正，服用阿司匹林、氯吡格雷等抗血小板药物者要停药 1 周，服用华法林者可改用低分子肝素过渡。

（4）除去患者身上影响造影的金属物或衣物。

（5）右上肢前臂建立静脉通路。

4. 镇静与麻醉　全身麻醉者由麻醉医师评估患者情况，术中监测血氧饱和度、心电图、血压、呼吸等指标。

5. 患者体位　患者采取俯卧位或半俯卧位，左手臂置于背后，头部转向右侧朝向操作者，非静脉麻醉者可让患者先采取左侧卧位，内镜进入十二指肠后转为俯卧位。

第四节　器械装备

本节以用十二指肠镜和常用基本附件进行 ERCP 诊断和治疗为例，其基本器械和设备介绍如下。

（一）内镜

最常用的内镜为具备抬钳器的侧视十二指肠镜，抬钳器用于辅助插管和其他附件置入。如果仅进行诊断和一般性治疗，可用工作钳道为 3.2mm 和 3.7mm 的十二指肠镜，若需要碎石、置入大孔径的支架或多支架治疗，则应选用工作孔道为 4.2mm 的大工作孔道十二指肠镜。在特殊情况下，如有解剖学改变的患者（胆总管十二指肠吻合术、毕Ⅱ式胃大部切除术等患者），可利用胃镜、结肠镜、小肠镜等前视镜配合透明帽进行。但前视镜不具备抬钳器，插管和治疗难度可能会相对增加。

（二）内镜专用高频电发生器

常规应用内镜专用高频电发生器单极电流进行十二指肠乳头括约肌切开，同时内镜专用高频电发生器也应能产生双极电流而用于止血。近年来利用微处理器自动调节电流，可以降低“拉链式”切开出血和乳头括约肌切开出血的发生率。一些高频电发生器可直接进行射频消融治疗，用于胆管内消融。

（三）附件

1. 造影导管 为一种尖头或圆头的特氟龙（Teflon）塑料导管，规格为5～7F，能通过0.035in（1in=2.54cm）的导丝，用于胆胰管插管和显影。使用三腔导管或有侧孔的导管可以在不拉出导丝的情况下直接注射造影剂。

2. 切开刀 十二指肠乳头切开刀可分为拉式、推式及针状刀等。进行乳头插管时可利用拉刀弓来调节切开刀头端的方向，有利于插管方向选择，故插管成功率高于标准造影导管。大多数切开刀拉紧刀弓会让导丝偏向右侧，偏离方向可能造成切开并发症增加，故必要时可对刀弓进行塑形。除常规十二指肠乳头切开刀外还有针状切开刀或括约肌预切开刀，对于插管困难者，可以进行预切开术或乳头开窗术。

3. 导丝 是ERCP诊疗的基础。导丝是实现和保持进入胆胰管状态的工具，是ERCP操作的“生命线”，通过导丝置入或更换其他附件。绷紧导丝方便减少附近的横向移位和前传力，方便附件进出。现有导丝类型包括常规导丝、亲水性导丝和混合性导丝，直径为0.018～0.035in，长度为260～480cm。ERCP操作时可以通过切开刀调整切刀的方向从而调整导丝的方向进行超选。在ERCP操作过程中保持导丝的位置至关重要，将导丝近端用左小指和无名指固定在内镜操作部或导丝锁上可降低导丝移位风险。

与导丝相关的主要风险是穿孔、附件置入失败及导电造成的胆胰管损伤，使用完整的、带涂层的导丝可以防止短路和异常的电传导，从而避免胆胰管电损伤。

4. 柱状扩张气囊导管 主要由头端的柱状扩张气囊及气囊导管两部分组成，导管可以通过0.035in的导丝，气囊导管末端可接压力泵进行逐渐加压。扩张直径为4～20mm，长度为2～6cm。柱状扩张气囊可用于十二指肠乳头括约肌和胆胰管狭窄段的扩张。

5. 鼻胆引流管与鼻胰引流管 鼻胆引流管用于胆管的临时引流，长250cm，规格为5～8.5F，头端有多个侧孔以便引流。鼻胆引流管根据其头端形状不同分为前端弯曲形、前端猪尾形和前端直形，根据形状不同置入肝内胆管或胆总管。鼻胆引流管可留置几天或几周，可控制胆管急性感染、退黄，还可进行胆管造影、胆汁取样和培养及胆管冲洗。鼻胰引流管规格为5F，可进行主胰管引流或冲洗和引流胰腺假性囊肿，并可收集胰液进行细胞学与生化检查。

6. 塑料支架 规格为3～12F，长度为5～15cm，分为胆管塑料支架和胰管塑料支架。根据形状其分为单猪尾支架、双猪尾支架和直支架。根据支架与推送管是否一体其可分为分体式支架与一体式支架。塑料支架维持胆道通畅的平均时间为2～4个月，经常用于治疗胆、胰管结石，以及胆胰管良恶性狭窄。

7. 自膨式金属支架 通常由不锈钢或钛镍合金制成，根据是否覆膜可分为金属裸支架、部分覆膜金属支架和全覆膜金属支架，扩张后最大直径为 6 ～ 10mm，推送器规格为 6 ～ 8F，其可用于胆管良恶性狭窄的治疗，当前的应用局限是费用较高。

8. 细胞刷 分为单腔和双腔细胞刷，双腔细胞刷可同时允许导丝及刷子通过两个独立的通道，最大限度减少了细胞损失。使用时在透视下从导管推出进入扩张的近端胆管，刷子经过狭窄段时来回刷动以刷取标本，然后细胞刷撤进导管，再和导管同时退出，退出后将细胞刷剪断置入细胞检查液中，将冲洗的液体也送细胞学检查有助于提高诊断率。

9. 活检钳 可使用专门针对胆胰管的活检钳，也可使用普通活检钳进入胆管或乳头取组织样本进行活检，但普通活检钳较硬，进入胆管较困难。

10. 胆管扩张导管 头端呈楔形，末端逐渐变细，有助于通过狭窄段，规格为 6 ～ 11.5F，可通过 0.035in 导丝。胆管扩张导管可顺导丝对狭窄段进行逐级扩张。

11. 取石网篮 最常用的是 Dormia 网篮，可有多种造型，四丝钻石形是最常见的类型，但标准的网篮金属丝间的间隙大，结石容易脱落，螺旋形或花形网篮更适合小结石拖取，使用网篮前应先估计石头和开口的大小，避免结石嵌顿。取石网篮的优点是能提供更有效的牵引力，通常在清除大、中型结石时更有用。

12. 取石气囊 通过气囊充气达到不同直径，用于拖取结石，取石气囊的优点是能充分阻塞胆管的内腔，有利于小结石和碎片清除，此外可通过阻塞造影明确胆管内结石是否已经完全清除。

13. 机械碎石器 当结石很大，特别是其下端胆管流出道较细时，需要用机械碎石器将大结石粉碎后取出，其原理是先用碎石网篮套住结石，再将金属鞘穿于网篮上送入结石处，然后用力外拉网篮使结石被挤在网篮金属丝和金属鞘之间而碎裂。

第五节 操作技巧

一、进镜到达十二指肠

ERCP 操作中通常使用的是侧视镜，不能直视前方，初学者应充分掌握上消化道解剖结构特点，观察胃腔要上推大旋钮，内镜前进时下压大旋钮。

1. 通过咽部 内镜先端向上弯曲，顺应口腔和食管轴线，轻轻插镜，越过舌根到达咽部进入食管，切记有阻力时不可暴力插镜。

2. 到达贲门 进入食管后放松大旋钮，内镜缓慢进镜，见到食管末端栅栏样血管或齿状线时提示内镜到达贲门。

3. 到达幽门 越过贲门后少量注气，镜轴向左旋转，吸净胃内液体以防误吸。沿着胃大弯侧皱襞方向，边向右侧转镜轴边进镜到达胃窦部，见到幽门时使其位于视野下方中央呈“落日”征，注意镜身要与胃小弯轴线平行。

4. 通过幽门 下压大旋钮同时轻轻送镜可顺利进入十二指肠球部，有时需要转为左侧位，有助于内镜通过。

5. 到达十二指肠降部 进入十二指肠球部后向上推大旋钮可看到十二指肠黏膜，观察球部有无溃疡、狭窄等表现，向右转镜轴可见进入降部的正确走向，内镜前端上弯进镜即可到达降部。

6. 拉直镜身 通常上旋大旋钮和右旋小旋钮（一般锁定右旋钮），右旋镜身，缓慢向外拉镜，此时会观察到内镜先端滑入十二指肠深部，内镜直线化，称为 Pull 法。在透视下内镜呈“L”形，其前端距门齿 55 ～ 65cm。注意在插镜过程中少注气，最好使用 CO_2 气体。

7. 寻找主乳头 内镜拉直后缓慢退镜即可观察到主乳头，乳头开口上方有纵行的口侧隆起，表面有数条纵行皱襞，乳头肛侧有纵行皱襞形成的小带，其是乳头的重要标志。

二、乳头开口形态

日本学者大井将乳头开口形态分为五型，即绒毛型、颗粒型、裂口型、纵口型和裂口型。

三、胆胰管插管

乳头插管主要采取导丝引导插管、深插管和造影插管方法。导丝引导插管可降低术后胰腺炎的风险。通常用乳头切开刀插入乳头开口几毫米，用导丝引导插管，插导丝要轻柔，不断调整方向，当有落空感时利用 X 线透视观察导丝走向判断是否插入胆胰管。

1. 胆管插管 沿 11：00 ～ 12：00 方向由下向上插管。胆管括约肌是先向上再水平走行，一般需要拉刀弓，再用上旋钮使内镜接近乳头，进入胆管后松刀弓使切开刀呈直线形。隆起的皱襞长、扭曲或乳头插管移动性大时插管困难，要利用大小旋钮、抬钳器、旋转镜身等方法调整插管方向。

2. 胰管插管 沿 1：00 ～ 2：00 方向插管。胰管插管时内镜先端弯曲角度小或接近平直的状态，距离乳头近有利于胰管插管，用切开刀插管时几乎不用拉刀弓。

四、造影和摄片

造影前应先拍摄以胆胰为中心的平片，以便对照。有时利用平片可以看到胆管或胰管内的阳性结石、钙化及胆道内气体等表现。

1. 胆管造影与摄片 插管成功后，先排出导管内气体，在乳头开口处缓慢注入造影剂，X 线透视下仔细观察胆总管末端包括括约肌有无狭窄或结石等异常表现，注入造影剂的量以观察到病变为目的，不宜过多注入造影剂。过多造影剂会遮盖并影响结石观察。造影可显示胆管狭窄或隆起性病变，发现病变及时摄片。对于化脓性胆管炎患者，应回抽胆汁减压后再注入少量造影剂，重症胆管炎时尽量不造影，先行引流为上，必要时可注入气体观察胆管情况。肝门部胆管或肝内胆管狭窄者应在导管越过狭窄段并抽出胆汁后再行造影，之后要进行胆管引流。

2. 胰管造影与摄片 因胰管狭小，应在 X 线透视下缓慢推注造影剂，注意控制注射压力，避免注射压力过大、速度过快、量过多造成术后胰腺炎。

第六节 并发症及处理

ERCP是具有一定风险的侵入性操作，与操作相关的并发症包括ERCP术后胰腺炎、感染、出血和穿孔等。

1. 胰腺炎 术后胰腺炎是ERCP最常见的并发症，表现为典型的胰性腹痛，常伴有恶心、呕吐，24h内淀粉酶或脂肪酶升高3倍以上。其治疗与其他任何原因导致的急性胰腺炎相似。

2. 出血 ERCP术后出血的主要原因是括约肌切开、胆道扩张，内镜下少量出血常见，严重出血罕见。出血可以是即时性的，也可以是迟发性的，明显出血可表现为黑便或呕血，如果出血充满胆管，也会表现为胆源性疼痛和胆管炎。操作过程中发生出血时，可先喷洒去甲肾上腺素液或用气囊压迫，使视野清晰，明确出血部位，针对出血部位可采取热探头烧灼或氩等离子体凝固或黏膜下注射或用金属夹夹闭止血。出血量大时应考虑输血、补液等处理。迟发性出血在药物治疗的同时，应尽快实施内镜检查及处理。大量出血经内科和内镜治疗处理无效时，可行血管栓塞止血或外科手术止血。

3. 穿孔 临床症状与穿孔大小相关，术后即刻疼痛要考虑穿孔，症状比预期严重的腹肌紧张和心动过速也应注意。患者可能出现皮下气肿、纵隔气肿或气胸，白细胞明显升高，腹部X线片可提示十二指肠有气体，腹部CT平扫显示更加准确。较小的穿孔可采取非手术治疗，非手术治疗无效或腹腔积液过多并发感染时应及时手术。

4. 感染 ERCP术后感染主要为胆道感染，ERCP术后24～48h出现其他原因不能解释的发热（体温高于38℃）要考虑胆道感染。所用手术器械要严格消毒，切开要充分，放置鼻胆引流管或支架引流是防治胆道感染的有效手段。静脉用抗生素预防感染。

第七节 术后处理及注意事项

（1）术后苏醒：大多行ERCP的患者应镇静镇痛或麻醉，术后送回普通病房或观察室，应给予鼻导管吸氧、监测生命体征、卧床休息至完全苏醒。

（2）观察患者有无呕血、黑便、腹痛，注意有无发热、呼吸困难、皮下气肿等，一旦发生，应警惕并发症发生，并及时处理。

（3）术后3h及次日早晨复查血常规、肝功能、电解质、淀粉酶、脂肪酶等，若检查结果正常，无明显腹痛，可恢复流质饮食，并逐步过渡到普通饮食。

（4）有感染表现者应用抗生素控制感染。

（林显艺）

第十二章 胆道子母镜检查与治疗术

自 1968 年内镜逆行胰胆管造影问世以来，其成为诊治胆道疾病的重要手段，但是由于其不能直视胆道黏膜，有一定的局限性。直接经口胆道镜（direct peroral cholangioscopy，DPOC）检查直观、微创，在临床中的应用逐渐增加。DPOC 常用技术包括胆道子母镜、超细内镜及 SpyGlass 系统。1976 年 Nakajima 等验证了经口胆道镜的可行性，真正的经口胆道镜技术始于 Olympus 公司的胆道子母镜。胆道子母镜需要 2 名熟练的内镜医师使用两个内镜系统进行操作，分别控制胆道镜和十二指肠镜，SpyGlass 系统于 2006 年问世。

第一节 适 应 证

一、不明原因的胆管狭窄

对于不明原因的胆管狭窄，目前临床上常用的方法是 ERCP 下胆道细胞刷或 X 线监测下直接活检，但阳性率分别仅有 33.43%、43.18%。经口胆道镜保证直视下胆道精准活检，显著提高了病理活检阳性率。Draganov 等对胆道细胞刷、X 线引导下活检及经口胆道镜直视下活检进行前瞻性对照研究发现传统的细胞刷及 X 线引导下活检的诊断敏感度及阴性预测值较低，而经口胆道镜直视下活检恰好弥补了这一不足。根据文献报道，经口胆道镜对不明原因的胆道狭窄的诊断敏感度达 70.7%，高于 ERCP 下细胞刷（59%）与 X 线引导下活检（63%）。胆管狭窄最常见的病因为肿瘤或炎症，经口胆道镜对这两种病变有较好的内镜识别度。对于胆管内结节样或乳头状隆起，如表面见扭曲扩张的血管，易自发出血，且病灶呈黏膜下肿块样隆起，多提示肿瘤性病变；若胆管内见到表面结构光滑，呈细颗粒样，无新生血管或肿块，表面发白并呈皱襞样集中，通常提示良性狭窄。研究发现，8% ～ 16% 不明原因的胆管狭窄病例最终通过经口胆道镜证实为胆石症。此外，经口胆道镜还能评估一些特殊病因所致的胆道狭窄，如肝移植术后的胆管缺血、瘢痕及胆管内血块、缝线残留等。

二、不明原因的胰管狭窄

胰管狭窄的主要病因包括肿瘤、慢性胰腺炎等。对于诊断困难的胰管狭窄，经口胆道镜可直视观察，若见到黏膜呈粗颗粒或菜花样隆起，血管扩张扭曲，易出血，多提示肿瘤性病变；若胰管内见胰液浑浊、蛋白栓形成及黏膜粗糙发白，多考虑慢性胰腺炎。Elhajj等回顾分析了2000～2013年78例患者直视联合病理活检诊断胰腺肿瘤性病变的敏感度、特异度、阳性预测值、阴性预测值及准确率分别为91%、95%、94%、93%及94%，提示经口胆道镜对胰管病变有较高的诊断准确率。

三、胰腺囊性病变

胰腺导管内乳头状黏液性肿瘤（IPMN）是临床上较常见的胰腺囊性病变之一，经口胆道镜可直视观察主胰管型IPMN，典型病变呈乳头状或绒毛状隆起、结节状发红、黏液等；经口胆道镜还可通过冲洗液细胞学检查及病理活检评判其良恶性，并进一步确定外科手术切除边界。因大部分IPMN患者胰管相对较宽、开口较大，所以插入胰管相对容易。根据文献报道，经口胆道镜冲洗液细胞学检查的诊断阳性率高达100%，远优于常规胰液细胞学诊断阳性率（67%）。

四、胆胰管异物的处理

较多文献报道了胆道镜直视下成功取出胆道内移位支架、断裂网篮、吻合钉等。相对胆管而言，胰管管径小，异物取出困难。Aliraza等报道了应用经口胆道镜辅助取出胰管内异位支架。

五、困难胆管结石处理

经口胆道镜直视下液电碎石（EHL）或激光碎石（laser lithotripsy）是处理此类结石的有效方法。直视下碎石既能保证碎石的有效性，也降低了胆管壁损伤的风险，同时也减少了机械碎石率，胆道碎石治疗成功率可高达92%以上。一项10个国家17个分中心的前瞻性研究中156例患者进行174次液电或激光碎石治疗，一次性取石成功率达80%，多次取石成功率达87%。一项国际22个中心407例困难结石患者经口胆道镜取石的研究表明，多次ERCP取石失败的患者中利用上述方法达到97%的胆总管清除率，且77%的患者一次取石成功。

六、困难胰管结石处理

Ito等对ERCP联合体外冲击波碎石（ESWL）未成功的患者进行经口胆道镜直视下或X线引导下液电碎石，其中4例碎石获得成功。

七、胆管癌的治疗

经口胆道镜既可用于治疗前的诊断和精准定位，又可在治疗后直视胆管评估疗效。对于相对少见的胆管导管内乳头状黏液瘤，Brown 等进行经口胆道镜辅助下射频治疗，也能有效缓解胆道梗阻及胆管炎的症状。

第二节 禁 忌 证

其禁忌证与 ERCP 或内镜下括约肌切开术（EST）的禁忌证相同，包括但不仅限于：患者体质差，无法耐受内镜检查或治疗者；上消化道梗阻，十二指肠镜不能达十二指肠乳头处；未稳定的急性心、肺疾病，严重肝肾衰竭；凝血功能障碍及出血性疾病；糖尿病患者，无论检查或治疗时血糖是否正常（愈合能力差）。

（1）非胆源性急性胰腺炎患者。

（2）严重胆道感染及胆管梗阻无引流条件者。

（3）严重心、肺、肾、肝及精神病患者。

（4）其他上消化道内镜检查禁忌者。

（5）严重碘过敏者。

第三节 术 前 准 备

与 ERCP 类似，术前准备主要包括以下几方面。

1. 知情同意 实施操作前，术者或主要助手应与患者或家属沟通，告知其操作适应证、目的、替代方案（保守治疗）、可能存在的风险，详细表述术后可能出现的并发症，并由患者或患者指定的委托人签署书面知情同意书。

2. 凝血功能检查 拟行 DPOC 的患者需行血小板计数、凝血酶原时间或国际标准化比值检测，检查的有效时间不宜超过 72h，指标异常可能增加 DPOC 术后出血风险，应予以纠正。长期抗凝治疗的患者，在行 DPOC 前应考虑调整有关药物，如服用阿司匹林、非甾体抗炎药、活血中药、抗抑郁药物等，应停药 5 ～ 7 天；服用其他抗血小板聚集药物（如氯吡格雷、噻氯匹定等）者，应停药 7 ～ 10 天；服用华法林者，可改用低分子肝素或普通肝素；内镜治疗后再酌情恢复使用。

3. 预防性应用抗菌药物 有以下情况之一者应考虑预防性应用抗菌药物。

（1）已发生胆道感染的脓毒血症。

（2）肝门部胆管狭窄。

（3）胰腺假性囊肿的介入治疗。

（4）器官移植 / 免疫抑制患者。

（5）原发性硬化性胆管炎。

（6）有中、高度风险的心脏疾病（心脏瓣膜疾病）。

以上情况均建议使用广谱抗菌药物，抗菌谱需要涵盖革兰氏阴性菌、肠球菌及厌氧菌。

4. 预防胰腺炎 有研究表明，直肠应用吲哚美辛和术中留置胰管支架均能显著降低术后胰腺炎发生率。

5. 镇静与监护 术前应对患者病情及全身状况进行全面评估，根据实际情况选择合适的镇静和麻醉方式，实施深度镇静或静脉麻醉时须有麻醉专业资质的医生在场，并负责操作过程中的麻醉管理与监护。操作过程中，应给予患者心电、血压、脉搏及氧饱和度等实时监测。

6. 术前建立静脉通路 建立较粗的静脉通路，尽量选择右前臂静脉，以利于急危重症患者抢救及大手术中快速输血、输液，其是手术顺利进行的重要保证，也是手术成败的关键因素。

7. 术前讨论 术前均应进行讨论，对于疑难病例，建议多学科术前讨论，结合病史、化验检查、影像学资料权衡获益与风险，制订切实的诊疗方案，并详细书写讨论记录。

8. 内镜准备

（1）母镜：专用侧视十二指肠镜，其钳道管内径为 5.5mm 或 4.2mm。

（2）子镜：专用前视细径内镜，其外径为 4.5mm 或 3.7mm，长度超过 130cm，钳道管内径 1.7mm 或 1mm。子镜有上下角度旋钮。

（3）子镜插入器：因子镜又细又长，插入过程中稍有不慎极易损坏，故须借助专用的子镜插入装置将子镜送入。

（4）附属器械：光源 2 台，分别提供母镜及子镜的照明。另备活检钳、细胞刷、球囊扩张导管、取石篮、液电碎石机等。

第四节 操作技巧

（1）常规行 ERCP 检查，了解胆道情况。

（2）行 EST 操作。

（3）将悬挂组件固定于十二指肠镜上；连接成像导管电缆并检查图像，打开胰胆成像控制器电源；航空插头上的红点与胰胆成像控制器插座上的红点对应，将成像导管航空插头插入胰胆成像控制器；将成像导管连接至十二指肠镜，连接冲洗连接头、吸引连接头和“Y”形端口适配器；插入和定位成像导管；将成像导管插入十二指肠镜钳道；继续通过胰胆系统将成像导管推向目标部位，并可以通过升高和降低十二指肠镜抬钳器，同时推进成像导管并使用成像导管的手柄转向控制旋钮来实现。如果需要可以利用转向锁部分锁定大小转向轮；一旦成像导管处于所需位置，请根据需要使用转向锁锁定转向部分。将子镜插入器安装于母镜钳道管插口上，经子镜插入器插入子镜。

（4）子镜进入胆管后，母镜操作者主要进行子镜插入、后退及转动母镜，协助子镜进至合适的部位；子镜进入胆总管后，可以深入肝总管、胆囊管开口，如胆管扩张明显，还可能送达一、二级肝管分支，偶尔可通过扩张的胆囊管进入胆囊。

（5）若发现肿瘤性病变，可经子镜钳道管钳取组织送检。

（6）如发现结石，可用子镜专用的取石篮取石，如结石过大必须进行液电碎石，则应先留置鼻胆管，再送入子镜，经鼻胆管向胆管内灌注生理盐水，再送入液电碎石电极，在子镜直视下进行碎石。击碎结石后，改用取石篮将结石碎片一一取出。也可选用其他碎石方法。

第五节 并发症及处理

胆道子母镜操作为 ERCP 的一部分，故 ERCP 可能出现的并发症在胆道子母镜也同样会发生，处理方法与 ERCP 处理相同（参见第十一章）。

空气栓塞是 DPOC 的另一个严重并发症，操作中避免使用空气注气防止空气栓塞，但亦有文献报道即便使用 CO_2 仍可发生空气栓塞，因此 DPOC 中应采用胆道内注水辅助观察，避免使用空气甚至 CO_2 注气，防止空气栓塞严重并发症发生。

第六节 术后处理及注意事项

（1）术后苏醒：大多行 DPOC 的患者应镇静镇痛或麻醉，术后送回普通病房或观察室，应给予鼻导管吸氧、监测生命体征、卧床休息至完全苏醒。

（2）观察患者有无呕血、黑便、腹痛，注意有无发热、呼吸困难、皮下气肿等，一旦发生，应警惕并发症发生，应及时处理。

（3）术后 3h 及次日早晨复查血常规、肝功能、电解质、淀粉酶、脂肪酶等，若检查结果正常，无明显腹痛，可恢复流质饮食，并逐步过渡到普通饮食。

（4）有感染表现者应用抗生素控制感染。

（林显艺）

第十三章 消化道出血的常用止血方法

消化道出血内镜下止血治疗的适应证与普通上消化道内镜检查相似，随着内镜器械的不断完善和内镜技术的不断提高，适应证可适当放宽，但如果患者存在严重心肺功能不全、血流动力学不稳定、凝血功能障碍或精神疾病无法配合又不能行静脉浅麻醉，则应暂缓进行，先采用内科保守疗法止血。

消化道出血内镜下止血的注意事项：①术前签署知情同意书，尤其是告知手术风险；②术前适当应用解痉剂和镇静剂甚至静脉麻醉药，但存在误吸导致窒息的危险，有条件者最好在气管插管麻醉下进行，有利于提高操作成功率；③准备好各种抢救器械及药物；④当消化道内残存较多血液时，可在检查过程中适当变换患者体位，必要时可先置入胃管洗胃或用生理盐水灌肠清洗，利于寻找出血部位；⑤准备齐全内镜止血器械，以便某种器械止血不成功时可以用备选的器械；⑥监测生命体征，维持静脉通路，必要时持续进行液体复苏。

第一节 非静脉曲张消化道出血的常用止血方法

一、注 射 法

在临床实践中发现，对于小灶性活动性渗血，应用注射法止血具有较多优势，如操作简单、快速、有效，止血材料容易获得，该方法多用于少量出血，或血管性出血，以及较大量出血的暂时止血，为进一步实施其他止血措施创造有利条件。

注射止血的原理可能是止血剂使局部黏膜组织肿胀、收缩局部血管等达到止血目的。

1. 止血材料 1 ∶ 10 000 肾上腺素，高渗盐水；各种硬化剂，包括无水乙醇。

2. 器械 各种可通过内镜工作通道的注射针（图 13-1），5 ～ 10ml 的注射器。

3. 操作方法 冲洗出血 / 渗血灶局部，若病灶有血痂覆盖，可以考虑将之移除，以便明确渗（出）血部位和范围，于渗（出）血灶的周边 1 ～ 2mm 处注射适量的止血剂，可在镜下观察到即时止血效果。在穿刺黏膜时应注意勿使注射针头穿刺过浅或过深，过浅则药液容易从表层漏出；过深如针头达到固有肌层，可造成注药困难，并且表面黏膜肿胀不明显，可能难以达到止血目的。具体注射点及止血剂用量视渗（出）血灶的大小、止血剂种类不同而不同，若渗血范围不超过 1cm^2，注射 2 ～ 4 个点即可，大面积的渗血则在周边每隔 5mm 注射一个点，有时需要在病灶中心加强注射；每个点的注射量为肾上腺素（高渗）盐水 1 ～ 2ml（总量≤ 20ml），无水乙醇 0.2ml（总量≤ 2ml），硬化剂（如乙氧硬化醇）0.5ml。注射完毕后应在内镜直视下观察 5min，必要时实施进一步的止血措施（图 13-2）。

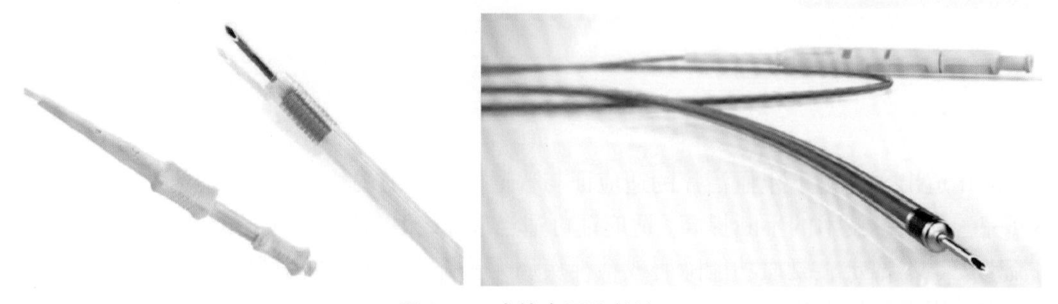

图 13-1 内镜专用注射针

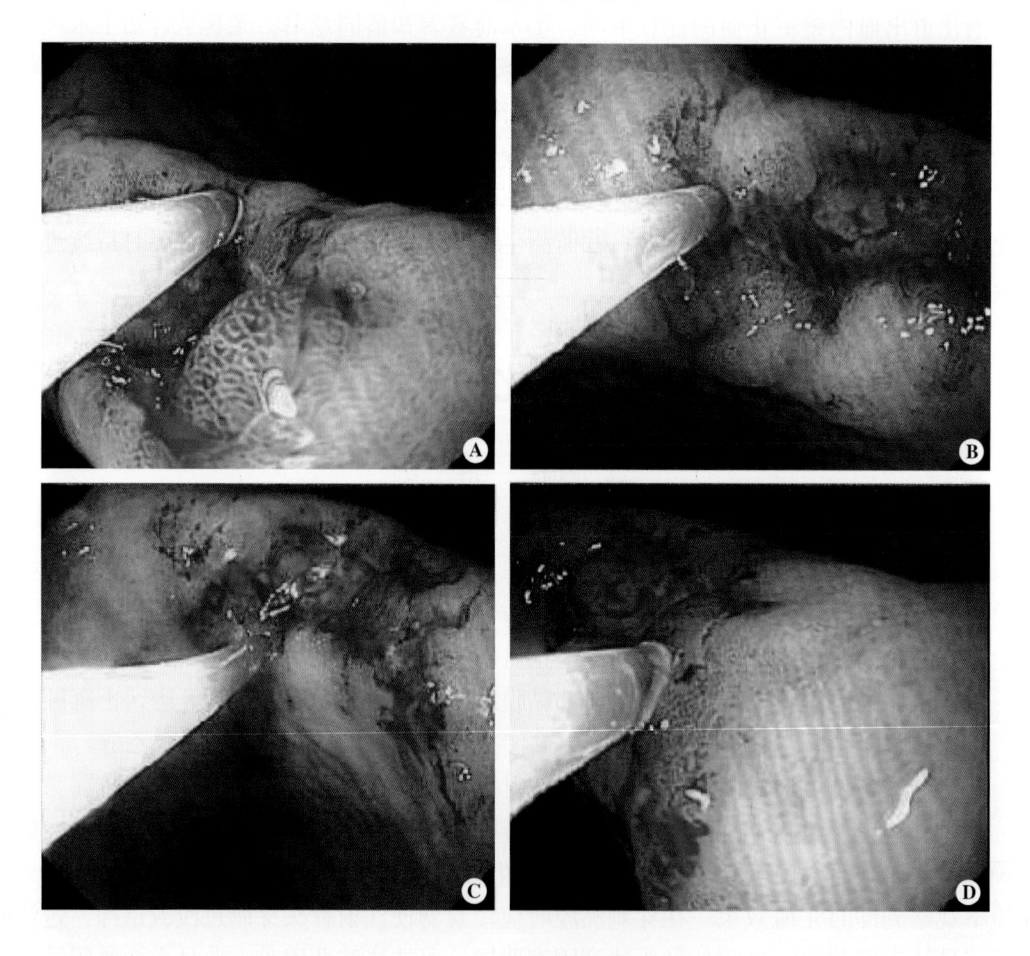

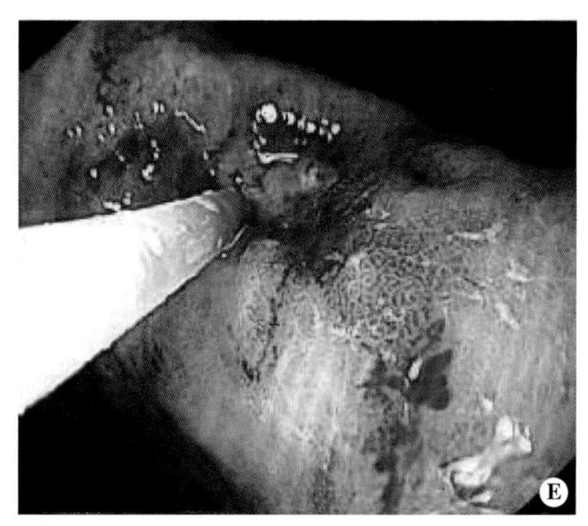

图 13-2 内镜下注射止血

分别在溃疡周围及中心注射适量的止血剂或硬化剂，直至黏膜发白、出血停止

二、金属夹法

金属夹法主要用于黏膜下恒径动脉破裂出血（Dieulafoy 病）、医源性黏膜出血（如息肉切除后残蒂出血、黏膜切除 / 剥离术后边缘或基底部位出血），可用于伴有血管裸露的消化性溃疡，但由于止血夹难以完全夹住病灶，止血效果通常不理想。

1. 器械 不同型号的钛合金止血夹（图 13-3）。

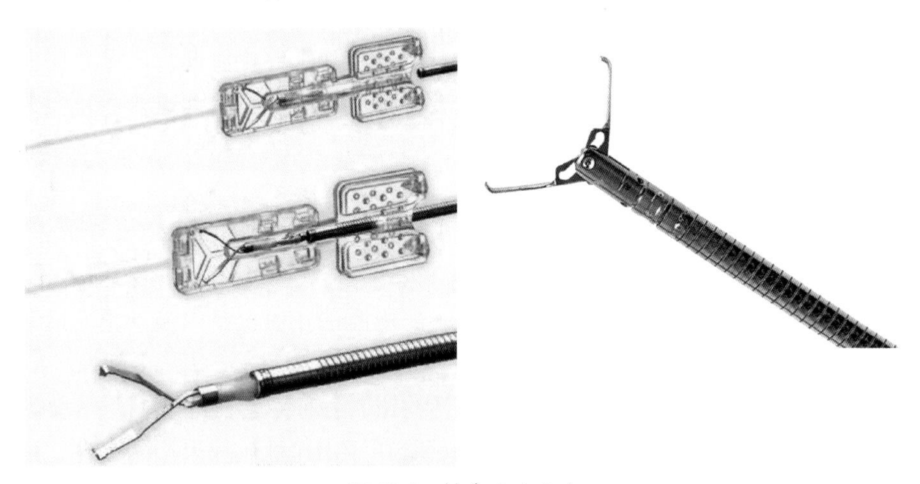

图 13-3 钛合金止血夹

2. 操作方法 将内镜靠近病灶上缘或前缘 0.5 ～ 1cm 处，助手将止血夹从夹持器中伸出，必要时旋转夹持器手柄，将止血夹调整至最佳角度（尽可能完全封闭病灶的角度），张开止血夹至最大角度，将止血夹的两臂置于病灶的两侧，或者裸露血管的基底部，术者施以适当的压力，同时吸引消化道腔内气体，嘱助手缓慢收紧止血夹夹持器，使止血夹闭合，夹紧病灶（图 13-4），有时需要在内镜直视下观察活动性出血停止的情况，此时助手

必须以适当的力量缓慢收紧止血夹，而不是完全收紧、闭合止血夹，如果此时观察到病灶仍有活动性出血，说明钳夹位置不理想，需要松开止血夹，重新调整角度后再次重复上述操作，直至内镜直视下观察到出血停止，再由助手完全收紧、闭合止血夹。

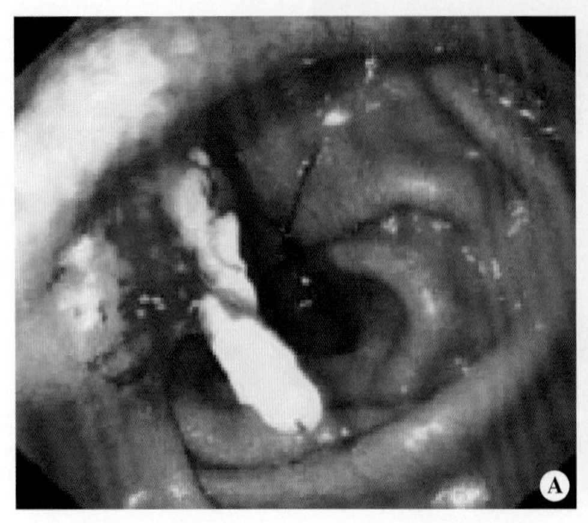

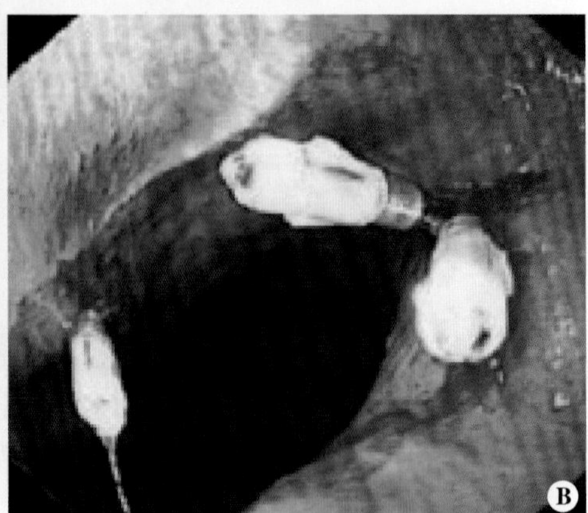

图 13-4 止血夹钳夹出血灶

A. 息肉残蒂；B. 贲门黏膜撕裂

操作体会：①尽量将病灶表面的血块或分泌物等冲洗干净，获得清晰的视野，以便准确放置金属夹；②选择张口角度合适的金属夹，同时尽量使之垂直对准病灶或裸露血管基底部，施加在金属夹的力量不能太大，否则造成钳夹角度不理想；③放置第 1 个金属夹最为关键，因为从放置第 2 个金属夹开始，常受前一个金属夹的干扰，造成放置不理想，因此，后续放置的金属夹常作为首个金属夹的加强或补充（缝合创面除外）；④遇到出血面积较大的病变，最好先于病灶周围及中心注射肾上腺素盐水等止血剂，再用金属夹钳夹，效果较好；⑤助手的熟练配合是治疗成功的重要保证；⑥有些面积大或普通止血夹止血效果不好的出血灶，需要用特殊的止血夹，如内镜吻合夹。

三、电 凝 法

高频电技术是内镜电外科最常用的手段之一，电凝法止血也是内镜下止血最常用的方法之一，常用于渗血病灶的止血。

1. 器械 常用的有单极、双极热探头，热活检钳，各种圈套器等。

2. 操作方法 找到出血病灶后，将热探头轻轻压于出血灶（如果用圈套器，则只需要将其金属前端 2 ～ 3mm 露出绝缘鞘管并轻压于出血灶上），间断启动高频电发生器，可见局部组织冒烟、发白，活动性出血多可停止。用热活检钳止血时，只需要将活检钳张开至最大角度，钳夹出血灶或血管基底部，如内镜配有冲水设备，可以在直视下冲洗出血灶，如果热活检钳钳夹的位置理想，渗血 / 出血停止或明显减少，则再启动高频电 2 ～ 3s 即可止血，必要时重复上述止血步骤直至活动性出血停止。

3. 注意事项 电凝法止血的关键之处在于把握好电流的功率和电凝时间的搭配，对于较粗的血管，或者出血速度较快的病灶，通常需要较大的功率和（或）较长的电凝时间，但是过大的功率和（或）过长的电凝时间容易造成消化道穿孔，反之则造成止血不成功。以下是应用电凝法止血需要注意的事项：①术前检查器械，确保通电性能良好；②患者如安装了心脏起搏器，则不能用高频电凝法止血；③探头或圈套器压迫组织的力度应适中，过大的外力易导致组织灼伤深度增加；④使用热活检钳时避免过度牵拉；⑤启动电凝时采用间断通电的方式，避免持续电凝超过 3s；⑥选择合适的电流强度和功率，过大易直接造成穿孔，过小则止血效果较差，电凝时间过长同样可以造成穿孔；⑦因焦痂可粘住探头，移除电凝探头时，可造成再次出血。

四、氩等离子体凝固术

氩等离子体凝固术（argon plasma coagulation，APC）的止血原理：通过导管导入的氩气流，在病灶与电极之间形成导电的氩离子束（等离子体）并产生电火花，从而使局部组织热固化，达到止血目的。APC 具有非接触性、电凝表浅、凝固均匀、无炭化现象、在一定范围内可自动寻找靶组织等特点。其主要用于浅表、渗血性出血病灶的止血。

1. 器械 一般由厂家生产成套的 APC 设备。

2. 操作方法 预先调整适当的氩气流量，寻找到活动性出血病灶，将氩气凝固电极伸出，置于病灶上方 3 ～ 5mm 处，间歇性启动电凝，每次持续时间为 1 ～ 2s，可即时观察到局部组织发白固化（图 13-5）。

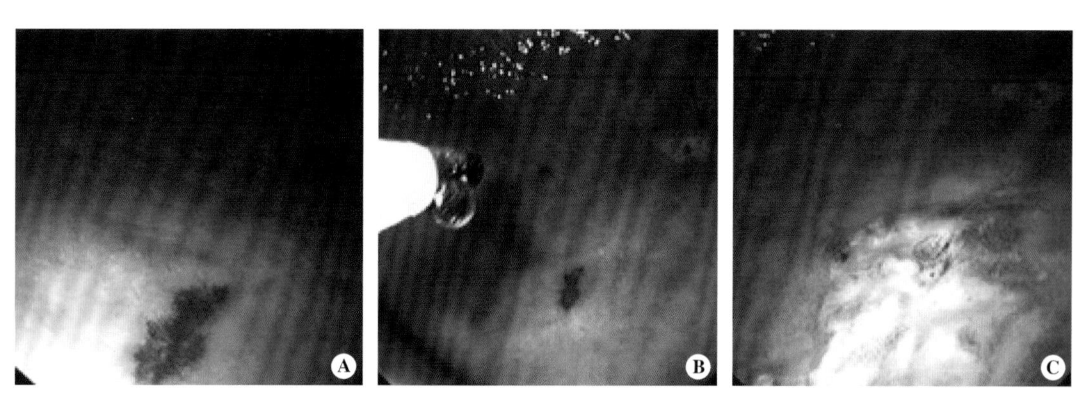

图 13-5 APC 止血

A. 渗血灶；B. APC 探头靠近渗血灶；C. 止血后

3. 注意事项 ①术前检查器械的可靠性，正确连接各种配件，同时打开氩气阀门；②术前预先通电 5min，使仪器达到热平衡；③正确设置氩气流量（1 ～ 4L/min，常用 3L/min），电场强度峰值（约 5000V/mm），功率指数（A60，APC 专用模式，较薄的消化道应将功率相应调小）；④进行体外预试验以确保仪器正常工作；⑤避免电极接触靶组织或者距离靶组织过远；⑥采用间歇性通电方式，每次持续 1 ～ 2 s；⑦调整电极，使之与病灶尽可能垂直；⑧及时抽吸止血过程中产生的烟雾，利于获得清晰视野。

第二节　食管胃底曲张静脉出血的治疗

预防和治疗食管胃底曲张静脉破裂出血是消化内科医师临床工作的重要部分，通过消化内镜进行治疗是目前最简便有效的方法之一，操作方法相对简单，对操作者及仪器设备要求不是很高，可以推广应用。

一、食管曲张静脉套扎术

（一）适应证

适应证：食管静脉曲张的一、二级预防；食管曲张静脉破裂活动性出血；直径超过10mm的孤立性食管静脉瘤。消化道其余部位的孤立性静脉曲张，除非出现急性活动性出血，不建议套扎治疗。

（二）禁忌证

禁忌证类似普通上消化道内镜检查。若患者血流动力学不稳定、出现肝性脑病、凝血功能严重障碍，最好先行药物治疗，待病情改善后再行手术，必须行紧急手术时，需要权衡利弊，谨慎施行。

（三）术前准备

术前准备类似普通上消化道内镜检查。择期手术者可在静脉浅表麻醉或适量应用镇静剂的情况下进行，提高患者的配合度，便于内镜医师操作，但需要在知情同意书上说明可能诱发肝性脑病或心肺意外等；急诊手术者最好先行气管插管，以防误吸导致窒息，必要时及病情允许时先行洗胃；若需要在患者清醒状态下进行该治疗操作，如急诊或患者全身情况不适宜进行镇静 / 静脉浅麻醉时，需要取得患者在术中的高度配合，才能顺利完成手术操作。

（四）器械设备

器械设备包括上消化道内镜检查设备，多连发套扎器，辅助吸痰器，气管插管设备，其他抢救药物及设备。最好配备内镜冲洗装置，以便在术中随时冲洗、清洁手术视野，提高操作的准确性。

（五）操作技巧

（1）先行上消化道内镜检查，对食管胃底静脉曲张情况有完整的了解，同时尽可能找到静脉破裂口，使治疗更有针对性，退镜时尽量吸净患者口腔、食管和胃内的液体和（或）气体。

（2）安装多连发套扎器（图 13-6），应确保套扎器紧密套在内镜头端；调整套扎器使其牵引线置于内镜视野的斜向方或 5：00、10：00 位置，有利于内镜视野不被阻挡；锁紧套扎器旋转手柄时避免过度用力，以防橡皮圈在体外弹出；体外时先检验内镜负压吸引力是否足够；取适量润滑油涂抹于套扎器表面。

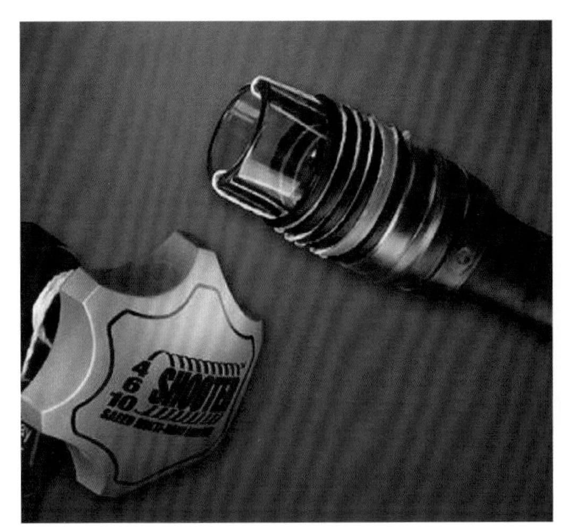

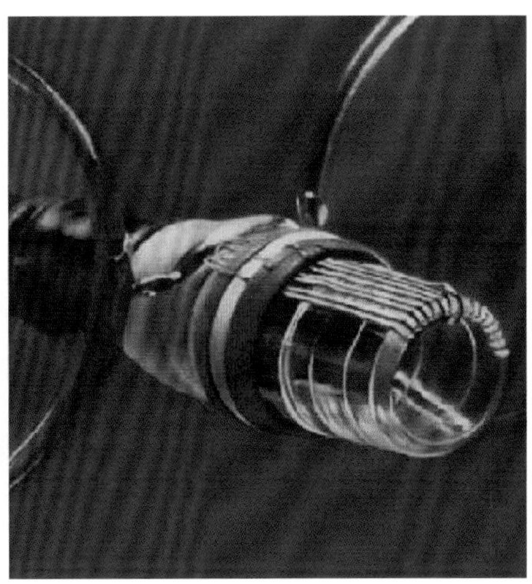

图 13-6 多连发套扎器

（3）插镜时注意事项：按照普通的插镜方法进行，动作轻而准，避免镜头大幅摆动和反复回拉内镜，以免损伤咽喉和食管黏膜及曲张静脉；一旦损伤咽喉黏膜导致出血不止，最好改期手术，少量出血或在气管插管状态下可以继续手术；内镜通过食管入口（食管环咽肌）时，可注入少量气体，便于找到食管入口，减少食管黏膜机械损伤；内镜进入食管后，一边注气一边缓慢插镜，镜头模糊时及时按压冲洗键冲洗镜头，尽量避免反复回拉内镜。

（4）套扎时注意事项：吸引静脉时尽量将内镜头端垂直对准静脉表面；从齿状线上方 0.5 ～ 1cm 开始，进行螺旋上升式密集套扎；尽量将所有曲张严重的静脉套扎，但一般不超过 12 个点；在同一条曲张严重的静脉上可以套扎 3 ～ 4 个点；若见明确的曲张静脉延伸至胃底，可在靠近齿状线的下方开始套扎；对于食管憩室旁的曲张静脉，最好避免在憩室边缘套扎；如发现静脉破裂口血栓或活动性出血的破口，最好先在破口下方套扎一个点，破口处再套扎一个点，然后再将内镜插至齿状线上方开始套扎，可以避免因镜身摩擦挤压破口而出血，导致后续手术视野不清；若存在活动性出血而导致视野不清，可考虑通过内镜冲洗食管，多能发现出血部位，先行止血；若出血速度快，无法将手术视野冲洗干净，可先从齿状线处选择最粗大的血管开始套扎，多可止血或减慢出血速度，然后再冲洗食管，较易发现出血部位并将之套扎；对于此前接受过静脉套扎术的患者，因瘢痕形成可致吸引静脉困难，因此最好避开瘢痕进行套扎，必要时改用硬化剂注射治疗；套扎后若发现橡皮圈脱落，或者静脉球破裂出血后呈现静脉萎陷，可以在该处补充套扎；在套扎过程中，助手需随时吸净患者口腔的分泌物，密切观察患者的一般情况，尤其是生命体征，若生命体征明显变差应暂停操作，寻找并处理原因，待其恢复正常时再继续手术；在整个手术过程中，避免注入过量气体；若患者病情不允许施行术前镇静或静脉浅麻醉，只能在清醒状态下进行，此时手术难度加大，对术者技术要求更高，应尽量向患者解释手术的重要性和必要性等，同时对患者提出相应的配合要领，以期获得患者最大限度配合，术者应快速而轻巧完成手术，而不能因过度追求手术完美而延长操作时间（图 13-7）。

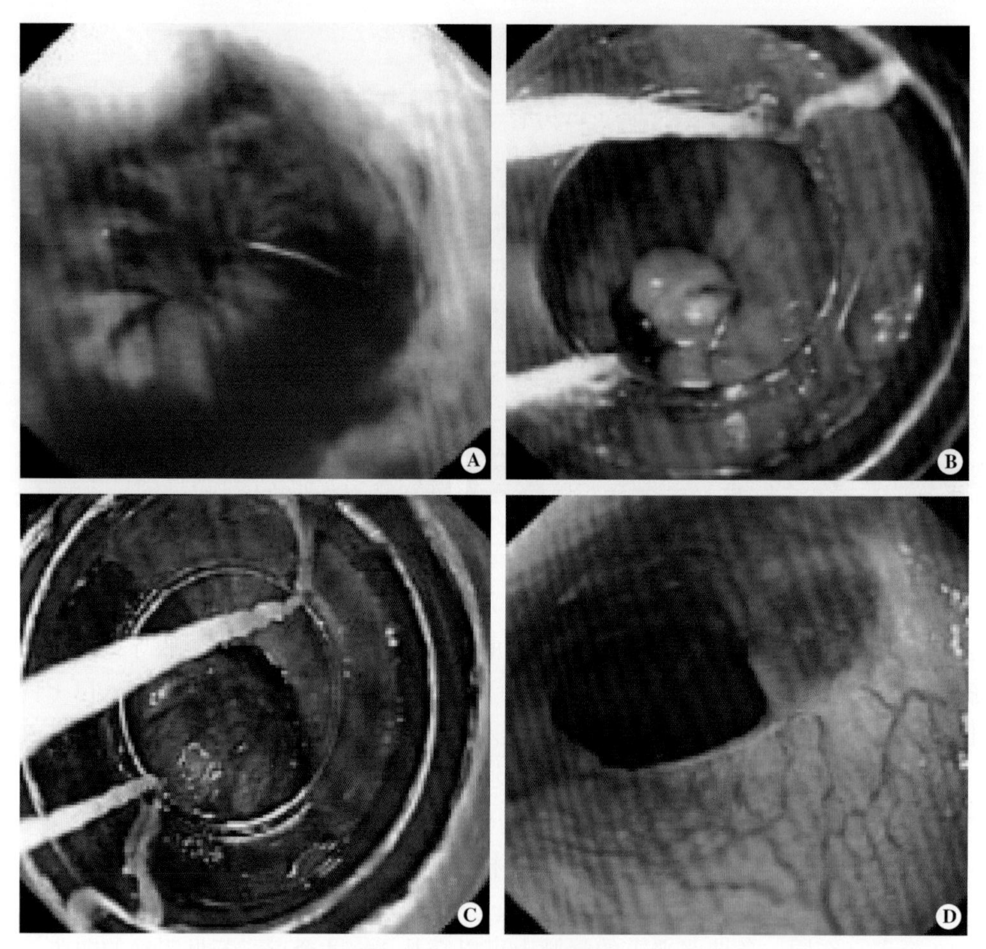

图 13-7 曲张静脉套扎术

A. 活动性出血；B. 套扎破裂口；C. 套扎粗血管；D. 套扎后瘢痕

（六）并发症及处理

主要并发症有一过性胸痛，一般不严重，且无须处理；少数患者发生再出血，多为橡皮圈提前脱落（通常术后 7 天脱落）而溃疡形成不良所致，此时需要再次进行诸如内镜下注射硬化剂等止血措施；一般不会发生穿孔或感染。心肺意外极少见，多发生于血流动力学不稳定的患者。

（七）术后注意事项

建议术后禁食 24h 并适当补液，然后从流质饮食开始，慢慢过渡到正常饮食；使用质子泵抑制剂 2 周以上，最好加用铝碳酸镁等表面黏膜保护剂；继续治疗原发病；应进行序贯治疗，直至明显的静脉曲张完全消失，治疗间隔以 4 周较为理想。

二、食管曲张静脉硬化剂注射术

（一）适应证

适应证与食管曲张静脉套扎术相同，多用于套扎术后需要进一步消除残余的较小静脉，或套扎术后再出血患者，也可结合套扎术同时施行。

（二）禁忌证

禁忌证与食管曲张静脉套扎术相同。

（三）术前准备

术前准备与食管曲张静脉套扎术相同。

（四）器械设备

器械设备与食管曲张静脉套扎术相似，另外需要准备硬化剂和注射针。

（五）操作技巧

术前需要检查注射针是否完好无损。先行上消化道内镜检查，选择需要治疗的靶静脉，一般从最粗或有破口的静脉开始治疗，从贲门处开始向上注射，一条静脉可以注射一个点，也可多点注射；注射针与静脉表面成 30° ～ 45° 角进针，短促而有力地快速刺入静脉；必要时加做静脉旁黏膜下注射，黏膜下注射量控制在每点 1ml 以内为宜；硬化剂的注射速度以快速为宜；每个点注射硬化剂的量为 3 ～ 10ml，一条静脉内注射量最好不超过 10ml，整个手术过程中注射总量不超过 40ml；为防止或减少针眼出血，每个点注射完毕后可将注射针插入食管壁固有肌层，停留 10 ～ 20s 后再拔针，也可在注射完毕后立即拔针，深插内镜，利用镜身压迫针眼 10 ～ 20s；每次重新注射前，最好将渗血冲洗干净，有利于将注射针准确刺入新的靶血管；完成全部注射后，将内镜插入胃腔，尽量吸净胃内残余液体及气体，同时再次退镜观察食管静脉治疗后有无活动性出血，以便及时处理活动性出血点（图 13-8）。

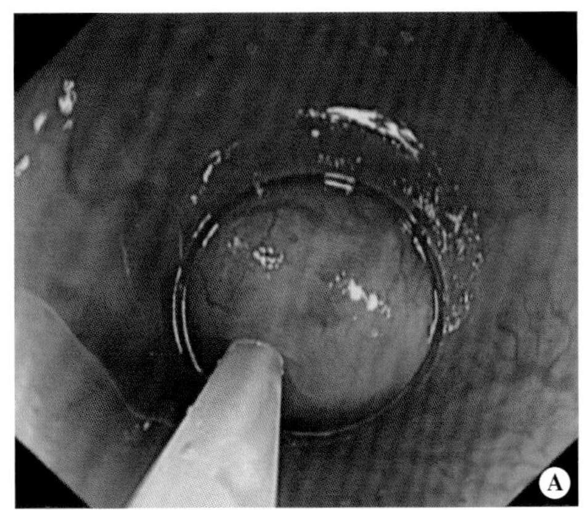

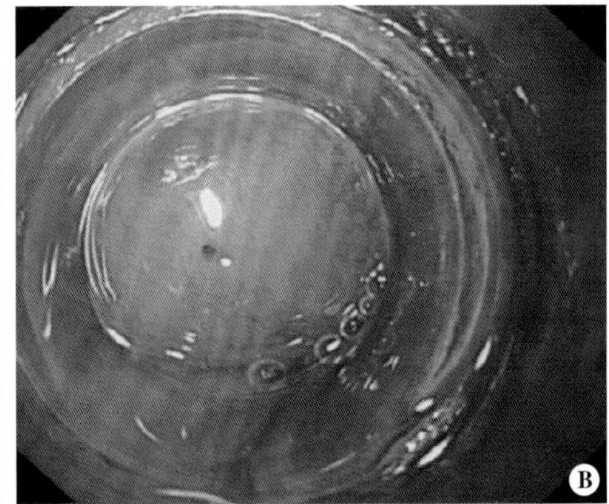

图 13-8 曲张静脉硬化剂注射术

A. 注射中；B. 注射后

（六）并发症

针眼渗血是最常见的并发症，一般出血量小，能自行停止；短暂性胸痛的发生率较套扎术多且明显，多可在 1 ～ 2 天后自行消失，必要时可以适当应用普通镇痛药，偶尔需要应用少量麻醉类镇痛药；短期中度以下发热，体温一般不超过 38.5℃，持续时间不超过 3 天，多数情况下建议术前半小时预防性静脉滴注抗生素 1 次，可选择第二代头孢菌素或喹诺酮类抗生素，必要时连续静脉滴注抗生素 3 ～ 5 天；异位栓塞极少发生，控制硬化剂的注射量多可以避免；穿孔极少发生，多发生于误将大剂量硬化剂注射于黏膜深层或固有肌层。有报道认为，曲张静脉注射可能产生一过性菌血症，但一般不会引起严重后果。

（七）术后注意事项

视患者具体情况给予流质饮食 3 ～ 5 天，然后再逐步恢复至软质饮食；必要时静脉滴注抗生素 3 ～ 5 天；建议使用质子泵抑制剂 2 周以上；继续治疗原发病；反复多次治疗，直至明显的静脉曲张完全消失，治疗间隔以 1 周较为理想。

三、胃底曲张静脉组织黏合剂注射术

（一）适应证

胃底曲张静脉组织黏合剂注射术主要用于出血性胃底静脉曲张治疗，一般不提倡进行一级预防的预防性注射治疗；胃底静脉曲张破裂活动性出血，孤立性曲张静脉瘤（包括消化道其他部位的静脉曲张）。

（二）禁忌证

禁忌证与食管曲张静脉硬化剂注射术相似，但也只是相对禁忌证。

（三）术前准备

术前准备与食管曲张静脉硬化剂注射术相似，术前清洁手术视野具有重要意义；对于在清醒状态下进行治疗的患者，术前应充分向其说明手术过程及配合要领，尤其是在注射时患者最好减慢呼吸频率及减小呼吸幅度。

（四）器械设备

器械设备：上消化道内镜设备，一次性注射针，组织黏合剂，碘化油或高渗葡萄糖溶液，可预先用 5ml 注射器吸组织黏合剂和碘化油备用。

（五）操作技巧

择期手术一般可在静脉浅麻醉状态下进行，操作较为方便、准确、稳妥；术前由助手检查注射针完好无损，用碘化油（或高渗葡萄糖溶液）填满注射针通道，并将少许硅油涂抹内镜头端；先行上消化道内镜检查，确定靶静脉，估计所需组织黏合剂的注射剂量以便预先准备；穿刺点一般定在破损口或红斑旁；将注射针插入内镜工作通道，由助手将针尖伸出鞘管，推注少许碘化油证实针管通畅后退回针尖，换上并确保接紧充填有组织黏合剂的注射器；调整内镜插入深度，使镜头靠近靶静脉；术者调整内镜头端，使穿刺点位于内镜视野 6：00 处为佳；伸出针尖，快速穿刺入靶静脉，助手快速推入黏合剂，此时术者可持续按压注水键冲洗镜面，防止可能漏出的黏合剂粘住镜面，助手注射完黏合剂后随即换上碘化油并推注约 0.5ml，以便将残留注射针管内的黏合剂全部注入靶静脉内，注射完毕后 10s 内拔出注射针，助手同时退回注射针针尖，拔针过迟有可能造成针尖被黏合剂粘住而无法拔出；观察注射针眼或破损口，有时会有少许组织黏合剂渗出，但很快会凝固并堵住针眼；用注射针鞘轻触靶静脉表面，若整个静脉有坚硬感，说明注射效果理想，治疗活动性出血患者时，注射黏合剂过程中可见到黏合剂从出血口流出将之堵塞，出血停止；注射完毕后如发现注射量不够，可以在硬块旁追加注射；注射前如果患者呕吐明显，应暂停操作（图 13-9）。

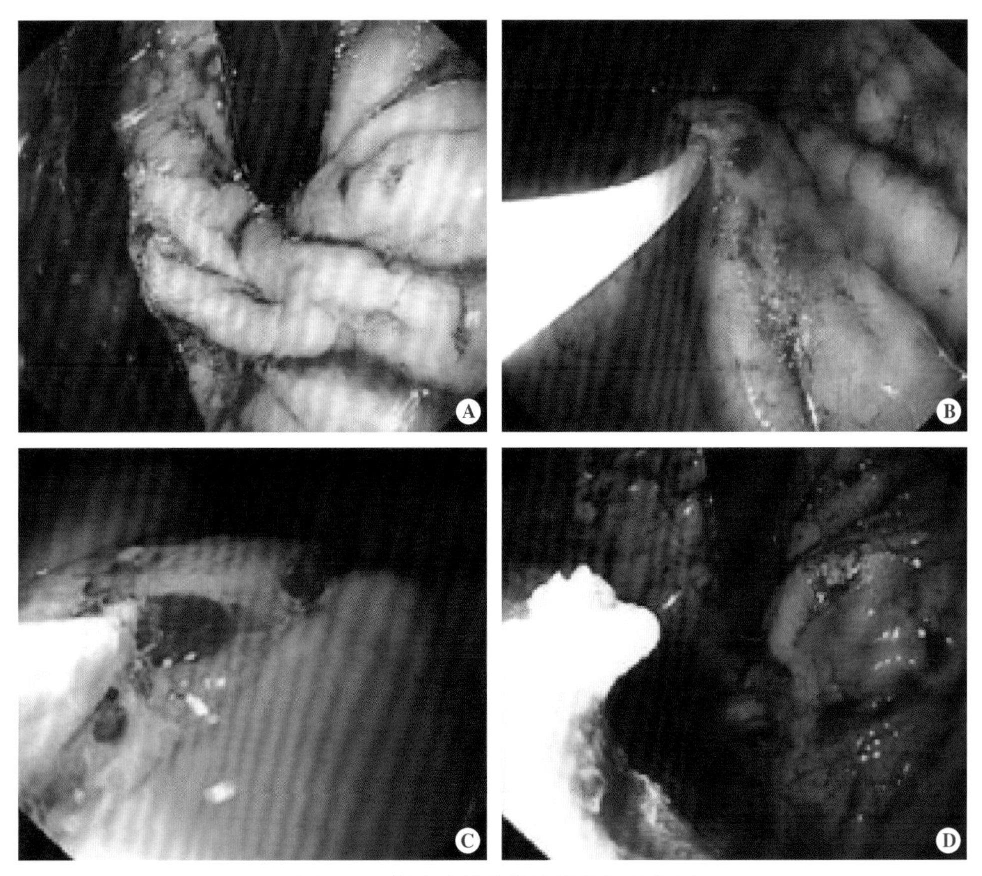

图 13-9 胃底曲张静脉注射组织黏合剂

A. 胃底静脉曲张破裂出血；B、C. 注射中；D. 注射后

（六）并发症及处理

并发症较为少见。较严重的并发症是较明显的异位栓塞，防范措施如下：术前应排除

明显的胃底静脉与其他器官静脉的分流，采用夹心注射法时使用碘化油剂量不宜过大，注射黏合剂速度要稍快且均匀，如果食管曲张静脉来源于胃底曲张静脉，可以考虑先行套扎该曲张静脉的食管部分，以阻止或减少黏合剂碎片通过食管进入体循环。微小栓塞多无症状，对器官功能也无太大影响，一旦发生较大范围栓塞，按相关器官梗死处理；由于手术本身可能引发一过性菌血症，故患者应常规预防性静脉应用抗生素 1 次，必要时持续应用 3 ～ 5 天；治疗后再出血多发生在黏合剂排出过程中，一般表现为小量反复出血，必要时再次内镜下止血，个别患者会发生再次大出血，需要及时内镜介入治疗甚至外科手术治疗；少数患者有轻微胸腹痛，无须处理；一般不发生消化道穿孔。

（七）术后注意事项

通常情况下，术后患者无须禁食，进流食 3 ～ 5 天即可，逐步过渡到正常饮食；术前预防性静脉滴注抗生素 1 次，必要时持续 3 ～ 5 天；建议使用质子泵抑制剂 8 ～ 12 周，也有学者认为使用质子泵抑制剂 4 ～ 8 周即可；需要再次内镜下治疗的患者，建议前次治疗后 4 周进行。

四、胃底曲张静脉套扎术

由于胃底曲张静脉通常直径较大且彼此之间相互交通，如果用橡皮圈套扎胃底曲张静脉，容易导致曲张静脉套扎不全，可能导致大出血发生，因此，尽管有的医生尝试套扎胃底曲张静脉并取得不错的效果，但因没有进行严格的循证医学研究，一般不提倡利用橡皮圈套扎术治疗胃底静脉曲张，根据经验，也不提倡采用套扎术治疗消化道其他部位的曲张静脉（痔疮套扎治疗除外）；如果食管曲张静脉是由胃底小弯侧的曲张静脉延伸而来，则可采用套扎术在贲门下方套扎胃底曲张静脉，可为加强性治疗措施。

（陈小良）

第十四章 消化道异物取出术

消化道异物是指由各种原因造成的非自身固有的物质潴留于消化道内。上消化道异物的常见原因有意外或有意吞入。按异物来源将消化道异物分为外源性异物（硬币、鱼骨等）、内源性异物（胃内形成的胃石）、医源性异物（手术遗留物）。按异物所在部位将消化道异物分为食管内异物、胃内异物、十二指肠异物及大肠内异物。消化道异物的常见临床表现有胸骨后疼痛、幽门梗阻及刺破主动脉导致致命性大出血，通过病史、临床表现及 X 线、CT 和内镜检查一般均可确诊。小而光滑的异物常可自行排出，无须处理；异物通过幽门后，则需要利用腹平片或腹部 CT 等检查跟踪其在消化道的位置，一旦患者出现发热、呕吐或腹痛，则需要紧急外科手术取出；任何异物停留于消化道的某个部位超过 1 周，均需要外科手术取出；任何大的异物或尖锐异物，因无法自行排出而且易损伤消化道黏膜，甚至可能导致消化道穿孔，均需行紧急内镜下取出。

通过内镜取异物的适应证为无外科手术指征和内镜检查绝对禁忌证，尖锐异物如骨刺或直径大于 2cm 的非锋利异物、含毒性异物应行急诊内镜检查将其取出。已经引起消化道穿孔，合并心、脑、肺等重要器官疾病不能耐受内镜检查者为内镜取异物的禁忌证，随着内镜技术水平的提高和器械的发展完善，消化道异物内镜取出术简单易行，成功率高，并发症少，费用低，常作为治疗上消化道异物首选方法。下列因素将影响消化道异物的处理：患者年龄及临床状况，异物的大小、形状和分类，异物存留部位，内镜医师的技术水平。

第一节 食管异物取出术

一、内镜介入时机

国内外专家共识和指南指出，结合患者异物吞入病史和临床表现，如考虑异物位于食管入口的上方，可先行喉镜检查，如发现异物，可考虑尝试直接取出异物。如结合患者异物吞入病史和临床表现考虑异物位于食管入口下方，或者喉镜未能发现异物，则需要内镜治疗。如锋利物体或纽扣电池停留在食管内，则需要紧急进行内镜治疗。如非锋利异物或食团嵌顿造成高位梗阻，为防止误吸，也需行紧急内镜处理。如果患者症状并不严重，也没有高位梗阻的证据，由于非锋利异物或食团可能自发通过食管，则很少需要紧急处理。任何情况下，异物或食团在食管内的停留时间都不应超过 24h。

二、术前准备

（1）患者应行颈部、胸部及腹部X线检查，必要时行CT检查，CT可以更加直观地显示异物嵌顿的部位、性质、形态、大小及有无穿孔，尤其对于怀疑存在并发症和可能需要外科手术的患者，应行CT检查，有助于更好地选择下一步治疗手段，不推荐常规钡剂检查。

（2）非紧急状态下，患者应禁食6h以上，如已进食，让患者取左侧卧位。

（3）术前咽部充分麻醉，精神紧张者可肌内注射地西泮10mg，必要时在麻醉状态下进行，患慢性心肺疾病者给予吸氧。

（4）对于婴幼儿或不合作者，应协同儿科、麻醉科医师于麻醉下取出异物。

三、器　械

各型号胃镜，尤其是双通道胃镜，可用于操作，10岁以下儿童宜选择直径9mm以下的胃镜，取异物的器械根据不同异物的形状及性质进行选择（图14-1）。

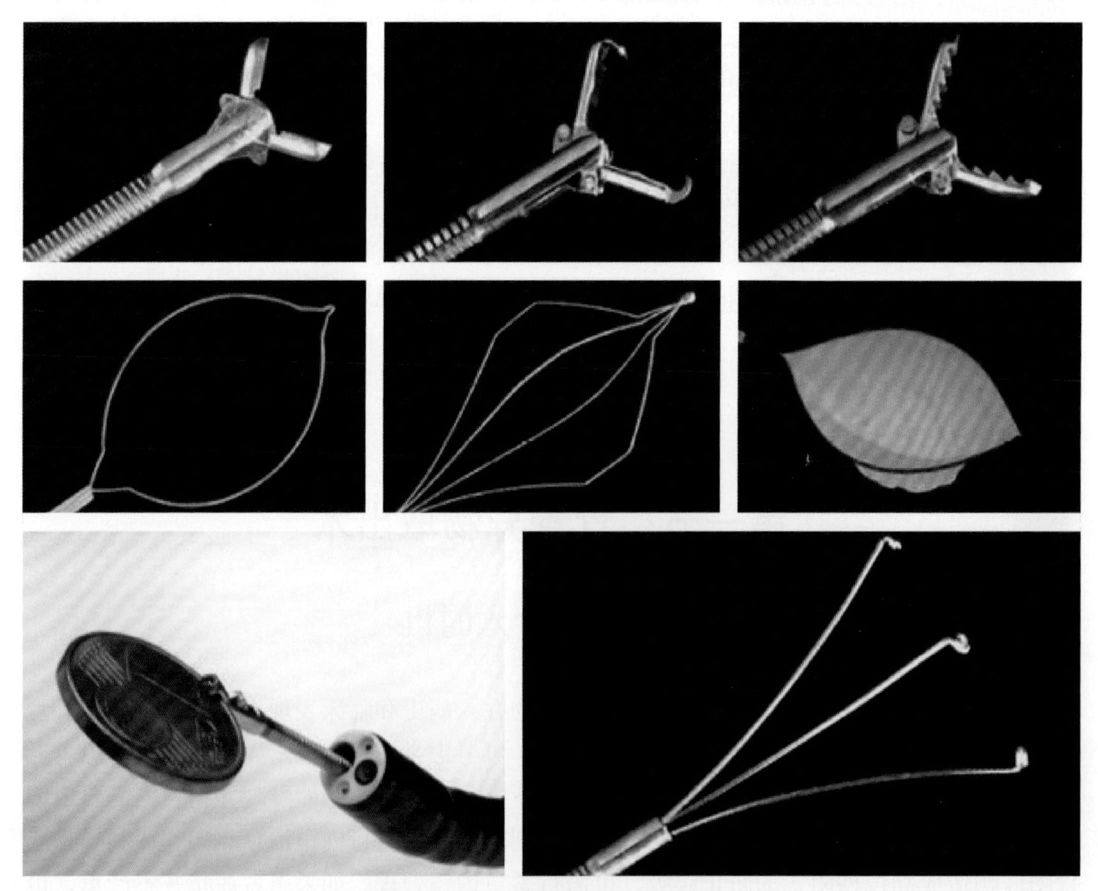

图14-1 各种常用取异物辅助器械

引自中华医学会消化内镜学分会，2016. 中国上消化道异物内镜处理专家共识意见（2015年，上海）. 中华消化内镜杂志，33：19-28.

例如，长形异物可选用圈套器，刺入消化道黏膜的尖锐异物如缝针、大头针选用鼠齿形异物钳或鳄口形异物钳，同时置入透明帽或套管以便容纳尖锐异物保护食管黏膜（图 14-2）。

球状异物或扁平异物如钢球选用篮式取物器（图 14-3）、网兜形取物器，手术吻合口残留缝线需要缝线剪切器，小金属异物可选用磁性取出钳，在术前应该检查相关器械的性能。

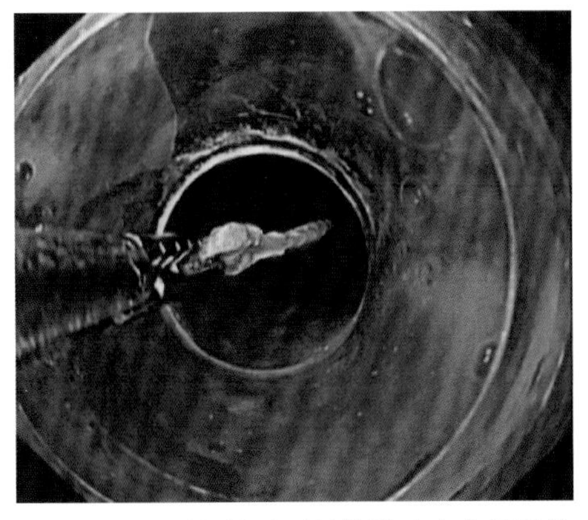

图 14-2 透明帽辅助下异物钳取出食管异物

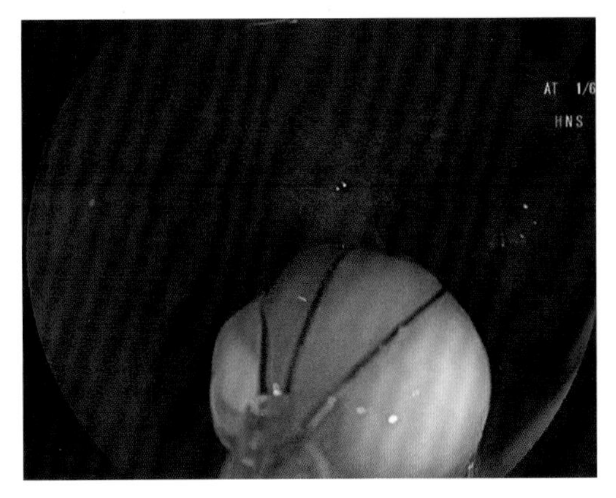

图 14-3 篮式取物器取出球状异物

四、操作技巧

按内镜操作常规插入胃镜，缓慢进镜，仔细观察食管内有无异物，同时观察食管有无损伤、狭窄及静脉瘤和静脉曲张等病变，发现异物后，根据异物不同选用不同器械（图 14-4）。

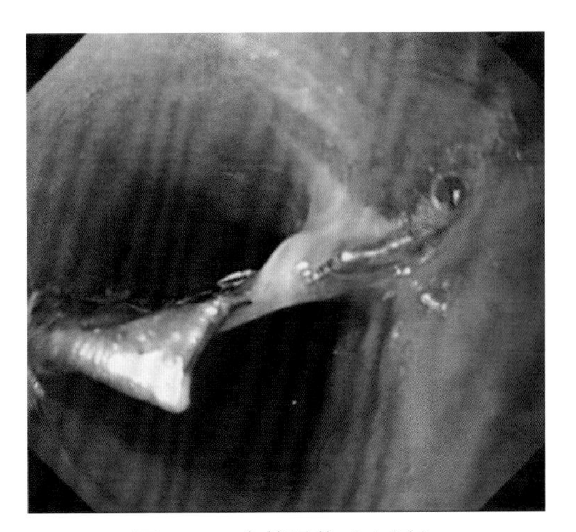

图 14-4 食管异物（金属）

（一）长条形棒状异物

对于长条形棒状异物，如笔、牙刷、筷子及气管导管等，用圈套器套住较光滑的一端，牵引到镜头，与胃镜一起退出。取出技巧在于用圈套器套住异物一端 1cm 以内，并且使异物尽量保持与镜身在一直线上。通过咽喉部时，需要将头部后仰，使咽喉与口腔成一直线，然后退镜取出。

（二）球形异物

对于球形异物，如果核、纽扣及玻璃球等，应选用篮式取物器或网兜形取物器将异物套入网内，收紧网篮取出。食管中圆球形异物难以取出，可用扩张气囊伸至异物远端，再充气将异物拖出，但应注意的是，当异物被拖至咽部时，应小心谨慎，勿让异物掉入声门。

（三）长条形尖锐异物

长条形尖锐异物有别针、缝针及鱼刺等，如别针呈打开状嵌顿于食管且开口向上，则先将其推入胃内，调整方向用异物钳夹住别针的绞合部随内镜退出；对于食管壁内的鱼骨、

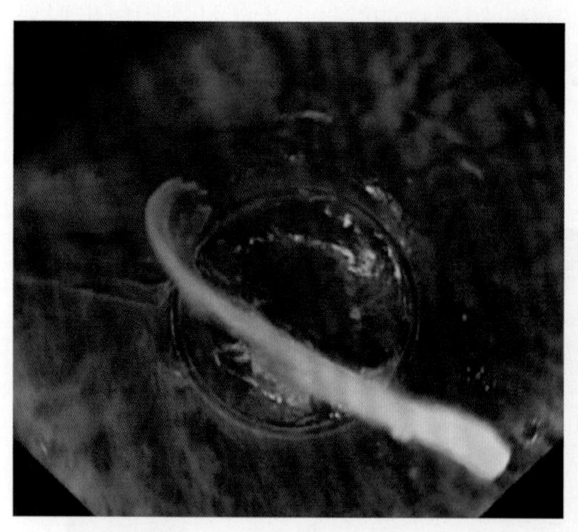

图 14-5 长条形尖锐异物

鸡骨及挂在食管壁的别针和缝针，如暴露部分在口侧，则只需要用异物钳夹住外露部分向口侧方向拔出异物，如暴露的部分在胃侧，则可用异物钳夹住外露部分向胃侧方向推进，在胃内调整器械或异物方向后取出异物（图 14-5）。

对于刀片、缝针及张开的别针，在取出过程中其易损伤消化道黏膜，最好用外套管套在镜身上，当术者钳住异物后，助手将其推入塑料套管，使异物进入塑料套管，同时退出内镜和塑料套管。

对于异物两端均刺入食管管壁者，用内镜先端顶开一侧的食管壁使其游离出来，然后取出，如果锐利异物位于主动脉弓处（异物处可见主动脉搏动），如不清楚异物与主动脉的关系，不要贸然取出，先行纵隔 CT 检查，如异物已经累及主动脉，可请胸外科医师进行手术治疗。

尖锐异物如果已抵达胃或近端十二指肠，而且可以在内镜下安全取出，则行内镜下取出操作。否则，应每天进行腹部 X 线片等检查，追踪确定其位置。对于连续 3 天在肠道中停滞不前的异物，特别是有尖锐边缘的异物，应考虑手术治疗。

（四）食物团块

食物团块易于生理狭窄处阻塞（图 14-6），尤其是食管有器质性或功能性疾病时。通常用异物钳一次性取出或用圈套器取出，或用镜头将食物团块推送入胃内而无须取出，较大食物团块结石（直径大于 4cm）不能通过贲门取出时可采取机械碎石；坚硬的食物团块结石，需用激光碎石；胃内植物性食物团块结石，可用注射针将碳酸氢钠溶液注射入结石体，进行溶石及碎石。

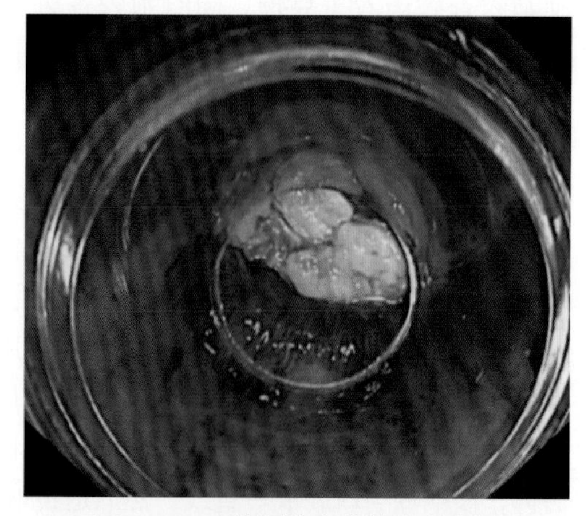

图 14-6 食物团块在食管腔中嵌顿

（五）毒品袋

毒贩常将毒品包裹在塑料中或乳胶避孕套中，然后吞入体内，称为“体内毒品袋”。这种毒品袋在X线下通常可以看到，CT检查也会有所帮助。毒品袋破损或泄漏有致命危险，用内镜取出有导致毒品包装袋破裂的危险，所以，不要尝试用内镜取出，切记！毒品袋在体内若不能向前运动，患者有肠梗阻的体征，或者怀疑毒品袋有破损可能时，需要外科手术。

（六）纽扣电池

对于吞入纽扣电池的患者，要特别关注。因为纽扣电池在食管中停留时间过长会很快发生液化，导致食管坏死和穿孔，引起致命的并发症。通常情况下，用取石篮或取物网都能成功将其取出。另一种方法是使用扩张气囊，将气囊插入并使之越过异物，到达异物的远端，再将气囊充气后向外拉，固定住电池，与内镜一起拔出。操作过程中，应当使用外套管和气管插管，这对保护气道非常重要。

如果电池不能从食管中直接取出，就要将之推入胃中，从胃内用取物篮取出。

五、并　发　症

通常内镜下取异物安全有效，并发症少。常见并发症有消化道黏膜损伤、感染、出血及穿孔等。并发症主要是较大而锐利的异物取出时导致黏膜损伤所致。轻度黏膜损伤及出血无须特殊处理，或应用抑酸药及黏膜保护剂治疗即可，出血量大者需要行内镜下止血，同时给予禁食、补液及抑酸治疗，密切观察出血情况，并发穿孔者有时需要紧急外科手术治疗，合并感染者需要抗感染治疗。

六、术后注意事项

术后主要注意观察有无并发症出现，无并发症者无须特殊处理，并发出血、穿孔、感染者及时进行相应的处理。

第二节　胃内异物及结石取出术

胃内异物及结石的取出方法与食管异物的取出方法基本相同（图 14-7）。

胃内较小的异物或结石对人体无害，估计能通过幽门和回盲瓣者，无须取出，较大者或对人体有害者（图 14-8），可用异物钳、圈套器或网篮取出。直径大于 4cm 的食物团或结石不能通过贲门取出时，可采取机械碎石取出（或不取出，让其自然排出体外）；坚硬的胃石需要用激光碎石；胃内植物性结石可用注射针将碳酸氢钠溶液注射入结石体，进行溶石及碎石。

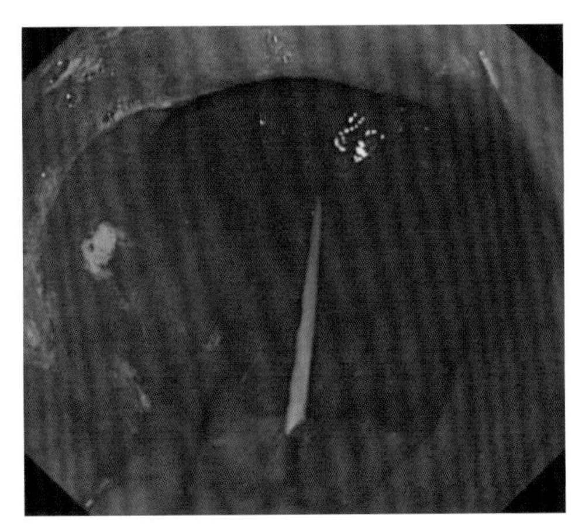

图 14-7　胃内异物（竹制牙签）

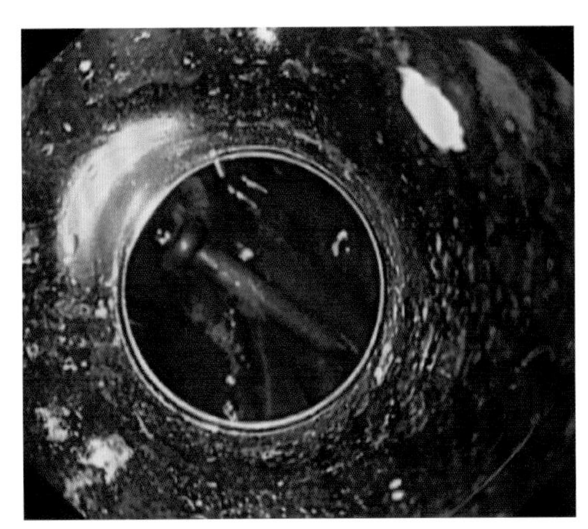

图 14-8　胃内异物（铁钉）

第三节 大肠内异物取出术

大肠内异物大多数是由误服引起，部分是故意吞服所致，一般均能自行排出体外，因此大多数大肠内异物如无特殊的并发症，无须内镜处理。但如异物在大肠内停留时间太长，较难排出，或可能造成出血、穿孔、梗阻及结肠功能紊乱等并发症，则需要积极经结肠镜取出。

通过结肠镜取出异物是一种较为简便、安全及可靠的方法，可使患者免受复杂的外科手术之痛苦，术前准备与常规结肠镜检查相同（注意服用泻药的禁忌证），除常规检查所用的结肠镜外，还要根据不同形状异物选用不同的异物钳取器械，如圈套器、拆线剪刀、三叉形抓持器、鼠齿形抓持器等。

常见大肠内异物的取出方法如下。

（一）吻合口残留缝线拆除

结肠手术后吻合口缝线内翻至肠黏膜表面而滞留在肠内，其是常见的大肠内异物，通常情况下，若患者无明显的症状或并发症，无须处理。但有时缝线残留作为异物刺激引起吻合口及周围黏膜糜烂、溃疡，患者可能出现便血、腹泻及腹痛，此时应行内镜下拆除。如缝线结已浮于黏膜表面，一般用活检钳钳夹拔除即可，如缝线结牢固地结扎于黏膜深面，则先用内镜专用手术剪刀剪断缝线，再用活检钳钳除，也可用内镜专用拆线器拆除。

（二）长条形异物取出

结肠腔内的长条形异物一般为遗留于大肠的引流管或吞入的长条形异物，可用圈套器套住异物一端，然后随内镜一起退出体外而取出。

（三）圆球形异物取出

大肠内的圆球形异物最常见的为粪石及胆石，取出这类异物时，体积较小者可选用三爪钳取出，或用取石篮取出，而体积较大的结石可先用特殊的碎石器将结石粉碎后再取出。

（四）扁平形异物取出

扁平形异物应选用鼠齿钳钳取，不易滑脱。大肠内较小或非锐利的异物，取出较容易且安全，一般不会产生并发症，但对于不规则形、锐利、带钩的硬质异物，取出时应特别小心，取出过程中尽可能保持异物的位置与肠腔纵轴平行，并且尽可能将之拉近肠镜镜头，随结肠镜一并退出，操作要轻柔，切勿粗暴用力外拉，避免肠黏膜损伤、出血及肠穿孔等并发症发生。

（杨逸冬）

第十五章 消化道狭窄内镜下扩张术

目前，内镜下治疗消化道狭窄应用最多的是食管狭窄的内镜下扩张术，消化道其他部位如幽门、小肠和结直肠的狭窄也可进行内镜下扩张，具体方法也相似。

一、适 应 证

（1）消化道瘢痕性狭窄。

（2）消化道术后吻合口狭窄。

（3）食管环 / 食管蹼。

（4）贲门失弛缓症。

（5）弥漫性食管痉挛。

（6）晚期肿瘤姑息性扩张。

二、禁 忌 证

（1）不能合作的患者（但在麻醉状态下可谨慎进行）。

（2）合并急性心肌缺血、严重心律失常，合并其他严重疾病（如严重凝血功能障碍等）者。

（3）内镜检查禁忌者。

三、术前准备

（1）医患充分沟通，说明手术的必要性和风险，签署手术知情同意书。

（2）术前检查，重点是凝血功能，排除禁忌证。

（3）患者术前准备同普通内镜检查。

（4）检查各种器械的可靠性。

（5）备好各种抢救设施、药品。

（6）适当术前用药，如解痉剂，最好不用镇痛药。

四、器　　械

（1）各种规格的扩张探条（图 15-1A）。

（2）不同型号的扩张球囊（图 15-1B，图 15-1C）。

（3）测压器。

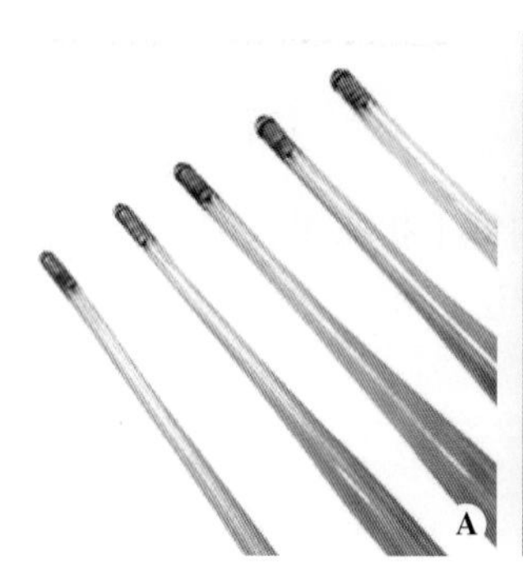

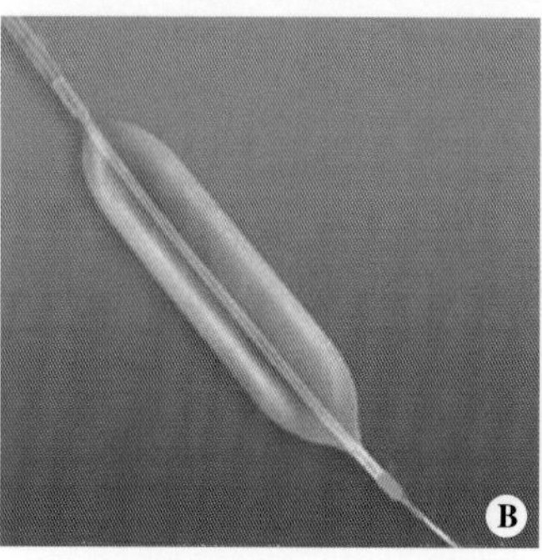

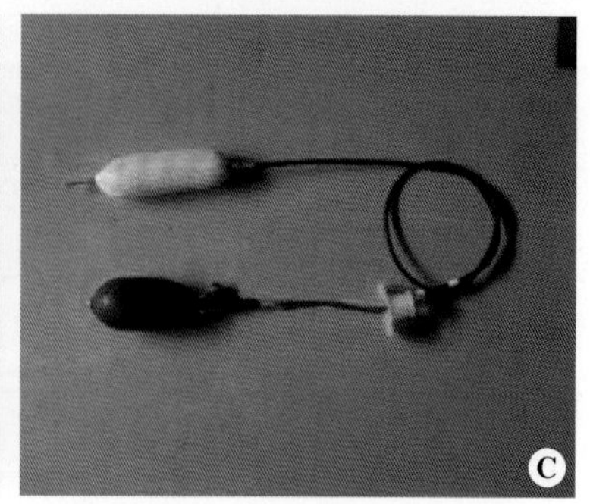

图 15-1　扩张探条及球囊

A. 扩张探条；B、C. 扩张球囊

五、操作技巧

无论是消化道哪个部位的狭窄，拟行内镜下扩张前均需要明确具体病变性质、狭窄段长度，术前拟定具体的扩张方案。一般来说，扩张术在患者清醒状态下进行较为安全，不提倡在患者麻醉状态下进行。

（一）食管狭窄的扩张

1. 探条扩张法（图 15-2）　将内镜插至狭窄口处，此时查看内镜的长度刻度，计算狭窄口至切牙的距离，经活检孔道插入导丝，在直视下将导丝的前端插入狭窄口的肛侧最少 10cm 以上，嘱助手缓缓退出内镜，术者同步将导丝插入，直至完全退出内镜。将中空的探条扩张器套入导丝，缓缓将扩张器送入，由于扩张探条前端圆锥部分长度为 10cm，而其上方的圆柱体才是扩张工作段，因此，应确保插入深度为圆柱体部分通过狭窄口下端，停留 3 ～ 5min 后退出扩张器，探条退出时应保持导丝的位置固定不变，依次增加扩张探条的直径进行重复扩张，直至应用到预设直径的探条为止。扩张完毕后，扩张器连同导丝一起退出，再插入内镜使之越过狭窄部远侧，仔细观察局部病变，观察由扩张引起的组织损伤程度及局部出血情况，出血较多或不能自行停止时，需要及时内镜下止血。

2. 球囊扩张法（图 15-3）　同上法经内镜活检孔道插入导丝，退出内镜，将球囊装置的中央孔道套入导丝，再次插入内镜，在内镜直视下将球囊中部尽可能置于狭窄段中央。然后注气，使球囊内压达到 40kPa，维持该压力 1 ～ 3min 后放气，重复进行扩张，共 2 ～ 3 次，其间放气 2 ～ 3min，完成扩张后，退出导丝和球囊，内镜检查狭窄口扩张程度及局部组织损伤情况。

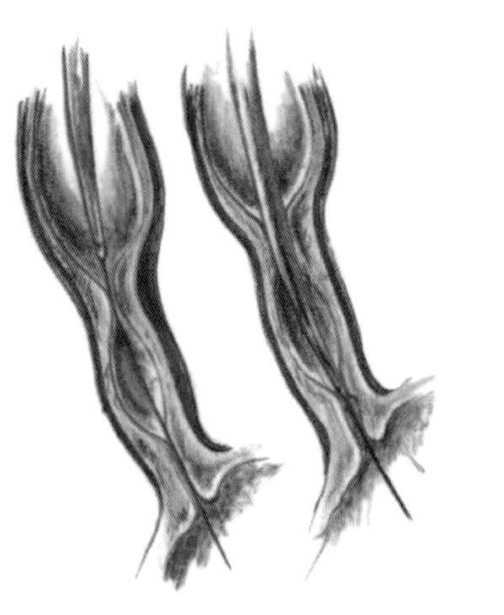

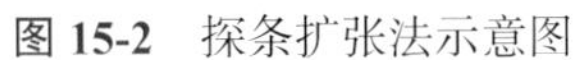

图 15-2　探条扩张法示意图

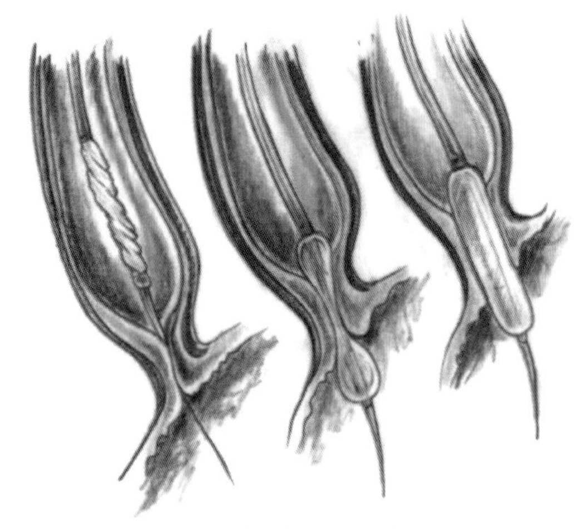

图 15-3　球囊扩张法示意图

（二）消化道其他部位的扩张

对消化道其他部位狭窄进行内镜下扩张时（图 15-4），一般用气（水）囊法，除了幽门处消化道壁较厚外，小肠及大肠的消化道壁均较薄，应选择合适的扩张器械（如直径较小、囊壁较薄的球囊），从设定较小的球囊压力开始扩张，扩张过程中应小心谨慎，防止穿孔发生，扩张方法类似治疗食管狭窄的扩张法。

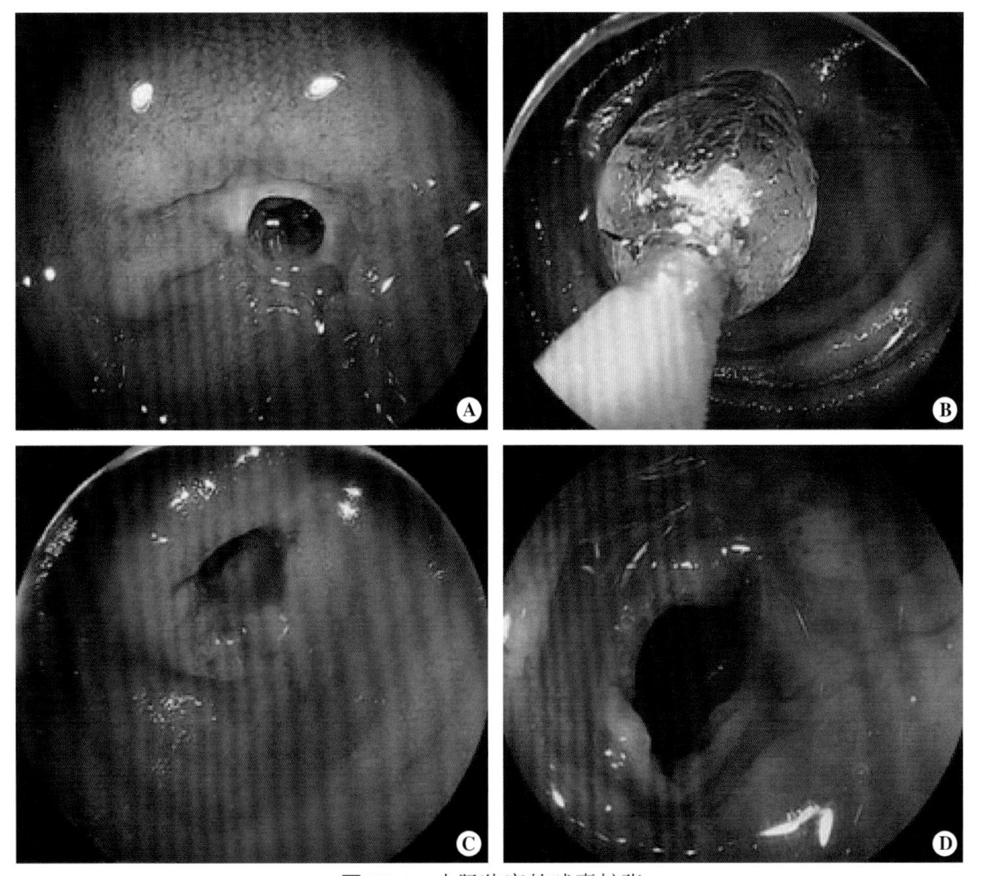

图 15-4　小肠狭窄的球囊扩张

A. 扩张前；B. 扩张中；C、D. 扩张后

六、并发症及处理

1. 出血 消化道狭窄段黏膜经过扩张后一定会有不同程度撕裂导致的出血，少量渗血多可自行停止，无须处理，出血较多或不能自行停止时，应立即行内镜下止血，很少需要外科手术止血。

2. 穿孔 发生率不高，多在过度扩张、狭窄严重或局部存在溃疡等情况下发生，穿孔较小者可尝试用金属夹封闭，适当禁食、放置减压引流管并应用抗生素，密切观察病情变化，保守治疗通常可以成功，如果穿孔较大，或局部污染较严重（如结肠穿孔），最好及时行外科手术治疗。

3. 感染 一般不会发生，术后患者如有发热，疑有感染者，可应用抗生素 1 周左右。

4. 再狭窄 发生率相对较高，尤其是贲门失弛缓症患者，扩张后容易发生再狭窄，可再次扩张治疗，必要时扩张后置入金属支架。

5. 胃食管反流 贲门处病变（贲门失弛缓症）经过多次扩张的患者容易发生，可适当应用质子泵抑制剂、黏膜保护剂，或加用促胃肠动力药。

七、术后注意事项

（1）无并发症的患者最好流质饮食 1 天，再逐渐过渡到正常饮食。

（2）上消化道扩张术后患者，建议使用质子泵抑制剂。

（3）有并发症的患者按照上述原则处理。

（4）有并发症的患者在保守治疗时，应严密观察病情变化，勿错失最佳手术时机。

（陈小良）

第十六章　消化道狭窄内镜下支架置入术

各种病因导致的消化道狭窄都会直接导致消化道运输营养物质的功能丧失，在内镜下重建通畅的消化管道是治疗的目标。自 1885 年 Symonds 首次应用食管支架治疗食管狭窄以来，消化道支架的临床应用已有百余年的历史。随着金属支架的问世及内镜技术的提高，内镜下置入支架以其操作简单、创伤小、效果满意的特点，相继运用于食管、胃、十二指肠、结直肠及胆管狭窄的治疗，成为恢复消化道通畅的重要治疗手段，为传统手术不治或难治的疾病开拓了新的治疗途径。本章重点介绍食管及结肠狭窄支架置入的相关内容。

一、适　应　证

（1）晚期食管癌、贲门癌引起狭窄，无法行手术治疗者。

（2）良性食管疾病（如 ESD 术后狭窄、食管术后吻合口狭窄、放疗后狭窄、化学腐蚀性损伤）所致的瘢痕性狭窄。

（3）食管外压性狭窄。

（4）食管气管瘘、食管纵隔瘘。

（5）结直肠癌引起肠梗阻，术前的姑息治疗。

二、禁　忌　证

（1）严重心、肺功能不全者。

（2）有严重出血倾向或凝血功能障碍者。

（3）无自主吞咽功能，极易引起误吸或窒息者。

（4）严重食管静脉曲张或食管肿瘤已经侵及大血管，可能出现大量出血危及生命者。

（5）食管肿瘤已经侵及或压迫气管，可能引起气道梗阻者。

（6）重度内痔或肛周静脉曲张出血期。

三、术前准备

（1）医患双方充分沟通，说明手术的目的、必要性、风险及替代方案，签署知情同意书。

（2）术前检查

1）内镜检查：判断肿瘤部位及长度；狭窄部位及长度；有无瘘孔形成（必要时经活检孔道注水观察患者有无咳嗽）；了解病灶上下缘分别距离食管入口和贲门的距离。

2）上消化道造影检查：判断肿瘤部位及长度；狭窄部位及长度；有无食管纵轴偏位；有无瘘管形成及其部位和方向。

3）CT 或 MRI 等必要的影像学检查：了解病灶周围情况、有无肠瘘等。

4）完善实验室检查：重点是凝血功能，排除禁忌证。

（3）患者术前准备同普通胃镜或肠镜检查，有肠梗阻者可行灌肠准备。

（4）检查各种器械的可靠性。

（5）备好各种抢救设施，如吸引器、心电监护仪、急救车及抢救药品等。

（6）适当术前用药

1）镇静和镇痛药：如地西泮、咪达唑仑、哌替啶、芬太尼等。药物剂量：建议从小剂量开始，根据患者情况适当追加用药。

2）解痉药：术前为减少消化道分泌物和胃肠道蠕动，可肌内注射山莨菪碱 10 ～ 20mg。

四、器械装备

1. 支架 内支架按制作材料分为塑胶支架、金属支架或其他特殊类型支架。塑胶支架口径固定，不具有扩张性，已逐渐被临床淘汰。特殊类型支架如可降解支架、载药支架、载放射性粒子支架，在临床上小范围使用。目前临床应用的绝大部分支架为金属支架，金属支架按作用机制分为自扩式、球囊扩张式、热记忆式腔内支架；按表面是否有被膜，分为覆膜支架和非覆膜支架；按置入时间可分为暂时性支架或永久性支架。可根据患者病情、病变部位等选择合适类型的支架（图 16-1）。

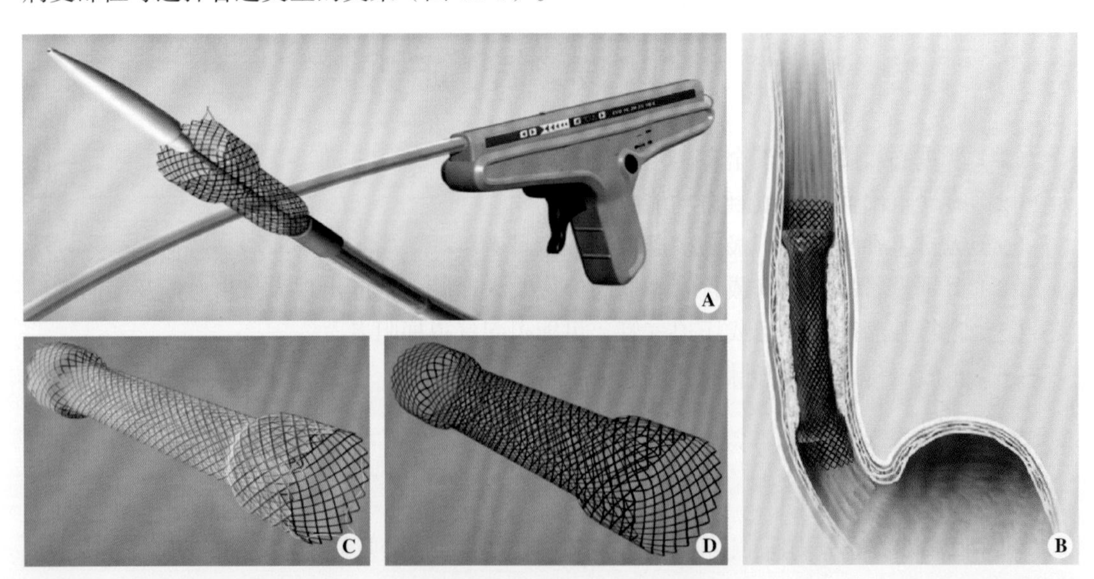

图 16-1 食管支架释放装置（A）；食管支架置入示意图（B）；食管全覆膜支架（C）；结肠金属支架（无覆膜）（D）

2. 食管恶性狭窄 一般选择覆膜支架，一方面达到通畅食管的作用，另一方面减少肿瘤向支架内生长引起再狭窄的发生率。

3. 食管良性疾病所致的狭窄 应选择可回收金属支架或自膨式支架，为防止新生肉芽组织向腔内生长而发生再狭窄，也可选择覆膜支架，但应注意可能发生支架移位等并发症。

4. 结直肠狭窄 多为肠道恶性肿瘤所致，支架常用于不能手术者或外科手术前的过渡治疗。应根据结肠功能 / 结构特点及输送、释放条件合理选择支架类型。根据结肠的解剖结构合理选择支架，一般降结肠以下部位的支架需要较大管径，多为 25 ～ 30mm，横结肠以上可选择管径为 20 ～ 22mm 的支架。裸支架较易置入，支架移位发生率较低，在恶性肠梗阻中最为常用，如果针对肠瘘进行治疗，可选用覆膜支架。

五、操作技巧

（1）内镜进入食管或肠腔，从活检孔道插入导丝，使导丝越过狭窄段进入下段的食管或肠腔，退出内镜（图 16-2A，图 16-2B）。

（2）循导丝缓慢推入支架导入器，通过长度标记或在 X 线监视下确认支架的中心部位处于狭窄段的中点并覆盖病变的上下端（图 16-2C）。

（3）打开保险，缓慢拉回外套管，用内套管顶住支架防止其移位。在内镜监视下观察支架膨胀情况，约 10min 后支架可完全膨胀（图 16-2D）。

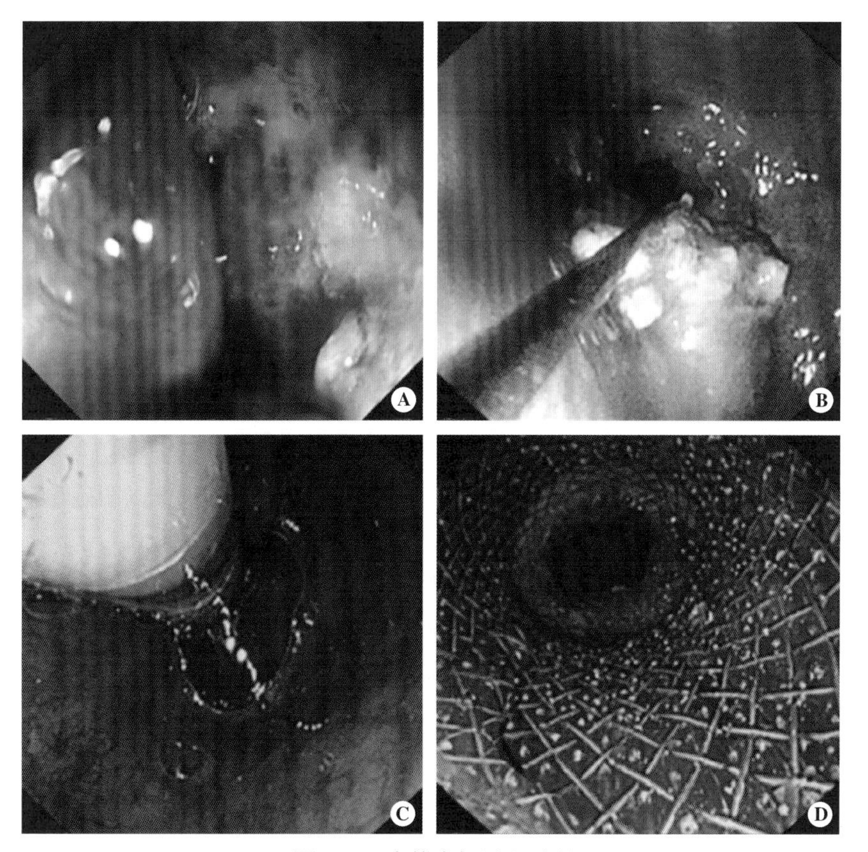

图 16-2 食管支架置入过程

（4）退出支架导入器。

（5）插入内镜，检查支架安装情况。

六、并发症及处理

1. 食管支架置入的术后并发症及处理

（1）术后胸骨后疼痛：部分患者置入支架以后会出现胸骨后憋胀甚至疼痛，与置入支架的膨胀性刺激有关，大部分患者可耐受，一般 2 ～ 3 天后可自行缓解，无须特殊处理，疼痛严重的，注意排除穿孔等情况后，可以适当应用镇痛药。

（2）消化道出血：术后少量的痰中带血或出现少量的黑便，都比较正常，一般是因为狭窄处的瘢痕撕裂或者肿瘤小血管破裂，要注意观察出血量、性状，如出血量较大，要及时补充血容量，应用止血药物。急性大量出血时考虑消化道毗邻大血管受侵并破裂出血，这种情况虽然罕见，但是病情凶险，危及生命。

（3）胃食管反流：主要易发生于食管下段和贲门放置支架的患者，患者术后要少食多餐，不宜进食过饱或饭后做腹压增加的动作，睡前 3h 不进食，给予抑酸及促胃肠动力药物治疗。

（4）呼吸道感染：主要是反流误吸引起，给予抗感染治疗。

（5）穿孔或食管支气管瘘：支架置入后，应密切观察胸部症状和体征，注意有无剧烈胸痛，不能解释的胸闷、发热，有无皮下气肿，通过相关影像学检查明确诊断，并给予抗感染、营养支持治疗，必要时可再次置入覆膜支架。

（6）支架移位及脱落：原因是狭窄部位扩张过大及狭窄段太短。支架脱落后应在内镜下取出，移位严重者应取出原支架，重新置入。

（7）支架阻塞：常为肿瘤生长或食物阻塞引起，使用全覆膜支架可降低肿瘤组织经支架网孔向腔内生长引起的再狭窄。如食物导致支架阻塞，则可通过胃镜取出食物。肿瘤组织或肉芽组织生长引起的狭窄可采取电灼或激光治疗。

2. 肠道支架置入的术后并发症及处理

（1）结直肠出血：少量出血不需要特殊处理。出血量较多者，可使用止血药或进行经结肠镜表面喷洒凝血酶等治疗。

（2）消化道穿孔：穿孔是支架置入术后较常见的并发症。术后应密切观察患者腹部情况如腹痛、腹胀、皮下气肿及腹膜炎体征等，应及时完善影像学检查以明确诊断。

（3）疼痛或肛门刺激征：直肠置入支架后患者常出现疼痛、便意、肛门下坠感等症状。术前、术后向患者做好沟通解释，必要时给予镇痛药，如不能耐受，可取出支架。

（4）支架移位：结肠支架以下滑移位多见，必要时可取出重置。

（5）再狭窄：常由于支架端口的组织过度增生及肿瘤向端口浸润或突入支架网间隙向腔内生长而发生再狭窄，可经原有支架再套入新支架。

七、术后处理及注意事项

（1）术后禁食12h，然后给予2～3天半流质饮食。密切观察有无胸痛、咳嗽、发热、腹痛、黑便及便血等情况。

（2）嘱患者出院后进食少渣、易消化食物，避免支架阻塞，遵医嘱服药及复查，及时了解病情及支架在位和通畅情况。

（3）定期评估营养状况：患者的营养状况改善与生活质量密切相关，也是支架置入术的主要治疗目的。

（陶　金）

第十七章　经皮内镜胃造瘘术

一、适　应　证

各种原因导致患者不能经口进食维持生命，且没有手术禁忌证时，均可考虑行内镜胃造瘘术（percutaneous endoscopic gastrostomy，PEG），但是若患者存在内镜检查相对禁忌证，尤其是凝血功能障碍，则需要权衡利弊，必要时待凝血功能改善后再行胃造瘘术。

二、禁　忌　证

（1）咽部、食管完全阻塞，不能通过内镜者。
（2）存在普通内镜检查禁忌证者。
（3）严重凝血功能障碍者。
（4）幽门以下梗阻者。
（5）重度肥胖者，手术难以成功。

三、术前准备

（1）医患沟通良好，说明手术必要性及风险，签署手术知情同意书。
（2）术前半小时预防性静脉滴注抗生素1次。
（3）最好于静脉浅麻醉状态下进行，必要时在手术室进行。
（4）有胃潴留者先行胃腔清洗。
（5）其他准备同上消化道内镜检查。

四、器械准备

（1）小手术包。
（2）造瘘管套装。
（3）内镜、持物钳等。

五、操作技巧

不同生产商的产品，在操作方法上有所不同，以下是最早使用，也是临床上最常用的方法（图 17-1）。

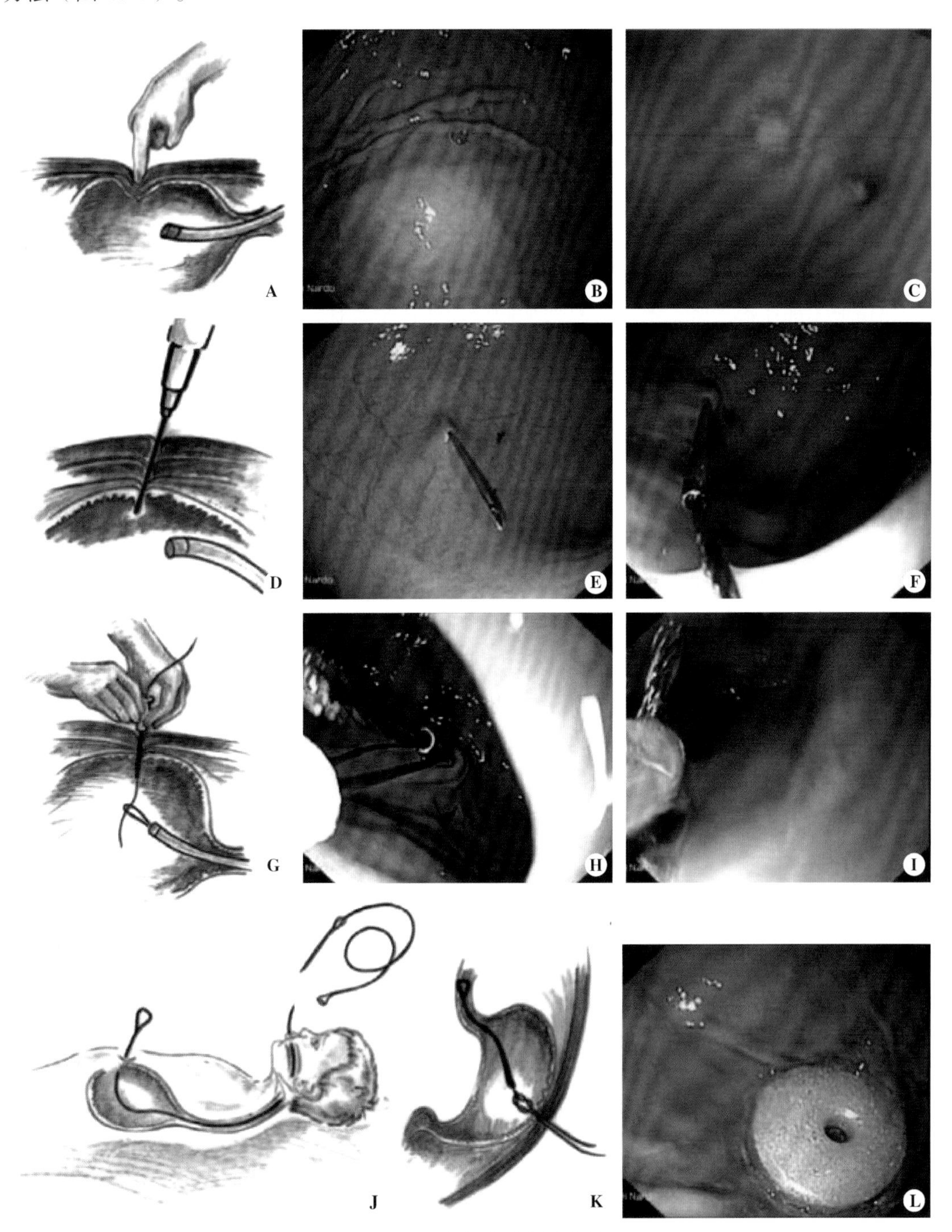

图 17-1 胃造瘘过程示意图

（1）按照外科手术常规消毒腹部皮肤、铺巾。

（2）插入内镜并充分注入气体，使胃腔扩张到理想状态，关闭室内的灯，利用腹壁上透出的光线选择穿刺点。

（3）局部注射麻醉药，并将注射针按预定方向穿刺，或用手指压迫局部皮肤，此时通过内镜可见到胃壁受压点。

（4）一般需要在腹部局部皮肤做一长约1cm的切口，以便造瘘管通过。

（5）在内镜直视下，将穿刺针缓慢刺入胃腔，置入导丝，用活检钳通过内镜将导线夹紧，随内镜一起退出体外。

（6）将造瘘管从患者鼻腔插入，在咽部将之拉出至口腔，并将它连接到导线上。

（7）在患者腹部缓缓向外牵拉导线，使造瘘管从口腔徐徐进入胃内，直至将造瘘管从胃腔内拉出至腹壁外。

（8）重新插入内镜，检查造瘘管在胃内的位置，在腹壁外适当拉紧造瘘管，应注意造瘘管与腹壁不能压得太紧，否则容易造成腹壁组织压迫性坏死和造瘘管滑脱。

（9）将造瘘管固定于腹壁上，裁剪造瘘管至合适的长度。

（10）检查造瘘管与腹壁贴合是否合适，有无伤口出血。

六、并发症及处理

（1）出血：手术过程中会有少许皮肤及皮下组织出血，多能自行止血。

（2）感染：多由于患者营养状况较差，免疫力受损，导致局部皮肤感染，术后应用抗生素一般可以控制感染。

（3）造瘘管滑脱：若早期（术后1周内）发生，则是比较严重的并发症，可能需要外科手术重新造瘘；术后1周以后发生，可经造瘘口置入新的造瘘管。

（4）误伤肝或结肠：一旦发生，需要外科手术治疗。

（5）若发生筋膜炎，可试用非甾体抗炎药（NSAID）。

（6）出现胃-腹腔瘘需要外科手术治疗。

七、造瘘管的护理

（1）患者从造瘘管注入食物时或后30min应保持半坐位，以防误吸，卧床的患者头部抬高30°或更高角度。

（2）注入食物前应听诊患者有无肠鸣音。如无肠鸣音，则暂不注入食物，并检查有无肠梗阻存在。

（3）注入食物前后应注入30～50ml清水冲洗造瘘管，以防止管腔阻塞。必要时用较长的棉签清洁管腔内食物碎屑。

（4）应注意造瘘管上皮肤固定旋钮的刻度，防止松脱。

（5）注食后应检查有无胃潴留情况，注入食物后4h检查胃残留量。如胃残留量过多，应抽吸胃内容物，30 ～ 60min 后再检查，长期禁食的患者通常有胃排空迟缓现象。

（6）口服药物可溶于 30 ～ 50ml 清水从造瘘管注入。

（7）如注食后患者出现虚脱、腹部绞痛、头痛、多汗或心率加快等症状，应停止注食，必要时到医院就诊。

（8）若患者需要行胃肠减压，可用引流袋或负压袋连接造瘘管。

（9）每天清洁造瘘管周围皮肤 2 次，但没有必要在连接管周围放置敷料。

（10）如果患者出现呼吸困难或呛咳，应马上停止注食，并将患者头部抬高并倒向一侧。

（11）造瘘管一般可以连续使用长达 1 年，可以定期更换新的造瘘管。

（陈小良）

第十八章 消化道息肉的内镜治疗

消化道息肉是临床常见的疾病，随着无痛胃镜、结直肠镜检查的普遍开展，接受胃镜及结直肠镜检查的人群明显增多，消化道息肉的发现率越来越高，其中以结直肠息肉最多见，其余依次为胃息肉、食管息肉、十二指肠息肉及小肠息肉，消化道息肉虽然没有明显症状，但因为有癌变及出血可能，故有条件者应在内镜下切除。近年来，内镜息肉冷切除术逐渐流行起来，其不仅操作简单，无须电灼，而且手术并发症风险小。但其仅适用于小于 10mm 且可整块切除的腺瘤性病变。对于较大的侧向发育型肿瘤，应选择内镜黏膜下剥离术（ESD）或分片内镜黏膜切除术（PEMR），ESD 及 PEMR 在另外章节中单独介绍。

一、适 应 证

（1）不同大小的有蒂息肉及腺瘤。

（2）直径小于 2cm 的（亚）无蒂息肉及腺瘤。

（3）消化道早期癌，Ⅰ型隆起型及部分Ⅱ型早期癌，浸润深度不超过黏膜下层 250μm，可在内镜下摘除，但切下的肿瘤应行规范的全瘤病理学检查，如垂直及水平切缘均阴性，则无须追加外科手术，仅需要定期复查。

二、相对禁忌证

随着内镜器械及操作技术的不断发展，尤其是内镜下黏膜切除术及剥离术的日趋成熟，通过内镜切除的肿瘤大小几乎不受限制。

（1）有内镜检查禁忌证者，如严重心肺疾病患者、精神病不能合作者、严重脊柱畸形者。

（2）无蒂息肉腺瘤直径大于 2cm，因为易发生出血及穿孔，而且大于 2cm 无蒂息肉大多为绒毛状息肉，癌变率高达 50% 以上，所以列为相对禁忌证，或者切除后根据病理组织学检查决定是否追加外科手术。

（3）家族性腺瘤性息肉病，因腺瘤密集生长，且随年龄增长，最终癌变率达 100%，故为相对禁忌证，应手术行全结肠切除。

（4）内镜下息肉或腺瘤已经明显恶变者，或者切除后根据病理组织学检查决定是否追加外科手术。

（5）装有心脏起搏器的患者也为相对禁忌证，因高频电可能干扰起搏器工作。

三、器械准备

（一）高频电发生器

利用频率大于300kHz高频电流通过人体时产生热效应使组织凝固、坏死而切除息肉，但对人体无伤害，因为高频电流对神经、心肌无影响。

临床常用的有日本奥林巴斯（Olympus）公司生产的UES-10型、PSD-10型高频电发生器（图18-1），频率为575kHz，电流强度可调，输出功率为30～80W。较新出品的则有德国ERBE高频电发生器。

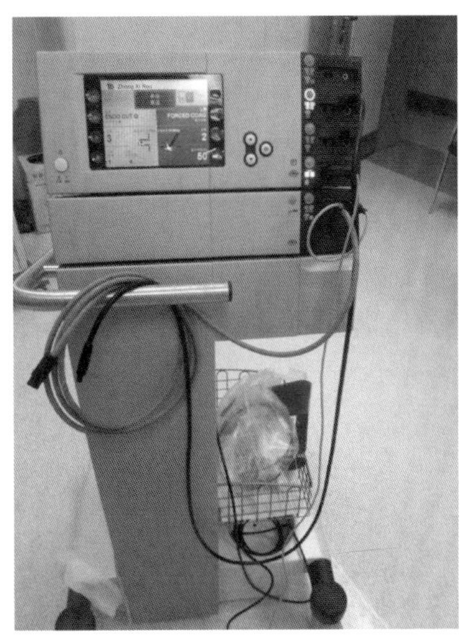

图18-1 高频电发生器

高频电发生器可通过其产生的连续等高的正弦波、间歇减幅的正弦波及混合波而对息肉进行电切、电凝治疗。电切是用切开波使局部组织在短时间内达到很高的温度，使组织水分蒸发和坏死而达到切开作用。电凝则是用凝固波使组织变性凝固而达到止血效果，所以电切时组织损伤小，但凝血效果差，而且易引起出血，电凝有止血作用，但组织损伤大，且易导致穿孔。混合波则是选择不同比例同时发生凝固波、切开波。

息肉切除一般根据息肉大小、有无蒂及蒂的粗细选择不同功率的电流，通常先电凝后电切，或交替进行，或应用混合电流逐渐切除，通电切除时勒除器与息肉接触部位有白色烟雾产生，局部黏膜发白。

（二）辅助器械

1. 息肉勒除器（图18-2） 用来圈套拟切除的息肉，由圈套钢丝和手柄组成，适用于各种大小有蒂息肉及直径大于0.5cm的无蒂息肉。按圈套钢丝张开时的形态息肉勒除器分为椭圆形、新月形及六角形3种类型。

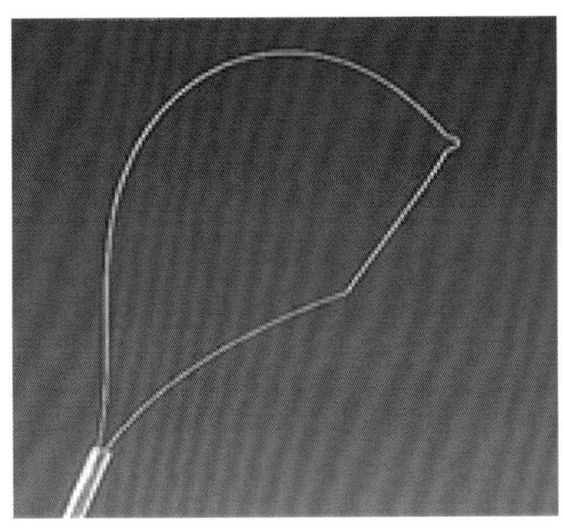

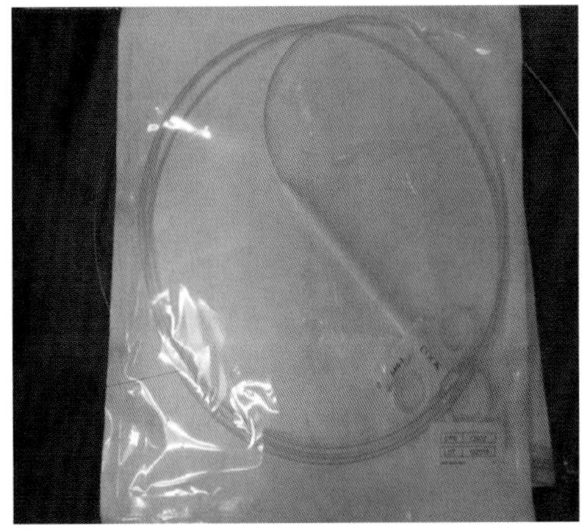

图18-2 息肉勒除器

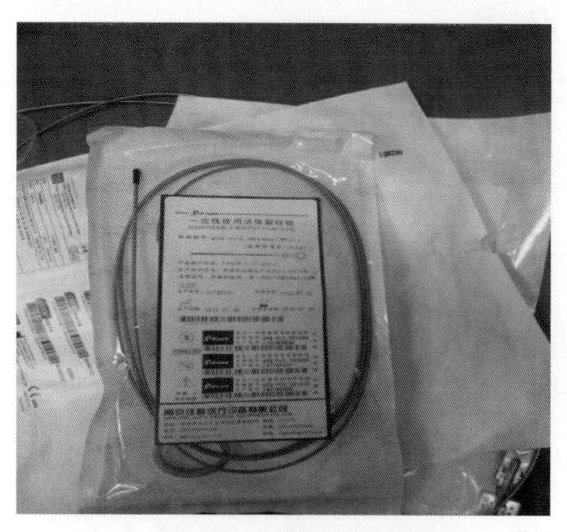

图 18-3 普通活检钳

2. 热活检钳 与普通活检钳相似，但两翼无刃，钳身由绝缘套管组成，手柄处有高频电接口，能钳取组织并凝灼息肉，适用于直径小于 0.5cm 的息肉。

3. 球形电凝器 前端为球形，用于烧灼直径小于 0.5cm 的息肉。

4. 活检钳 为普通活检钳（图 18-3），即组织活检钳，无须通电，可用于直接钳除小息肉。

5. 钛合金止血夹 为一次性耗材，有各种大小、不同张开角度的金属夹可供选用，有的可以反复开闭多次，便于内镜医师准确放置（图 18-4）。

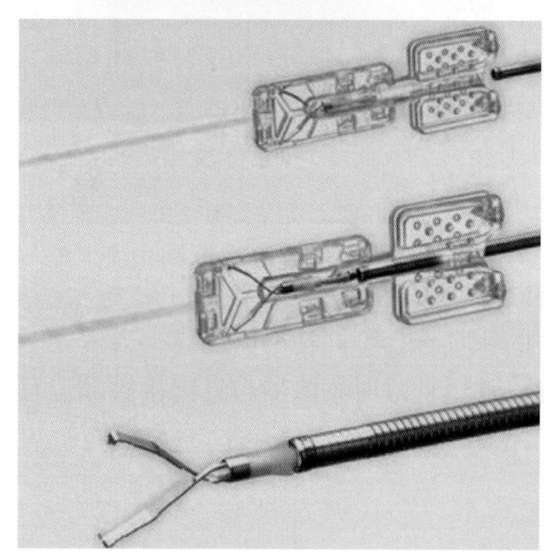

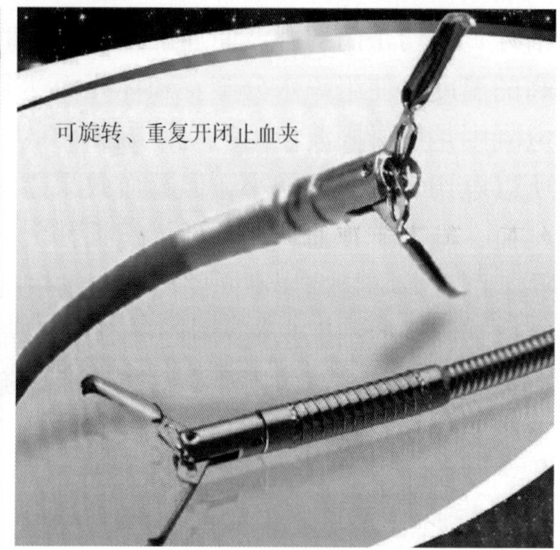

图 18-4 钛合金止血夹

（三）息肉回收器械

息肉回收一般用抓持钳，其分三叉形、花篮形及鼠齿形 3 种类型，也可用活检钳或勒除器抓住息肉后随内镜一起退出而将其取出。

四、患者准备

术前应了解患者的凝血功能，如检查血小板、出凝血时间及血型，如有凝血功能异常，必须先纠正，应用抗凝药或抗血小板药者要先停药 5 ～ 7 天，较大的无蒂息肉或多发性息肉应住院治疗，尽量在浅麻醉下进行。胃肠道准备同胃镜检查及结直肠镜检查，但结肠息肉检查的肠道准备不能用甘露醇，患者及其家属签署知情同意书，患者应取下身上的所有金属物品。

五、操作技巧

首先完整进行一次内镜检查，发现息肉时，应判断其部位、大小、形态和数量，取得患者和（或）家属同意后，选择适当的器械及方法切除息肉。通常，通过调节镜端的弯角、旋转镜身或改变患者体位使息肉置于视野中 5：00 处，助手张开勒除器套持息肉，套袢面与息肉垂直并与镜端保持适当距离，通常以 2cm 为佳，有蒂息肉套于蒂的息肉侧，无蒂息肉套于基底稍上方，套住后即可通电切除，一般先电凝，后电切，反复多次通电，也可以用混合电流间歇通电，每次通电时间依息肉大小而定，控制在 2 ～ 5s 为宜，逐渐切断，切下后用抓持器将息肉取出送病理检查。

（一）各部位息肉切除方法

1. 食管息肉 较少见，多为无蒂型，主要为鳞状上皮细胞增生或乳头状瘤，有些黏膜下平滑肌瘤呈食管息肉样隆起，可先用超声胃镜加以鉴别。食管无浆膜层，管壁较厚，进行电凝摘除时如操作不当，极易引起穿孔。所以对于亚蒂型或有蒂型，体积大于 2cm 时应相对禁忌，操作时 0.5cm 以下的无蒂息肉采用热活检或冷切除，其他用圈套法处理，通电前将息肉向腔内提起，术后禁食时间比胃息肉摘除要长，一般为 24h，然后给予流食 2 ～ 3 天，给予半流食 1 周左右。如摘除后有胸骨后疼痛，患者可服用氢氧化铝凝胶等药物。

2. 胃息肉 治疗前要先充气，扩大胃腔，使视野清晰便于操作，如息肉位于贲门和幽门前区，因该部位管腔较小，蠕动频繁，故圈套后在贲门部尽量向胃体腔方向提推，在幽门区尽量向胃窦方向提拉，胃底息肉需要“U”形翻转圈套。通电一定要在蠕动停止的间歇进行。对于胃多发性息肉，处理原则是先冷切或电灼治疗小息肉，之后再圈套摘除大息肉。先摘除位置低的，如胃底、大弯侧，后摘除位置高的，如小弯侧、胃角等，以便于视野保持清晰。术后禁食 6h，流质饮食 24h，随后进半流食或软食 1 ～ 2 周，息肉摘除后形成的溃疡常规按溃疡治疗。

3. 十二指肠息肉 发病率低，多数为无蒂型，十二指肠球部以多发性无蒂息肉为主，多数为十二指肠腺增生，无临床意义，可不治疗，十二指肠降部息肉需要与乳头、副乳头鉴别以免误伤。十二指肠壁薄，易穿孔，摘除后应按溃疡治疗 2 周。

4. 结肠息肉 切除时，一般将有蒂息肉调整于悬垂状，无蒂息肉调至视野内 5：00 位置，较容易圈套，视野清晰。对于多发性息肉，一次切除数目无严格规定，以安全为前提。切除顺序：按退镜顺序先近端后远端逐个切除。对于散发小息肉，也可进镜时先处理，以免退镜时难以发现。如息肉太多，一次难以切完，可采用分期分段切除，即第一次先摘除右半结肠息肉，第 2 次在 4 周后摘除横结肠息肉、左半结肠息肉、直肠息肉。这样的优点是一旦有出血或穿孔发生，容易寻找部位加以处理。息肉切除后尽量吸净肠内残气，卧床休息 5h，必要时口服抗生素。

5. 直肠息肉 需要注意距肛管 1 ～ 2cm 的直肠低位息肉不宜行内镜下摘除，因操作时息肉位置与内镜镜面要求应相距1cm以上，否则通电时会损坏镜面。必须摘除时，需要在直肠壶腹行“U”形翻转。

（二）各种形状大小息肉的切除方法

1. 直径小于10mm的无蒂息肉、腺瘤（图18-5） 可采用息肉冷切除术切除，包括冷圈套息肉切除术（CSP）及冷活检钳息肉切除术（CFP）两种，也可采用内镜黏膜切除术（EMR）。对于4～9mm息肉，应用冷圈套息肉切除术或圈套器套住息肉通电切除。但对于怀疑黏膜内癌或轻度浸润性癌及轻度凹陷病变，应选择EMR进行整块切除。在切除前，建议使用放大内镜及NBI对病变进行高度准确的术前诊断。对于直径≤3mm的息肉，可采用冷活检钳息肉切除术切除，但要使用杯径较大的大钳，而不是标准的活检钳。

2. 直径10～20mm的无蒂息肉（图18-6） 直接用勒除器套住息肉后稍收紧并将息肉提起，使其基底呈天幕状，选择适当的电凝、电切，先电凝后电切或用混合电流将息肉切下，注意不要将周围正常组织套入，如息肉较扁平，可在其基底部注射1 ∶ 10 000肾上腺素生理盐水，使息肉与基底部分离后按上述方法切除息肉，切除后的残端用钛合金止血夹封闭。

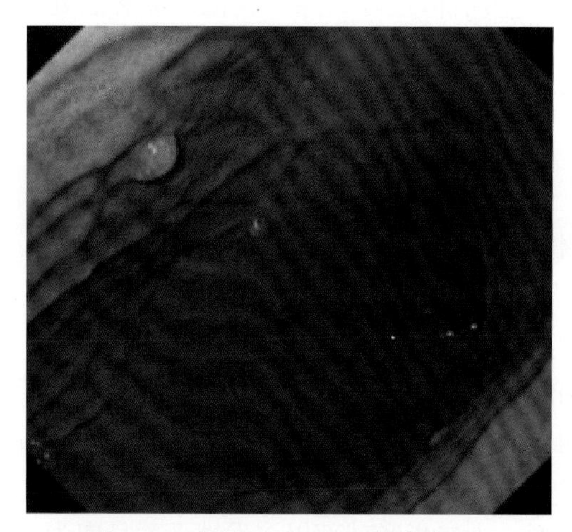
图18-5 直径小于10mm的息肉

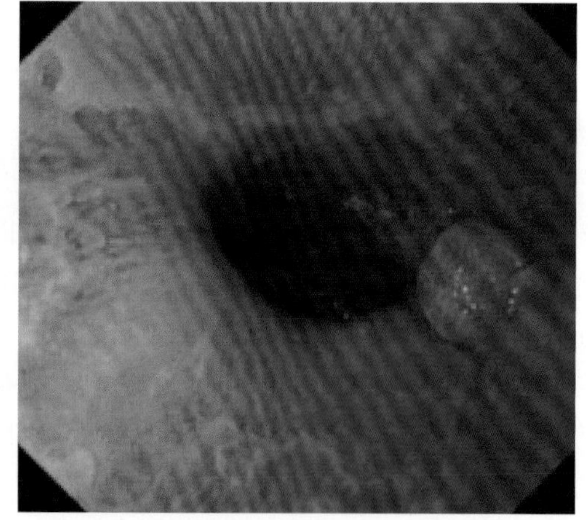
图18-6 直径10～20mm的无蒂息肉

3. 有蒂息肉（图18-7） 圈套时圈套位置靠蒂的息肉侧，长蒂息肉保留残蒂1cm左右，套入息肉后，先调整勒除器达到最佳位置后再收紧钢丝，将息肉悬于肠腔中，确认与周围肠壁无接触再通电，交替使用电凝和电切电流，临切断时可再次使用凝固电流，可减少出血概率，切除后的残端加用钛合金止血夹封闭。

对于细蒂息肉，收紧钢丝时要轻而慢，避免机械性切除导致出血，通电时可只用凝固电流切除。对于蒂较粗的息肉，可先用尼龙绳圈套住蒂部或用钛合金止血夹钳夹蒂部后再切除，这样较为安全。对于头部较大息肉，难以避免与肠壁接触，可采用密切接触肠壁的方法，减少单位面积通电量，避免穿孔。头部巨大息肉不能一次套入者，采用分块切除，先切除部分息肉头部，使息肉变小后再圈套摘除整个息肉。

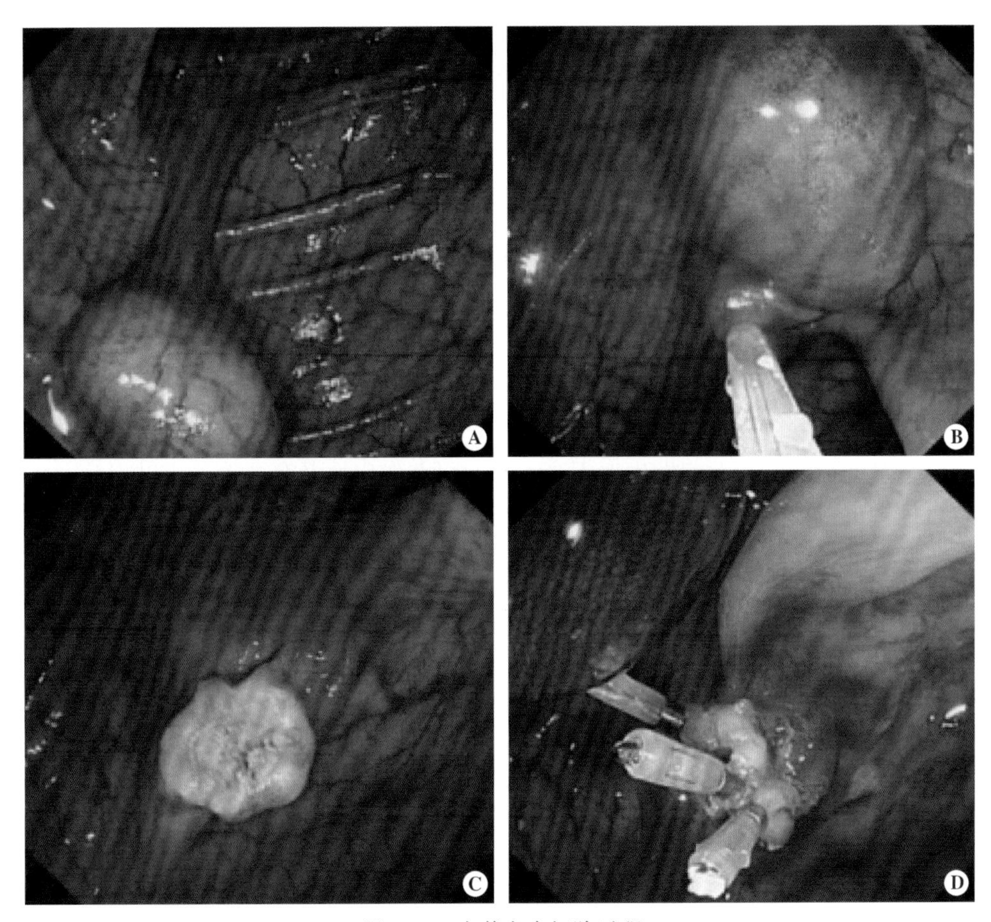

图 18-7 有蒂息肉切除过程

A. 息肉；B. 勒除器套住息肉；C. 切除后；D. 止血夹封闭残蒂

4. 直径大于 2cm 的无蒂息肉（图 18-8） 内镜下切除此类息肉时较容易发生出血或穿孔等并发症，术前应做好开腹手术的肠道准备，一旦出现穿孔，可立即手术治疗。如基底较窄，可按前述方法圈套切除。对于宽基底的息肉，应先在息肉基底部注射高渗盐水或

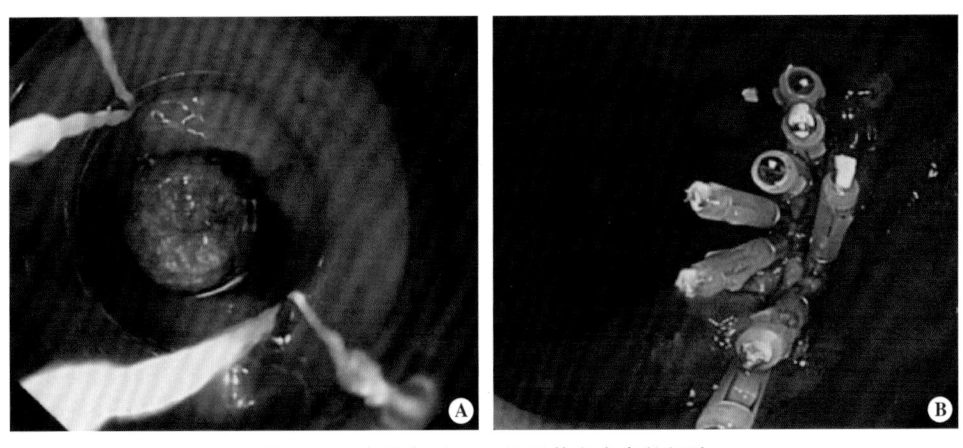

图 18-8 直径大于 2cm 的无蒂息肉套扎切除

A. 套扎；B. 切除后金属夹封闭残端

1 ∶ 10 000 肾上腺素生理盐水，可先用尼龙绳套扎息肉基底形成假蒂，再按前述方法摘除息肉，或者用双活检管道的治疗镜，先插入抓持钳提起息肉头部使基底形成假蒂再切除。更大的息肉可进行分块分期切除，第一次先行斜形切除，间隔 2 ～ 3 周再行第 2 次切除，较大的息肉切除后残端较宽，需用钛合金止血夹封闭。近年来，随着 ESD 的开展，对于大于 2cm 的无蒂息肉，侧向发育型息肉，可应用 ESD 技术将病变剥离，达到治疗的目的。但对于病变抬举征阴性，肿物表面有明显溃疡或瘢痕者，超声内镜提示癌已浸润黏膜下 2/3 以上者禁忌应用。

六、并发症及处理

内镜下息肉切除的并发症发生率不高，有时可并发出血及穿孔等严重并发症，大部分出血者可内镜下成功止血，消化道穿孔大多可内镜治疗，少数需要手术治疗。因此，为减少和避免并发症发生，要求操作者技术熟练，严格掌握适应证及禁忌证，充分做好术前准备和术后处理。

（一）出血

有即刻或早期出血和迟发性出血，即刻出血是息肉刚切除后内镜下见残端出血，早期出血是切除后 24h 内出血，迟发性出血指息肉切除 24h 后发生的出血，常见切除后 3 ～ 7 天出血，有时 10 多天后才发生。

1. 即刻或早期出血 原因：①机械性切割，即术者和助手配合不默契，助手收紧勒除器过快和用力过大，术者未踏电凝发生器的开关即切下息肉，或套扎后遇到胃肠强烈蠕动，细带息肉易被机械性切下；②电流功率选择不当，如功率过小，则凝固差，实际上相当于机械性切割，或功率过大，未能凝固时很快就切下息肉；③电流类型选择错误，选择了单纯的电切电流，而息肉较大时，因几乎无凝固作用导致即刻出血；④粗蒂和无蒂息肉因中心有较粗血管，如切割时没有先电凝再电切如此反复交替使用，中心血管未凝固而致即刻或早期出血；⑤因圈套位置不合适而反复松开易导致出血。

2. 迟发性出血 息肉电凝切除后残端有焦痂形成，数天后焦痂脱落形成溃疡，如凝血不全，则会发生出血。原因：①电流功率太小或电凝时间过长导致残端创面过大；②高血压、动脉硬化或凝血功能障碍的患者，焦痂脱落时易发生出血；③术后活动过度，饮食不当，便秘、大便干结也易引起创面出血。

3. 预防 术前详细检查仪器器械，术者与助手密切配合，勒除器收紧应缓慢，保持视野清晰，电流强度及类型要选择恰当，严格按照先电凝后电切的原则，粗蒂和无蒂息肉则交替使用电凝、电切电流，术后注意休息及饮食，1 ～ 2 周避免重体力活动。近年来止血夹应用广泛，息肉切除术后对残蒂或较大伤口进行夹闭可显著减少出血并发症。

4. 治疗 如息肉较小，切除后仅出现少量渗血，一般在内镜下观察数分钟，多可自行停止而无须处理。对于出血量较多，尤其伴心悸、出冷汗等症状者，应尽快补液、行内镜下止血处理，如喷洒、注射药物，电凝，止血夹止血等，而有蒂息肉残蒂出血，大多为过早运动导致止血夹脱落造成的，可用止血夹或勒除器再次圈套电凝止血。迟发性出血者可先保守治疗，如失败，则需要内镜下止血，必要时需要手术止血治疗。

（二）穿孔

有即刻穿孔和迟发性穿孔，息肉切除术后即刻发生的穿孔为即刻穿孔；而术后数天发生的穿孔为迟发性穿孔。

1. 临床表现 因穿孔部位不同而有不同症状。

（1）食管穿孔时可见颈部和上胸部皮下气肿、胸痛、吞咽困难伴发热等纵隔炎表现，胸部X线片可见纵隔气肿征象，吞服水溶性造影剂进行食管造影可明确穿孔部位。

（2）胃十二指肠穿孔时患者即刻发生剧烈腹痛，随后出现腹胀，数小时后出现压痛、反跳痛及腹肌板样强直、肝浊音界消失等腹膜炎表现，腹部X线片可见膈下游离气体。

（3）大肠穿孔大多与胃十二指肠穿孔表现类似，但直肠中下段、降结肠和升结肠后壁由于是腹膜间位及外位组织和器官，这些部位穿孔可以为腹膜外穿孔，早期无明显临床症状，但随后可表现为会阴部、阴囊、下腹部皮下气肿及腹胀和轻微腹痛，可伴发热，腹部轻压痛。腹部X线片可判断穿孔位置，如直肠中下段穿孔，透亮区见于肾周围后间隙及腰大肌外缘，与纵轴平行，并可见腹壁脂肪线；而降结肠、升结肠穿孔时透亮区见于肾周围前间隙及与腰大肌纵轴平行，但未能见到腹壁脂肪线。

2. 原因 ①圈套部位太靠近肠壁；②通电时未将息肉提拉形成天幕状；③误切周围正常黏膜或勒除器与周围肠壁接触，其大多是视野不清而勉强操作造成；④选择的电流强度太弱，通电时间过长而导致迟发性穿孔；⑤圈套钢丝未收紧通电，使通电时间过长而烧灼过深；⑥通电时胃肠蠕动，圈套钢丝误伤肠壁而穿孔。

3. 防治 做好术前准备，良好的肠道准备使手术视野清晰，选择恰当电流强度，合理选择圈套切割点，套住息肉后钢丝收紧适中，然后提拉形成天幕状，避免误套周围正常黏膜，避免在肠道蠕动时通电，如通电过程中遇到肠道蠕动，应立即暂停通电，等待合适时机，术后要吸尽肠腔内气体。

发生于上消化道的小穿孔，可用钛金属夹将穿孔夹闭，同时采取禁食、持续胃肠减压、补液和抗感染治疗，最好同时给予质子泵抑制剂治疗。如穿孔较大，钛金属夹钳夹失败，必须马上进行外科手术。迟发性穿孔因穿孔发生时间较晚，局部污染可能较严重，组织溃烂较明显，应尽快进行手术治疗。腹膜腔外穿孔可先行保守治疗，如禁食、补液，抗感染及胃肠减压等，一般不需要手术可治愈。

七、术后注意事项

（一）术后休息

卧床休息6h，注意观察腹痛及大便情况，术后2周内避免剧烈运动，具体休息时间的长短取决于息肉的大小，小息肉时间可缩短，大息肉时间应适当延长。

（二）术后饮食

食管息肉术后一般禁食24h，然后给予流食2～3天，再给予半流食1周；胃及十二指肠息肉术后禁食 6h，然后给予流食 24h，第 2 天起给予半流食或软食 1 ～ 2 周；结肠息肉术后可立即给予流食，随后可给予无刺激性食物。

（三）术后用药

食管息肉术后可服用硫糖铝悬液或氢氧化铝凝胶等；胃及十二指肠息肉术后可按消化性溃疡治疗；结肠息肉术后保持大便通畅，有便秘者可服用聚乙二醇或乳果糖，必要时口服抗生素，还可以给予复方氨基酸及复方谷氨酰胺等。

（四）术后复查

复查时间根据息肉的数量、性质、部位而有所不同。通常，上消化道息肉术后 6 ～ 12 个月复查胃镜。结肠息肉切除后复查，2020 年美国指南及我国建议的肠镜复查方案有较大差异，详见如下。

1. 2020 年美国指南 对患者做出更详细的划分，有助于医师提出更为个体化的建议，尤其是对于小息肉患者。但该指南仅适用于可实施高质量结肠镜检查的医疗机构。具体随访方案如下。

（1）结肠镜检查结果正常者或有 20 个以下＜ 10mm 的增生性息肉的患者应在 10 年内接受监测。

（2）有 1 ～ 2 个＜ 10mm 腺瘤的患者应在 7 ～ 10 年接受结肠镜监测。

（3）有 3 ～ 4 个＜ 10mm 腺瘤的患者应在 3 ～ 5 年接受结肠镜监测。

（4）有 5 ～ 10 个腺瘤或≥ 10mm 腺瘤的患者或腺瘤有绒毛成分或高度不典型增生的患者应在 3 年内接受结肠镜监测。

（5）有 10 个以上腺瘤的患者应在 1 年内接受结肠镜监测，并根据腺瘤负荷、年龄和家族史考虑进行基因检测。

（6）如果对≥ 20mm 的腺瘤进行了分块切除，应在 6 个月内接受结肠镜监测，并在 1 年后和 3 年后再次接受结肠镜检查。

（7）有 1 ～ 2 个＜ 10mm 的无蒂锯齿状息肉（SSP）的患者应在 5 ～ 10 年接受结肠镜监测。有 3 ～ 4 个＜ 10mm 的 SSP 或≥ 10mm 增生性息肉的患者应在 3 ～ 5 年接受结肠镜监测。

（8）有 5 ～ 10 个 SSP、≥ 10mm 的 SSP、SSP 伴不典型增生或传统锯齿状腺瘤的患者应在 3 年内接受结肠镜监测。

2. 我国建议的结肠镜复查方案 临床上通常根据结肠镜病理检查结果、切除完整性、肠道准备、健康状况、息肉家族史和既往病史等决定复查时间；低中风险息肉切除术后复查时间建议在 1 ～ 3 年；有下列情况时建议短期（3 ～ 6 个月）复查 1 次结肠镜。

（1）肠道准备欠佳，影响检查视野者。

（2）因各种原因上次未能完成全结肠检查者。

（3）一次切除息肉总数超过 10 个者。

（4）＞ 1cm 广基息肉采用分片切除者。

（5）＞ 1cm 绒毛息肉伴重度异型增生者。

（6）息肉已局部癌变未达黏膜下层或超过黏膜下层不愿追加手术切除者。

（王　省）

第十九章 消化道肿瘤的内镜下切除术

第一节 内镜黏膜切除术

内镜黏膜切除术（endoscopic mucosal resection，EMR）由内镜息肉切除术和内镜黏膜下注射术相结合发展而来，通过在消化道黏膜下注射一定量的液体，使黏膜及黏膜下浅层病变充分隆起而利于切除。EMR 包括非吸引法与吸引法两大类。

非吸引法 EMR 直接行黏膜下注射后抬举病变，随后用圈套器套取病变通电切除。吸引法 EMR 主要包括透明帽法 EMR（EMR with cap，EMRC）和套扎器法 EMR（EMR with ligation，EMRL）。EMRC 在内镜前端安装透明帽用于吸引病灶，辅助圈套器更好地套取病灶进行切除，使 EMR 操作更简单、高效，能在狭小的操作空间切除较大的病变，但切除病变的大小仍受透明帽大小的限制。EMRL 采用食管静脉曲张套扎装置吸引套扎以固定病变黏膜，使随后的病变黏膜套取及切除难度降低，但切除病变的大小受套扎装置大小限制。

对于较大范围的病变，特别是＞ 2cm 的巨大平坦型黏膜病变，传统 EMR 无法一次性完成病变完整切除，可以采用分片内镜黏膜切除术（piecemeal endoscopic mucosal resection，PEMR）进行处理，但该术式切除的组织标本完整性受到破坏，术后拼接困难，影响术后精确病理评估及术后随访方案制订，且多次的切除操作可能使切缘间的病变切除不彻底，导致病变残留及复发风险增加，临床应用受到一定的限制。

一、适 应 证

（1）直径≤ 2cm 的无溃疡或溃疡瘢痕的胃分化型黏膜内癌。

（2）直径≤ 2cm 的结节性侧向发育型肿瘤。

（3）EMR 也可用于获取组织标本，用于常规活检未能明确诊断的病理学诊断。

一般来说，消化道息肉、癌前病变、无黏膜下浸润和转移的早期消化道癌及部分来源于黏膜下层和黏膜肌层的良性肿瘤均可考虑 EMR 处理，但癌性病变应尽量整块切除以利于术后精确病理评估。过大的病变行 EMR 切除有更高的残留及复发风险。条件许可时，对于基底＞ 2cm 的病变，特别是有高风险癌变的病变，考虑 ESD 处理更为合适。

二、禁　忌　证

（1）评估病变浸润至黏膜中下层或更深者。

（2）病变表面有溃疡或瘢痕者。

（3）病变抬举征阴性者。

（4）严重心肺功能障碍等器质性病变无法耐受内镜手术者。

（5）严重凝血功能障碍，有出血倾向者。

三、术前准备

（1）评估病情，术前完善内镜检查，避免遗漏多发病灶，必要时行超声内镜检查评估病变有无黏膜下深层浸润，必要时进一步完善病理学、影像学检查，以确认手术适应证。

（2）与患者详细交代疾病的具体诊断与治疗的必要性、手术可能的获益与风险、手术流程与替代治疗方案、术后可能需要追加进一步治疗的可能等，并签署相关手术知情同意书。

（3）所有患者术前均需要完善血常规、血型、凝血功能等常规检查，完成心肺功能评估，排除手术禁忌证。对于术前长期口服抗凝药、抗血小板药物的患者，应根据患者具体病情评估血栓风险与EMR术后出血风险，考虑术前暂停、调整相关药物或推后手术，一般停用抗血小板药物1周后再行内镜手术，必要时停用抗凝药并术前临时应用肝素桥接治疗。对于决策困难者，应与相关专科医师协商评估制订处理方案。

（4）消化道准备：上消化道EMR患者术前准备同胃镜检查，下消化道手术患者术前准备同结肠镜检查。

（5）无痛内镜检查术前行麻醉评估并签署麻醉同意书。

四、器械准备

器械准备：圈套器，注射针，黏膜下注射液（生理盐水、高渗盐水、甘油果糖等），染色剂，止血夹，热止血钳，结扎用尼龙绳，息肉回收器，透明帽，静脉曲张套扎器（采用EMRL切除时使用），CO_2气泵，并备好抢救用医疗器械。

五、操作技巧

（1）通过调整内镜或患者体位，尽量使需要处理的病灶位于内镜视野6：00附近的理想位置，并避免使病灶位于重力低位，减少术中积液对操作造成的影响。

（2）必要时应用放大内镜及染色内镜检查以明确病变范围，必要时可标记病灶范围后再行黏膜下注射。通过内镜孔道进入的操作器械尽量不要伸出操作孔道太长，以保持对器械的良好操控。

（3）黏膜下注射时注射针应斜刺入黏膜下层后注射，并使病灶完美隆起。避免垂直黏膜穿刺及穿刺注射过深，穿刺过深时可边缓慢退针边注射观察，注射针头端退至合适的黏膜下层时可观察到注射后黏膜隆起。可在注射液中加入靛洋红等有色溶液，以便更清晰地分辨出黏膜下层并方便操作。如果评估 EMR 操作时间偏长，可应用甘油果糖、透明质酸等作为注射液以延长黏膜下液体垫的隆起持续时间。

（4）注射时通常从病变的远侧端开始，以避免近侧端注射后病变突向远侧，影响对远侧端的观察及后续操作。注射液体量根据病变大小及实际隆起情况而定，达到病变充分抬举即可，必要时可重复黏膜下注射。

（5）如反复调整注射针进针深度仍无法隆起病灶，考虑病灶可能已浸润至深层组织或存在黏膜下层纤维化，继续内镜下切除有残留风险，强行治疗同时易导致出血、穿孔等并发症发生，需要考虑中止 EMR，调整为 ESD 或外科手术等其他处理方式。

（6）根据病变的大小、形态及部位等具体情况，选择合适的圈套器进行圈套切除，临床常用的有圆形、半月形及六角形圈套器。注意控制充气量，适当负压抽吸腔内气体有利于完整套取病变。在病变的蒂部收紧圈套，应避免套入病变组织不全或套入过多的周围正常组织。收紧圈套后小范围移动圈套器位置，观察套入组织的活动度，如套入组织过深，则活动度差，可轻轻放松并上抬圈套器让肌层滑出圈套范围，必要时可反复尝试，以套入合适的切除范围及深度。通电切除时轻轻上抬圈套器拉起病灶，以保证圈套器未接触附近的正常消化道管壁组织，减少意外损伤发生。切除过程中可根据病灶具体情况设置电外科工作站参数，合理采用电切及电凝混合电流可减少出血及穿孔风险。切除过程中应边通电，边收紧圈套器，边观察，圈套器突然有落空感时，一般提示套入的组织已被切断。

（7）如采用吸引法 EMR，需要注意适用的病灶大小一般在 1cm 以内。操作时需要注意吸引力大小应适当，避免过强的吸引力将病变基底的固有肌层同时吸入，造成切除过深，增加出血及穿孔的风险。

（8）EPMR 适用于直径＞ 2cm 的平坦型病变、肠道弯曲部或皱褶处的病变（图 19-1）。EPMR 操作难度较大，分次切除时难以保证切缘阴性，易导致病变残留和复发，且切除的组织标本体外拼接困难，不易进行根治性评估，有条件者建议考虑 ESD 处理。

（9）对于黏膜下注射后直接一次性完整套取病变操作困难的平坦型病变，可考虑采用改良 EMR，即预切开 EMR：应用黏膜切开刀局部或环周切开病灶周边的黏膜，随后应用圈套器沿黏膜切开处套取病灶后完整切除。

（10）采用混合电流切除有利于减少出血风险的同时避免电切过深。病变切除后第一时间观察创面，以确认病灶是否切除干净及是否有创面血管活动性出血和肌层损伤。如有活动性出血，则采取注射、电凝或止血夹钳夹等止血措施。对创面暴露的血管再次进行电凝或常规应用止血夹封闭创面有利于减少术后出血及穿孔的风险。当创面肌层有损伤时，强调对术后创面应进行严密的夹闭缝合。

（11）对于术前或术中评估 EMR 术后可能需要追加进一步治疗或密切随访的病变，可给予纳米碳等无菌染料对病变部位进行注射标记，以利于后期随访复查时准确定位。

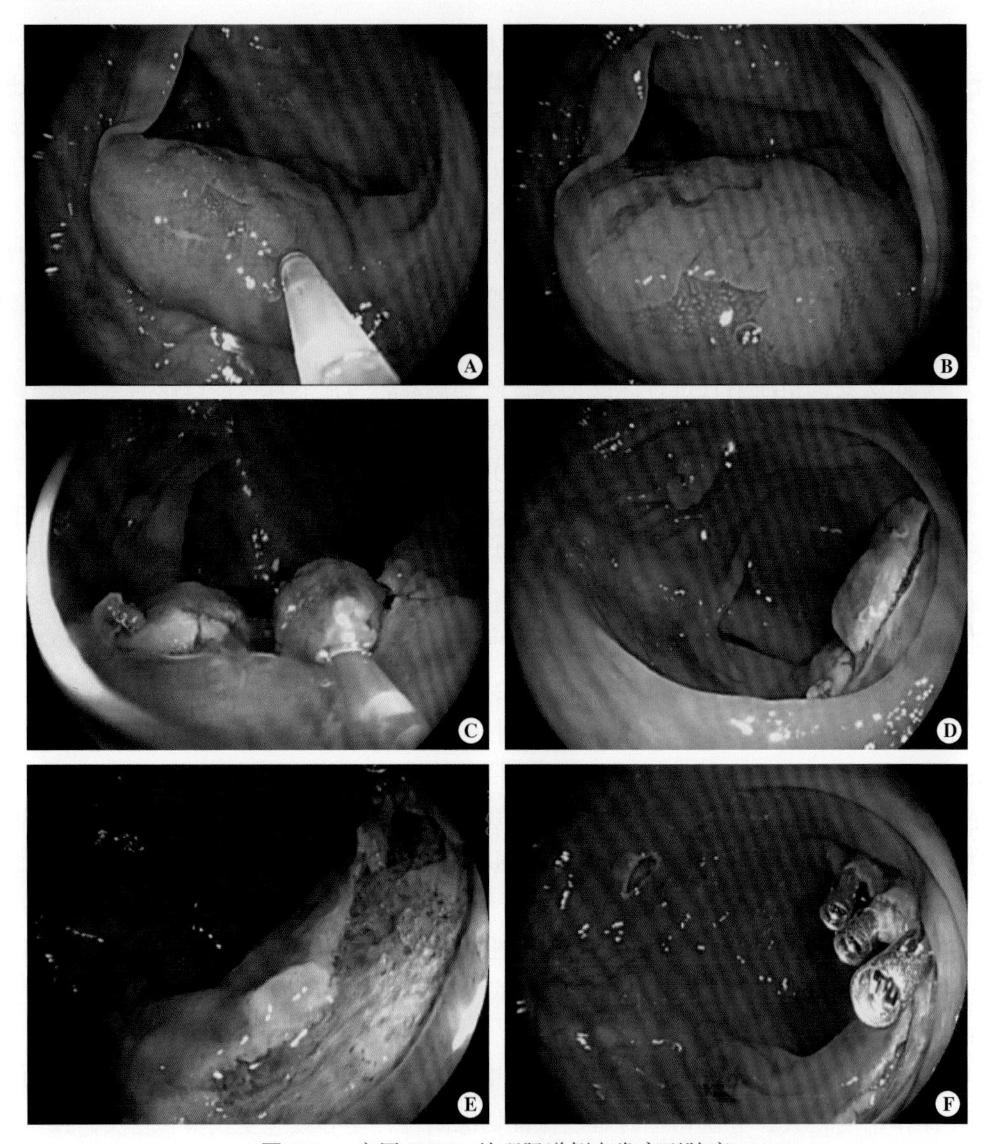

图 19-1 应用 EPMR 处理肠道侧向发育型肿瘤

A、B. 对病变行黏膜下注射，形成液体垫，注射后病变抬举良好，但病变整体较扁平，一次性完整套取困难；C、D. 应用圈套器分次套取病变并通电切除；E、F. 切除术后创面处理，对创面血管可予以电凝预防术后出血，多枚止血夹封闭创面

六、标本处理

（1）切除的标本应及时回收浸泡于 10% 福尔马林溶液中固定，不同部位的标本应分别单独放置，并单独测量记录每个标本的大小和形态；对于大块的无蒂病变或怀疑癌变的标本，应充分展平固定于泡沫板中，需要对整块病变进行完整包埋、切片及连续病理评估，病理诊断需要对切缘的情况与癌变浸润深度等做出判断。

（2）对于腺瘤性息肉，病理报告中应报告腺瘤的分级（低级别 / 高级别）；对于无蒂锯齿样病变，应报告是否合并存在细胞不典型增生。

（3）术后病理学诊断关系到后续随访及治疗方案的制订，对于常规 HE 染色诊断有困难者，可加做免疫组化染色以明确诊断。

七、并发症及处理

1. 出血　是 EMR 常见并发症，多发生于术中及术后 1 周内。病变切除后第一时间观察创面有无血管断端出血，发生术中出血后可用生理盐水冲洗创面明确出血点，直接应用圈套器头端接触出血点电凝止血简单、快捷，但需要注意控制电凝的深度，必要时换用 APC 或热止血钳电凝止血，止血夹夹闭血管及封闭创面也是常用的止血方法，必要时可多种方法联合应用。术后少量出血可给予禁食及补液支持，密切动态观察，如考虑出血量大，血红蛋白下降＞20g/L，保守治疗后仍有活动性出血，则应及时安排内镜检查行内镜下止血，内镜处理方式与术中出血处理方法类似。绝大多数的 EMR 术后出血可通过保守治疗或内镜治疗成功止血，对极端情况下内镜止血困难者，考虑外科手术止血。

2. 穿孔　EMR 术中发生的穿孔一般较小，多数穿孔及时发现后可应用止血夹或 OTSC 夹等方式夹闭破损口而进行内镜下修补，内镜下修补穿孔后适当延长禁食时间，加强抗感染及营养支持，避免过早进行剧烈活动，多可获得良好恢复，避免外科手术。对于术后迟发穿孔，应动态评估患者腹膜炎等感染控制情况，如穿孔发现及时、症状局限，可考虑内科保守治疗或内镜下修补，加强抗感染处理并密切观察病情变化。如穿孔后感染症状持续加重，应及时安排外科手术修补并留置引流管，多可考虑腹腔镜下修补手术。

3. 狭窄　多与切除黏膜面积过大相关，特别是食管病变＞ 3/4 周以上切除后发生狭窄风险较高。狭窄的防治与 ESD 术后狭窄处理类似。

八、术后处理及注意事项

（1）术后根据病变大小及手术的具体情况，嘱患者卧床休息 1 ～ 3 天，必要时禁食 1 ～ 2 天。密切观察患者有无腹痛、腹胀、呕血、黑便等情况，如出现术后并发症，必要时及时安排急诊内镜手术等行进一步处理。如患者术后无不适，可 1 周内从流质、半流质低渣饮食逐步恢复至正常饮食。

（2）如术后病理检查提示肿瘤性病变有黏膜下深层浸润、肿瘤分化程度差、存在脉管浸润及肿瘤出芽等情况，需要结合患者实际情况考虑追加手术等行进一步治疗。

（3）胃肠道良性息肉 EMR 术后，根据息肉的性质、大小、数量等决定复查频率。消化道早期癌内镜下切除术后常规术后 3 个月、6 个月、12 个月分别安排随访复查，随后每年复查 1 次以了解有无复发或其他部位的新发病灶。

（4）如术后复查发现局部复发，但病灶仍局限于黏膜层，可再次行 EMR 或 ESD 治疗，如病灶浸润至黏膜中下层或更深，则需要考虑外科手术根治切除。

第二节　内镜黏膜下剥离术

内镜黏膜下剥离术（endoscopic submucosal dissection，ESD）是指应用内镜下黏膜切

开刀行黏膜切开及黏膜下层精细剥离，可大块、完整地切除较大面积的病变组织，且切除后的标本可进行完整全面的病理学评估，显示出比 EMR 更大的优势，广泛应用于消化道黏膜及黏膜下层浅层病变的处理。

一、适　应　证

1. 早期食管癌及癌前病变内镜下治疗的适应证

（1）绝对适应证：①食管高级别上皮内瘤变（HGIN）；②病变局限于上皮层或黏膜固有层的 T1a 期食管癌（M1、M2 期食管癌）。

（2）相对适应证：①病变浸润至黏膜肌层的食管癌（M3 期食管癌，有一定的淋巴转移风险，但内镜下切除并发症少、术后生活质量高）；②累及食管 3/4 周以上的黏膜病变（ESD 术后狭窄风险较大）。

2. 我国于 2018 年制定的《早期胃癌内镜下规范化切除的专家共识意见》中的早期胃癌内镜下切除的适应证

（1）绝对适应证：①不论病灶大小，无合并溃疡的分化型黏膜内癌（cT1a）；②病灶≤ 3cm、合并溃疡的分化型黏膜内癌（cT1a）；③胃黏膜高级别上皮内瘤变（high-grade gastric intraepithelial neoplasia，HGIN）。

（2）扩大适应证：病灶≤ 2cm、无合并溃疡的未分化型黏膜内癌（cT1a）[2020 年日本制定的《早期胃癌内镜黏膜下剥离术和内镜黏膜切除术治疗指南》（第 2 版）已将该类病变纳入 ESD 的绝对适应证]。

另外合并以下因素的早期胃癌或癌前病变的患者，可尝试行内镜下诊断性切除：①伴有高危因素的低级别上皮内瘤变患者；②病变可疑黏膜下浅层浸润，但内镜下评估困难，内镜切除或外科手术难以决策的患者；③适应证以外的早期胃癌，但一般情况差，存在外科手术禁忌或拒绝外科手术的患者。

3. 在结直肠黏膜病变的处理中 ESD 适用于几乎没有淋巴结转移风险病变的切除　结直肠 ESD 的适应证包括：EMR 整块切除困难的＞ 2cm 的病变，特别是假凹陷型的侧向发育型肿瘤；Pit 分型呈 V i 型的病变；内镜切除术后复发或残留的早期癌；大的凹陷型腺瘤；怀疑癌变的巨大隆起型病变；慢性炎症为背景的单发局部肿瘤；有黏膜下纤维化而抬举不良的病变及可疑黏膜下浅层浸润的病变。

对于下咽部的早期癌及癌前病变，在完善检查评估排除黏膜下深层浸润及远处转移后，也可考虑行 ESD。但操作难度更大，对术后并发症的处理要求更高，建议安排有丰富内镜切除经验的医生完成。

考虑到小肠结构的天然复杂性，ESD 操作在小肠黏膜病变的处理中风险较高，而 EMR 可处理其中的大部分黏膜病变，且操作难度及风险更低，小肠 ESD 治疗并不作为常规推荐，仅作为探索研究及在部分大型医院中进行。

另外，直径＜ 10mm 的位于黏膜下层的直肠神经内分泌肿瘤（NET），在完善检查排除深层浸润及远处转移后，可行 ESD 治疗（图 19-2）。

二、禁 忌 证

（1）严重心肺功能障碍等器质性病变不能耐受手术者。

（2）严重凝血功能障碍有出血倾向者。

（3）术前评估考虑病变发生淋巴结转移或病变浸润至黏膜下深层者。

（4）低分化及未分化早期食管癌。

（5）病灶＞ 2cm 而无合并溃疡的胃未分化型黏膜内癌。

（6）任何大小的合并溃疡的胃未分化黏膜内癌。

（7）病灶＞ 3cm 同时合并溃疡的胃分化型黏膜内癌。

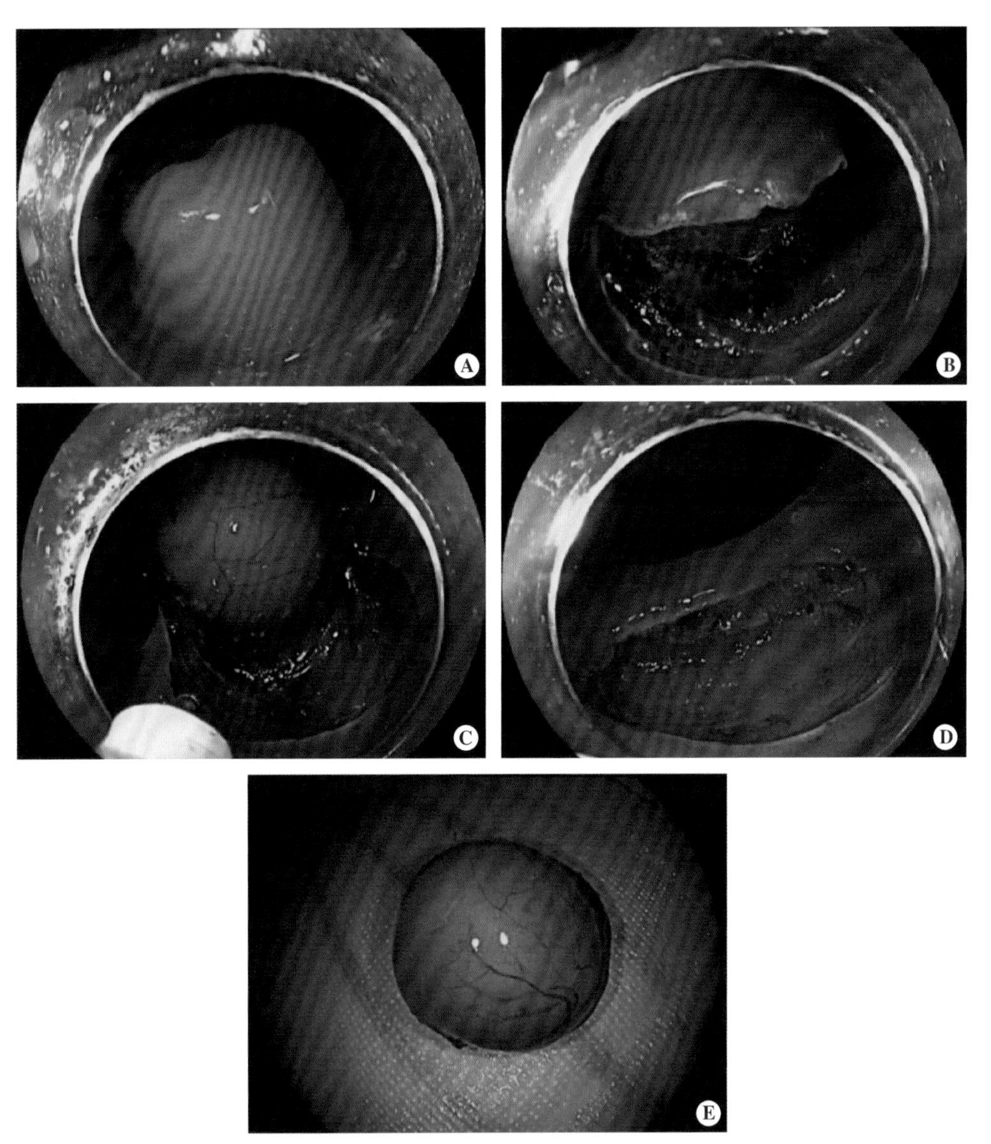

图 19-2 ESD 处理直肠神经内分泌肿瘤

A. 确认并标记病变范围；B. 黏膜下注射后行病变环周黏膜切开；C. 观察肿瘤起源于黏膜下层，沿黏膜下层逐步剥离病变；D. 肿瘤剥离后观察处理创面血管，并确认无穿孔；E. 观察剥离后瘤体包膜完整，送病理检查

三、术前准备

与患者详细交代疾病的具体诊断与治疗的必要性、手术可能的获益与风险、手术流程与替代治疗方案、术后可能需要追加进一步治疗的可能等，并签署相关手术知情同意书。

所有患者术前均需要完善血常规、血型、凝血功能等常规术前筛查项目，完成心肺功能评估，排除手术禁忌证。对于术前长期口服抗凝药、抗血小板药物的患者，应根据患者具体病情，考虑暂停、调整相关药物或推后手术，一般停用抗血小板药物 1 周后再行内镜手术。对于停用抗凝药后血栓风险较大的患者，必要时术前停用抗凝药并临时应用肝素桥接治疗。决策困难时应与相关专科医师协商评估制订处理方案。

所有消化道早期癌或癌前病变在确定 ESD 手术方案前，均应完善放大内镜及染色内镜检查评估，完善胸腹部影像学检查及超声内镜检查，初步排除肿瘤黏膜下深层浸润、淋巴结及其他器官或组织的肿瘤转移。

上消化道 ESD 患者，术前常规禁食 6h 以上，术前 30min 口服去泡剂及去黏液剂，建议常规于气管插管全身麻醉下手术。下消化道 ESD 患者，术前应充分行肠道准备，一般要求术前 3 天开始给予低渣饮食，术前 1 天开始给予肠道准备剂行肠道准备，必要时增加清洁灌肠；备用解痉剂，常规准备抢救用药品。

四、器械准备

器械准备：专用治疗内镜（大孔道、带附送水功能），内镜下一次性使用切开刀（Dual 刀、IT 刀、Hook 刀、啄木鸟刀、黄金刀、海博刀等），热止血钳，电刀工作站，止血夹，透明帽，尼龙绳，CO_2 气泵，黏膜下注射液（生理盐水、甘油果糖、透明质酸等，必要时加入肾上腺素、靛洋红），牙线 / 磁珠等牵引器械，病变回收装置（圈套器、网篮等），有条件的医院可使用 OTSC、OverStitch 等内镜下缝合装置。备好抢救用医疗器械。

五、操作技巧

（1）通过调整内镜或患者体位，尽量使需要处理的病灶位于内镜视野 6：00 附近的理想位置，并避免使病灶位于重力低位，减少术中积液对操作造成的影响。术中应适当控制充气及注水，及时负压吸引以保持良好的操作视野与顺应性。

（2）标记：术前应用放大内镜及染色内镜（电子 / 化学染色）确认病变范围，评估病变深度后，应用 APC 或切开刀行病变切除范围标记。一般于病灶外 5mm 左右正常黏膜处环周标记，相邻两处标记点相隔 2 ～ 3mm。标记深度以术中能保持标记点清晰可辨认为宜。病变口侧或肛侧再单独增加标记，以利于后期病理复原处理。

（3）黏膜下注射：在标记点以外行黏膜下多点注射以抬举病变，先注射病变的远侧端，后注射病变的近侧端。调整合适的注射针进针深度，使黏膜下层充分注射液体垫后，观察病变抬举应多为阳性。为保持更持久的黏膜下隆起，可采用甘油果糖、透明质酸或纤维蛋白原等作为注射液。必要时可术中多次追加黏膜下注射。

（4）黏膜切开：常规经典ESD操作流程中黏膜切开为环周切开，但也可根据病变具体情况，采用局部切开黏膜后，先行黏膜下剥离，最后再全周切开黏膜的做法。切开黏膜过程中注意浅切开黏膜切口后可显露部分黏膜下血管，提前电凝预处理血管，来回多次浅切开以逐步增加切开至合适的黏膜下层深度，可减少盲目过深过快切开黏膜下层时的创面血管出血及意外肌层损伤。

（5）黏膜下剥离：在透明帽的辅助下，内镜前端进入黏膜下层空间，应用切开刀进行剥离，使黏膜下层与固有肌层完全分离。锥形透明帽可降低进入黏膜下层的难度，但操作视野受到一定影响，而充分的黏膜下注射可维持良好的黏膜下操作空间。紧贴肌层侧剥离可减少剥离过程中接触细小血管网的概率，也更利于保证手术切缘阴性。当黏膜下血管丰富时，部分黏膜下的剥离可以考虑以凝代切。对于合并黏膜下纤维化的病变，黏膜下注射后抬举不佳，此时需仔细辨认消化道管壁层次结构，在合适的黏膜下层进行剥离，避免剥离过浅或过深。必要时可采用牵引技术辅助剥离，包括内牵引、外牵引（牙线、磁珠、圈套器牵引等）（图19-3）。对于特殊部位或操作困难的病变，术中可根据

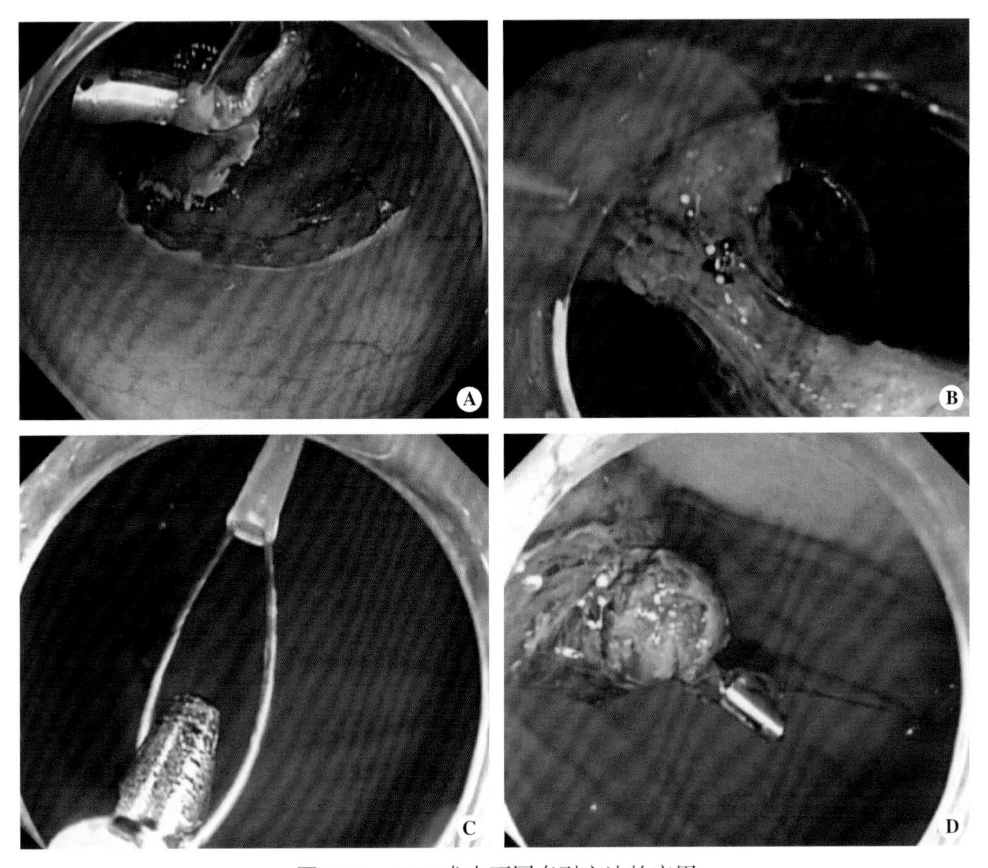

图19-3 ESD术中不同牵引方法的应用

A. 牙线联合止血夹牵引；B. 异物钳应用于直肠神经内分泌肿瘤ESD牵引；C. 圈套器应用于胃内病变ESD牵引；D. 牙线联合2枚止血夹行滑轮牵引

需要调整患者体位、调整送气量、拉直镜身等以获得良好操作视野与空间。对于胃角、直肠等部位的病变，可灵活采取正镜及倒镜状态下剥离相结合；对于食管大面积病变，可采用隧道式黏膜剥离，即在环形切开病变上下缘后，从上缘向下进行隧道式剥离，再沿隧道两侧剥离，直到完全剥离病变。术中可根据需要联合应用前端切开刀及前端绝缘切开刀。应用具有注水功能的黏膜切开刀可减少术中器械更换次数，降低手术难度，提高手术操作效率。

（6）创面处理：病变黏膜剥离后，应再次冲洗创面，观察病灶是否完整切除，确认创面肌层有无损伤或穿孔，对创面血管进行再次电凝以预防术后出血，必要时应用止血夹、尼龙绳等夹闭或缝合创面。较大范围病变剥离后，完全缝合创面操作困难，而且非绝对必要，此时可单独对局部肌层损伤或穿孔行局部夹闭或缝合（图 19-4）。

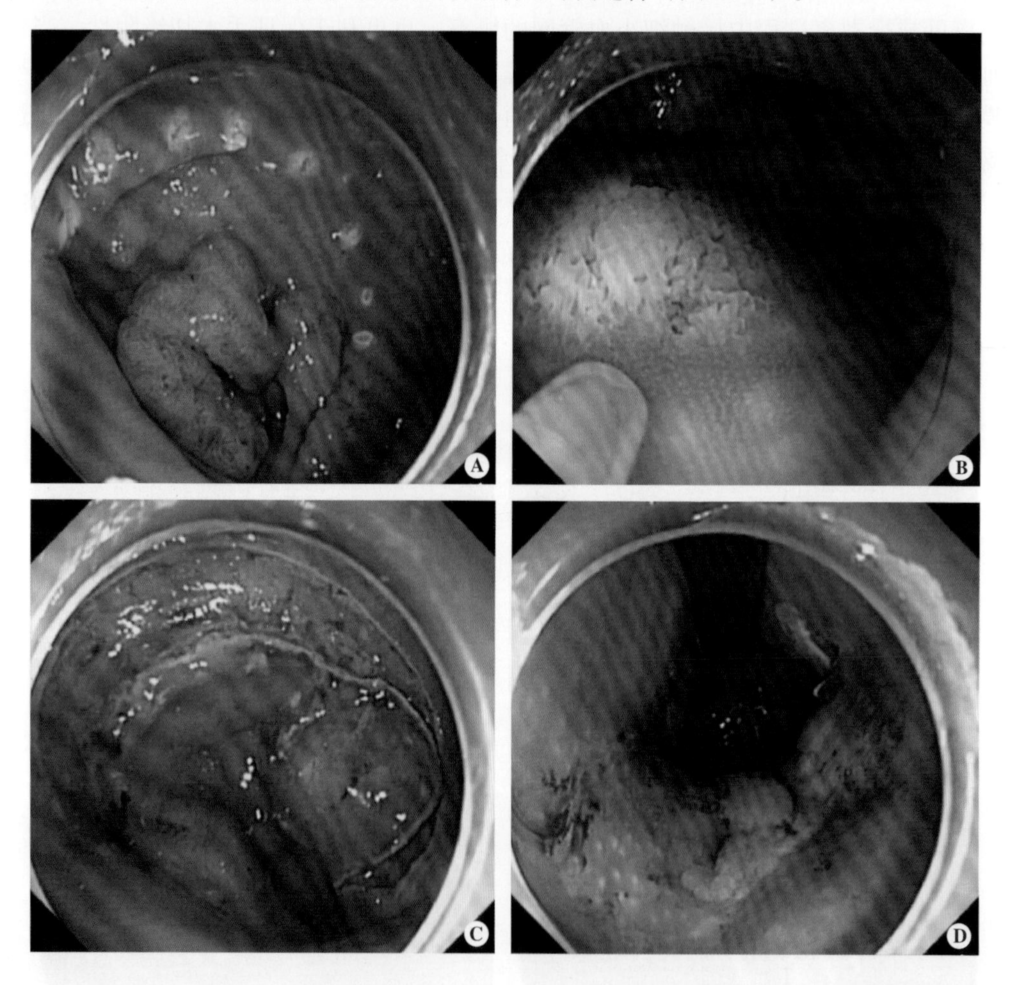

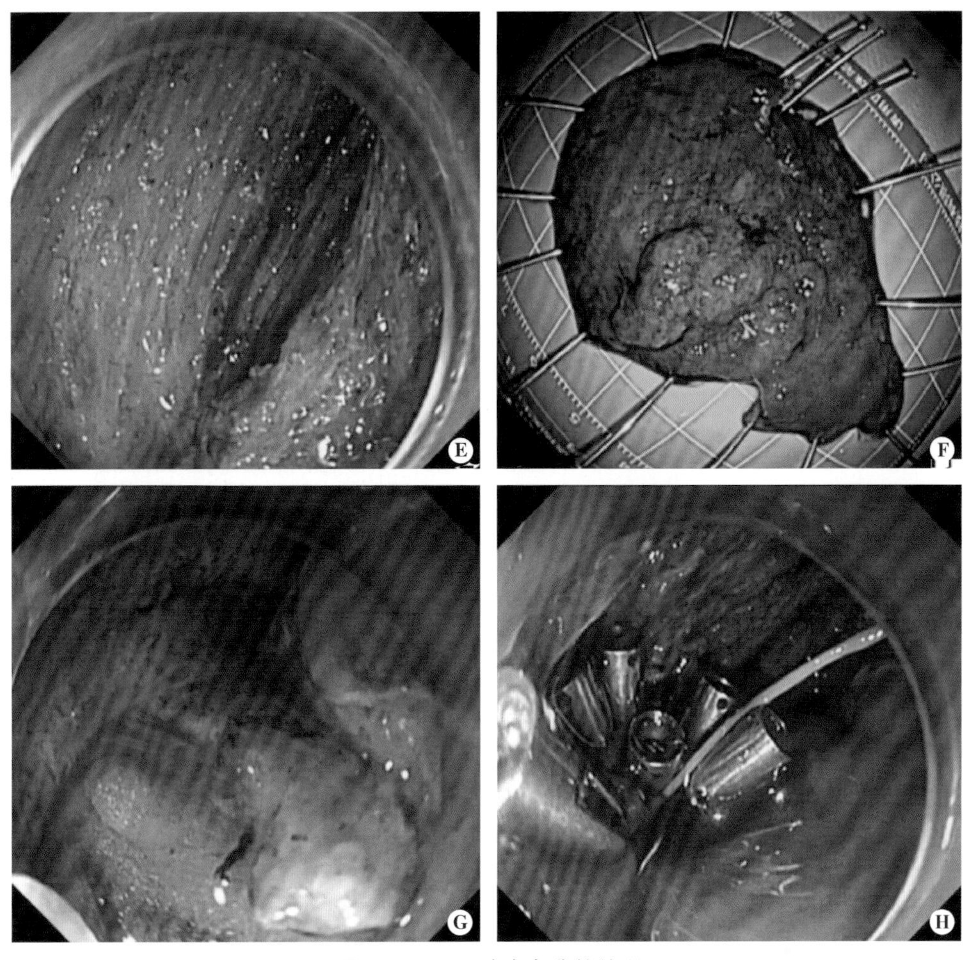

图 19-4 ESD 治疗穿孔的处理

A. 直肠侧向发育型肿瘤术后复发行 ESD 治疗，确认并标记病变范围；B. 黏膜下注射；C. 环周切开黏膜；D. 倒镜状态下完成部分黏膜切开；E. 黏膜下剥离；F. 剥离后标本处理；G. 病变局部纤维化明显，术中发生局部穿孔；H. 应用多枚止血夹联合尼龙绳行局部荷包缝合闭合穿孔

完整的 ESD 操作流程见图 19-5。

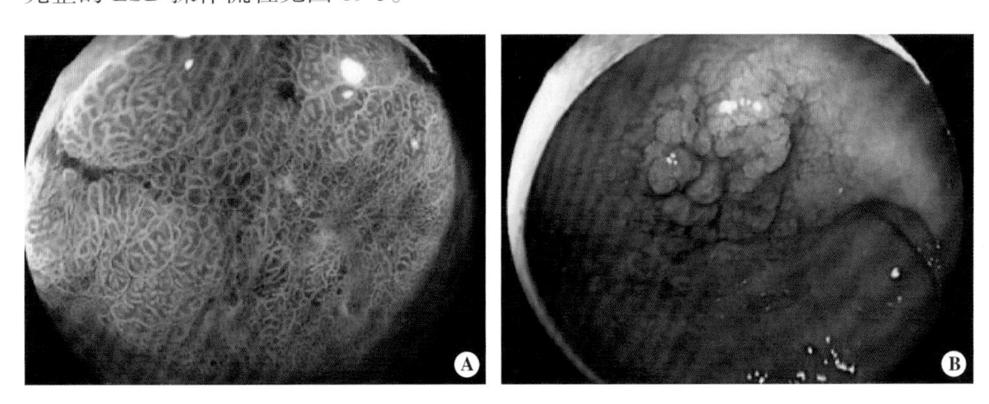

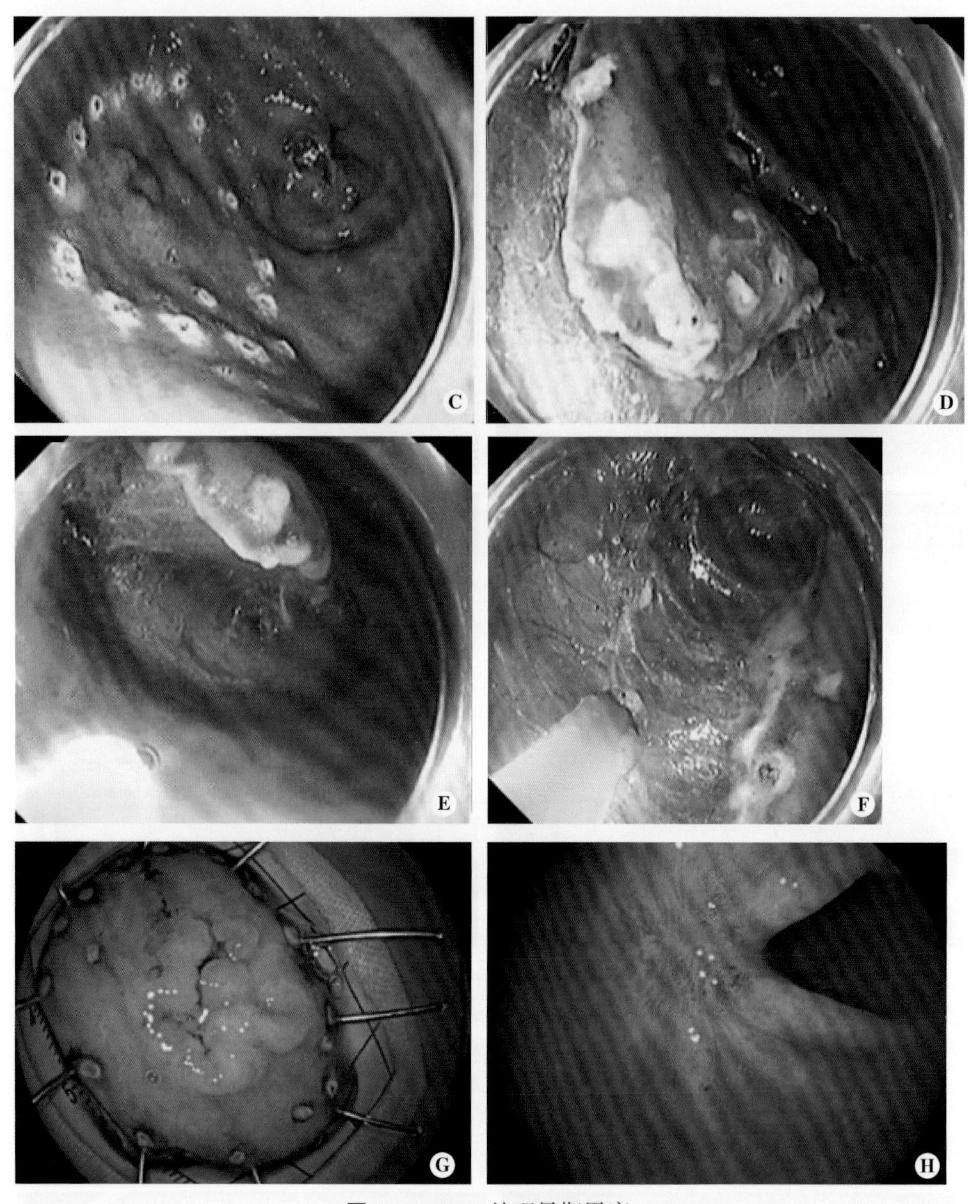

图 19-5 ESD 处理早期胃癌

A、B. 术前应用放大内镜及染色内镜评估病变性质、范围及深度；C. 电凝标记病变范围；D. 环周切开黏膜；E. 沿黏膜下层逐步、完整剥离病变；F. 病变剥离后再次电凝处理创面血管；G. ESD 标本按常规处理送检；H. 术后 3 个月复查提示创面愈合良好，无病变残留及复发

六、标本处理

（1）切除的标本应及时浸泡于 10% 福尔马林溶液中固定，不同部位的标本应分别单独放置，并单独测量记录每个标本的大小、形态。

（2）标本应充分展平，使用细小的不锈钢针将整块标本以病变原形固定于泡沫板。标本伸展的程度应与黏膜本身生理状态相当，避免过度牵拉破坏标本的完整性。在固定好的标本周围标记标本在体内的相对位置，如口侧、肛侧、前壁、后壁等。

（3）标本在福尔马林溶液中固定不应超过 72h，需要及时进行切片、包埋及染色观察。病理医生应对标本进行测量记录、拍照存档。辨认距离肿瘤最近的黏膜切缘，以此边缘的切线为基准，垂直该切线以每间隔 2 ～ 3mm 的距离平行切开标本，用墨汁标记切缘，并记录组织块对应的具体位置。

（4）包埋组织标本时应按照同一空间顺序竖立包埋，每块标本能对应于整块标本的空间位置完成病理复原。包埋好的组织蜡块在组织机上切片的厚度为 4 ～ 5μm。对标本行 HE 染色及免疫组化染色后显微镜下观察并给出病理诊断。对于复杂病例，必要时应进行病理会诊并与临床科室联系沟通。

（5）规范化的病理报告应包括：标本类型、病变的肉眼形态及大小；组织学分型，癌前病变（低级别上皮内瘤变、高级别上皮内瘤变）；肿瘤分化程度（高分化、低分化）；肿瘤浸润深度 [主要需要区分是否超过黏膜下层的浅层（SM1），在食管、胃、结肠标本中，分别设置肿瘤侵犯黏膜下层＜ 200μm、500μm 及 1000μm（为浸润至 SM1）]；有无脉管侵犯；有无肿瘤出芽，有无周围其他黏膜病变；必要时绘制黏膜病变谱系图。

七、并发症及处理

1. 出血　黏膜下注射液中加入肾上腺素有助于收缩血管减少术中出血，但应避免大剂量应用。对发现的黏膜下血管提前电凝预止血可减少术中出血风险。术中发生出血后应及时冲洗明确出血点，判断是动脉性出血还是静脉性出血，判断出血速度，小血管出血可予以切开刀直接电凝止血，必要时换热止血钳、APC 或止血夹止血（图 19-6）。术中出血如采用止血夹止血可能影响后续的手术操作，以采用电凝止血为宜，采用电凝止血时，可根据实际需要调整电凝效果及功率。病变剥离范围越大，病变部位血管越丰富，术中、术后出血的风险也相应增大。术后少量出血可给予保守治疗，如药物治疗后仍有活动性出血，甚至出现血流动力学不稳定，则应急诊进行内镜下确切止血，一般极少需要外科手术处理（图 19-7）。

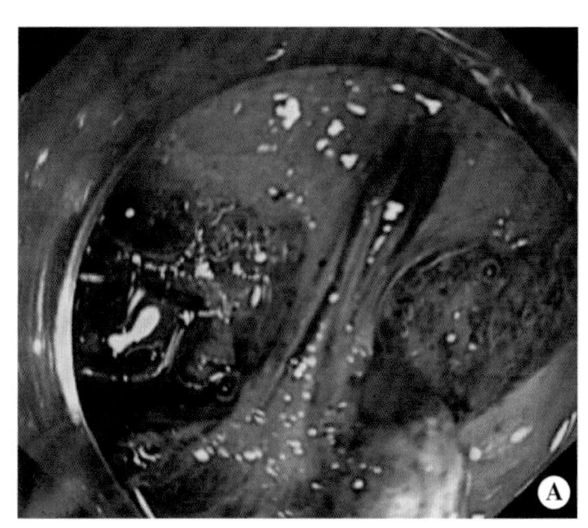

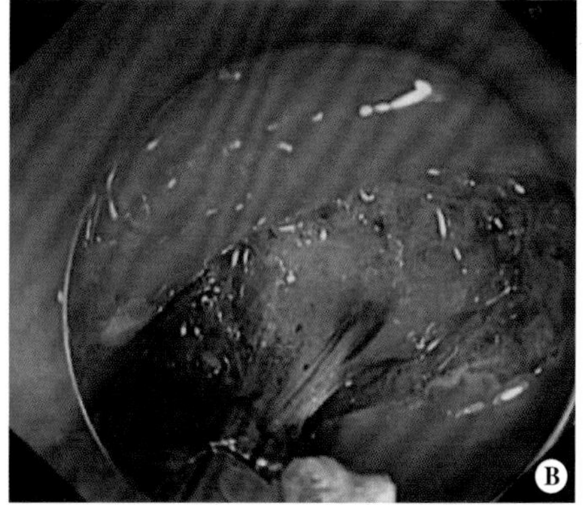

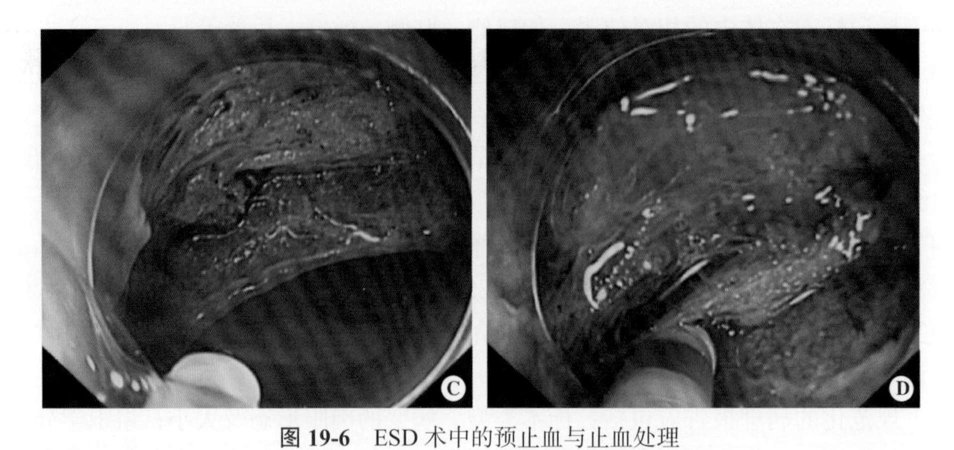

图 19-6 ESD 术中的预止血与止血处理

A. 术中显露黏膜下层较粗大血管；B. 充分游离血管周围黏膜下层组织后，热止血钳电凝预处理血管；C. 剥离过程中出现少量渗血；D. 直接应用切开刀电凝止血

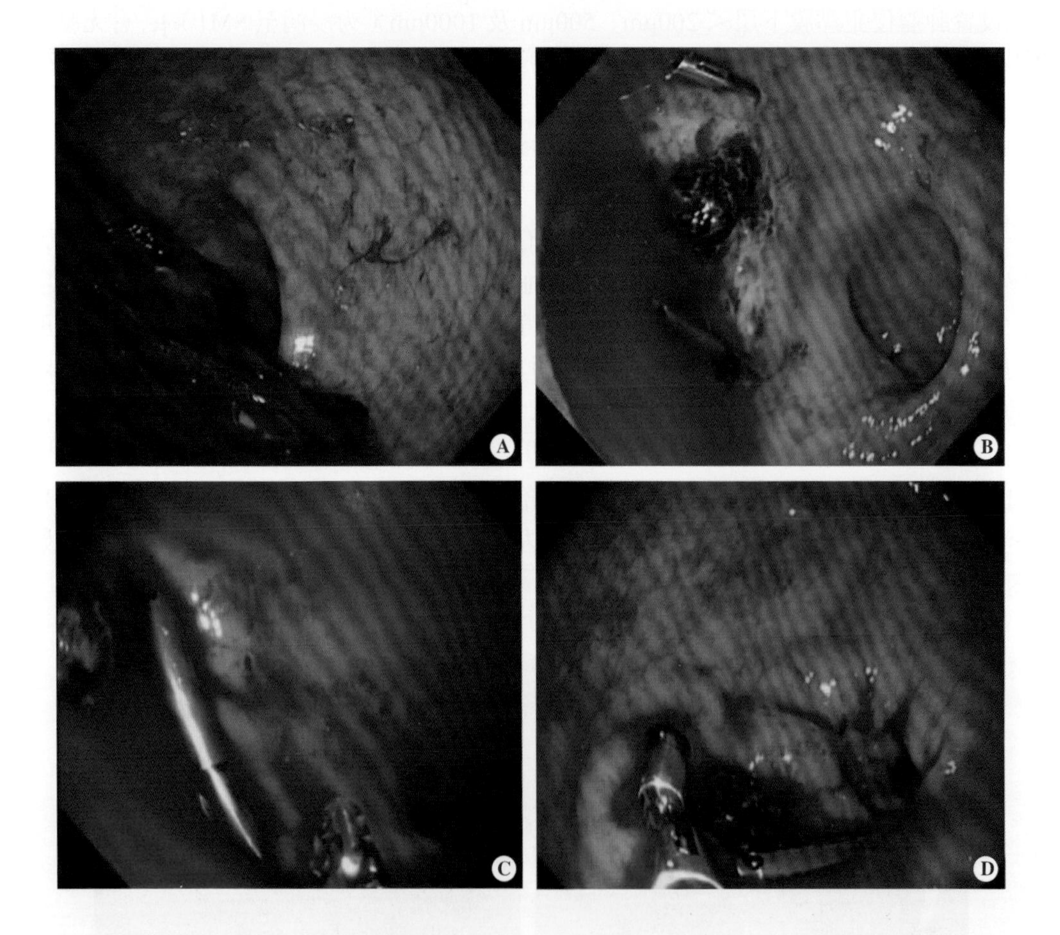

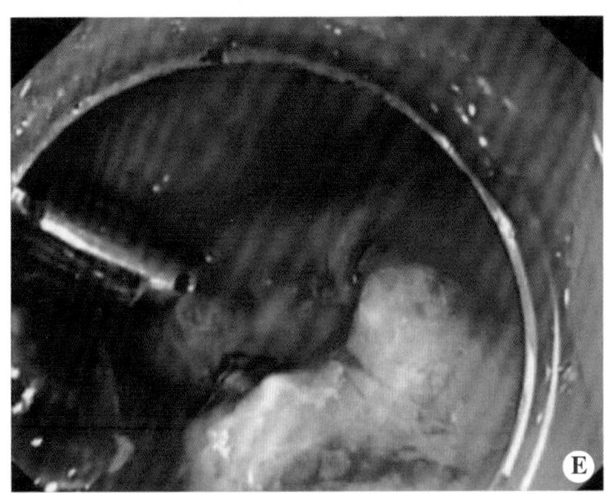

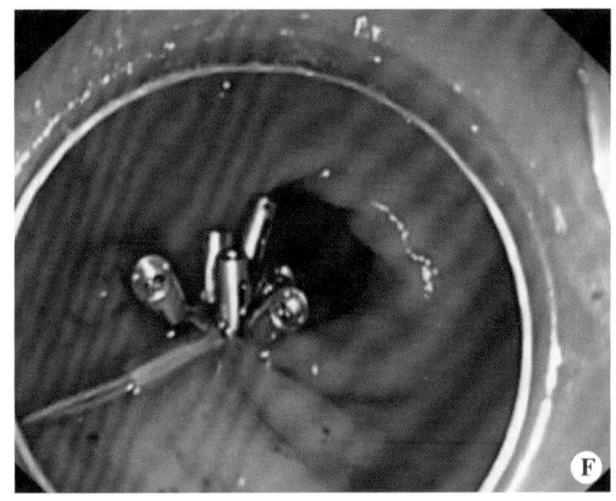

图 19-7 ESD 术后出血行急诊内镜止血

A. 直肠 ESD 术后 3 天出现便血，急诊肠镜检查可见肠腔积血；B. 清理血凝块后显露创面，可见仍有明显活动性渗血；C. 及时换用热止血钳电凝止血；D. 电凝创面后渗血速度减慢；E. 透明帽辅助下确认出血点，充分电凝出血血管后出血停止；F. 多枚止血夹联合尼龙绳缝合创面加强预防再出血

2. 穿孔 术中明确发现创面肌层破损，观察到大网膜等腹腔内组织，或者术后患者出现皮下气肿、纵隔气肿、胸闷、腹胀等症状，影像学检查显示胸腹腔游离气体，均提示穿孔。穿孔与操作者经验、病变部位及大小、病变有无合并溃疡及黏膜下纤维化、术中有无肌层损伤、术后饮食与运动控制情况等多因素相关。如术中发生穿孔，后续操作应尽量减少注水、注气，并尽快完成手术。小的穿孔多可行内镜下夹闭或缝合，如内镜下处理失败，可考虑外科修补。穿孔并发中大量气胸时，应及时行闭式引流，而腹腔积气多可经下腹麦氏点穿刺排气缓解症状。内镜下处理穿孔后，术后给予禁食、胃肠减压、静脉应用抗生素及加强营养支持治疗后多恢复良好。隐性穿孔经保守治疗多可痊愈。对于术后迟发穿孔，应动态评估患者腹膜炎等感染控制情况，如穿孔发现及时、症状局限，可考虑内科保守治疗或内镜下修补，加强抗感染处理并密切观察病情变化。如穿孔后感染症状持续加重，应及时安排外科手术修补并留置引流管，多可考虑腹腔镜下修补手术。

3. 消化道狭窄 多见于食管大面积黏膜病变 ESD 术后，或贲门、幽门等特殊部位黏膜损伤后。大于 3/4 周的食管黏膜病变 ESD 术后狭窄发生率可达 88% 以上。术中或术后应用激素常用于预防 ESD 术后狭窄，而狭窄扩张或切开均是治疗术后狭窄的常用处理方式，必要时需要反复多次治疗（图 19-8，图 19-9）。难治性狭窄可考虑置入可回收支架进行治疗。黏膜移植、细胞补片等再生医学技术尚处于探索研究阶段。对于贲门、幽门附近的黏膜病变，术中应尽量减少对正常黏膜的损伤，以减少术后狭窄的发生风险。

4. 电凝综合征 患者主要表现为内镜下切除术后出现局部腹膜炎，伴随发热、白细胞计数升高，而影像学检查未提示穿孔。其主要原因为术中过度电凝造成消化道管壁透壁损伤，引起浆膜层炎症反应，导致局限性腹膜炎症状。当患者出现腹膜炎症状，但经检查初步排除消化道穿孔后，可加强静脉营养支持治疗，使用广谱抗生素，禁食直至症状消失，通常能获得良好预后。

5. 感染 主要包括黏膜下隧道感染、纵隔感染、肺部感染、腹腔感染、术后创面所致感染等。感染多与术前清洁准备不充分、气管插管过程中出现误吸、术后创面愈合不良、机体免疫功能低下等相关。需要注意规范 ESD 围术期的管理及术中精细操作。感染高风险的患者可预防性使用抗生素，术后一旦出现感染则应及时静脉使用广谱抗生素，必要时给予置管引流。

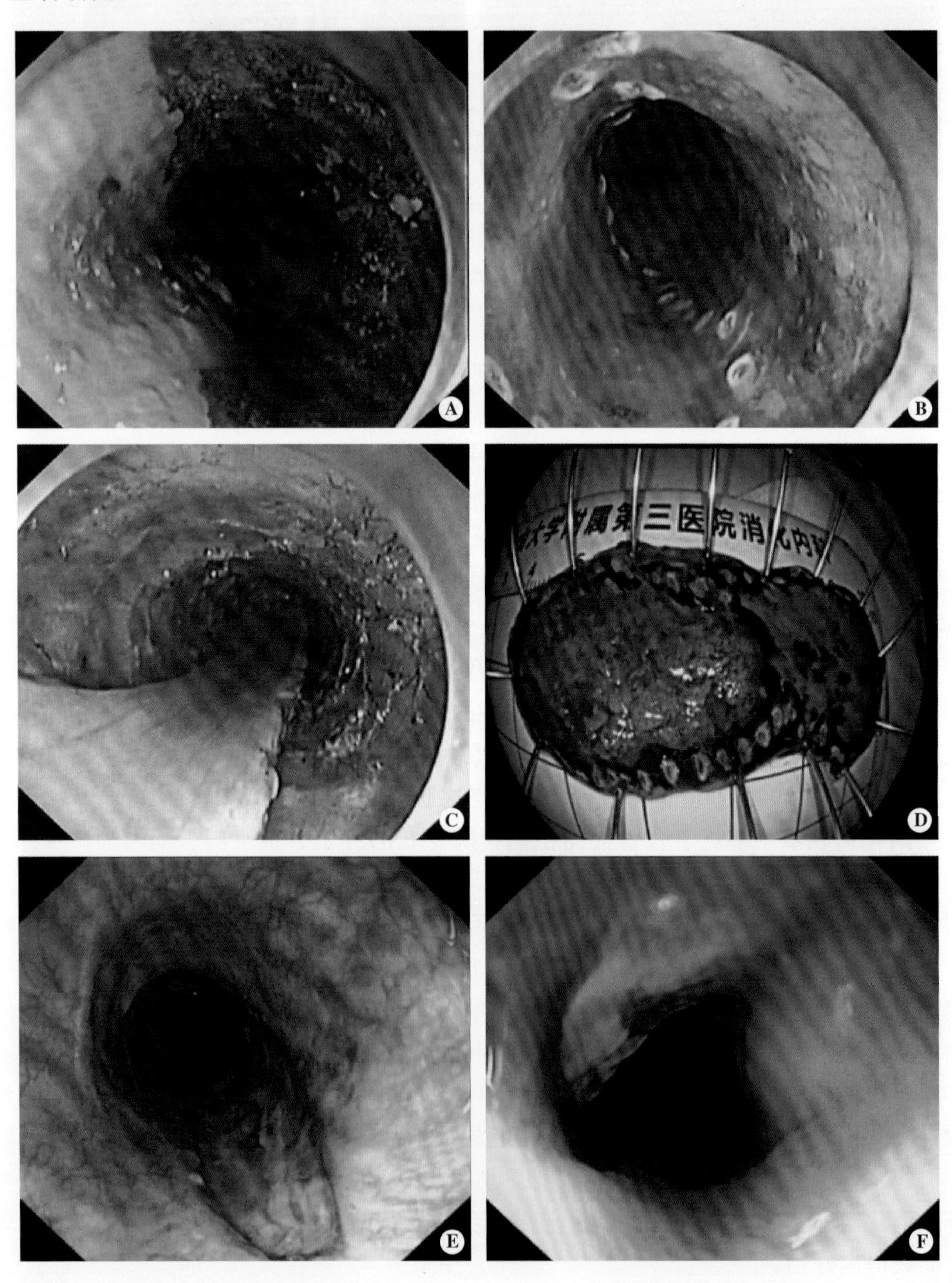

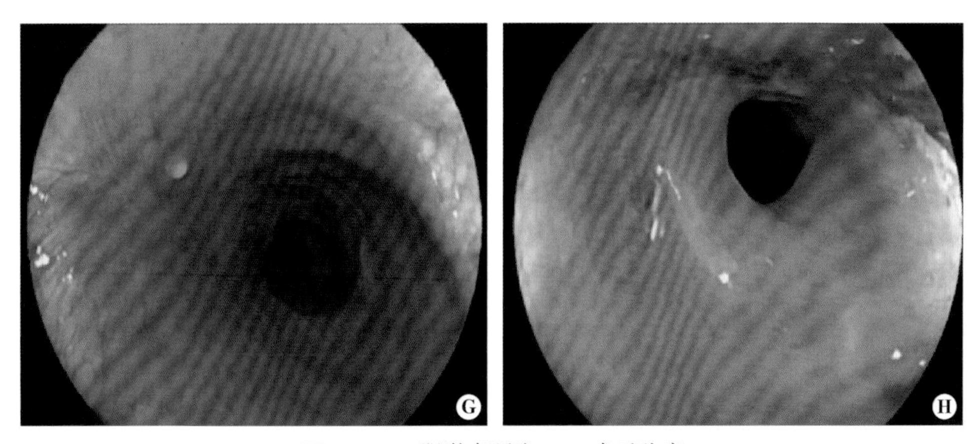

图 19-8 口服激素预防 ESD 术后狭窄

A ～ D. 食管上段大面积早期癌 ESD 处理，切除标本大小约 25mm×60mm；E、F. 术后第 3 天开始口服激素预防狭窄，术后 1 个月复查提示创面未完全愈合，食管轻度狭窄；G、H. 术后 2 个月复查提示创面已基本愈合，食管狭窄较前加重，但患者症状轻微，无须进一步处理

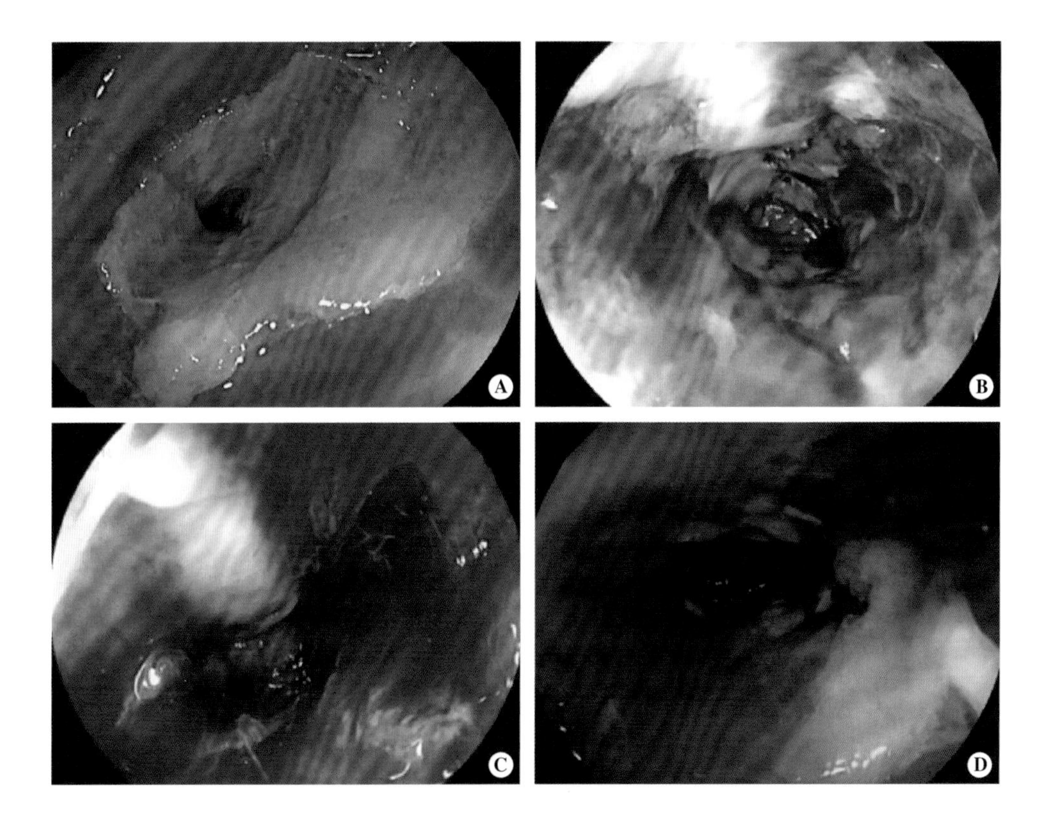

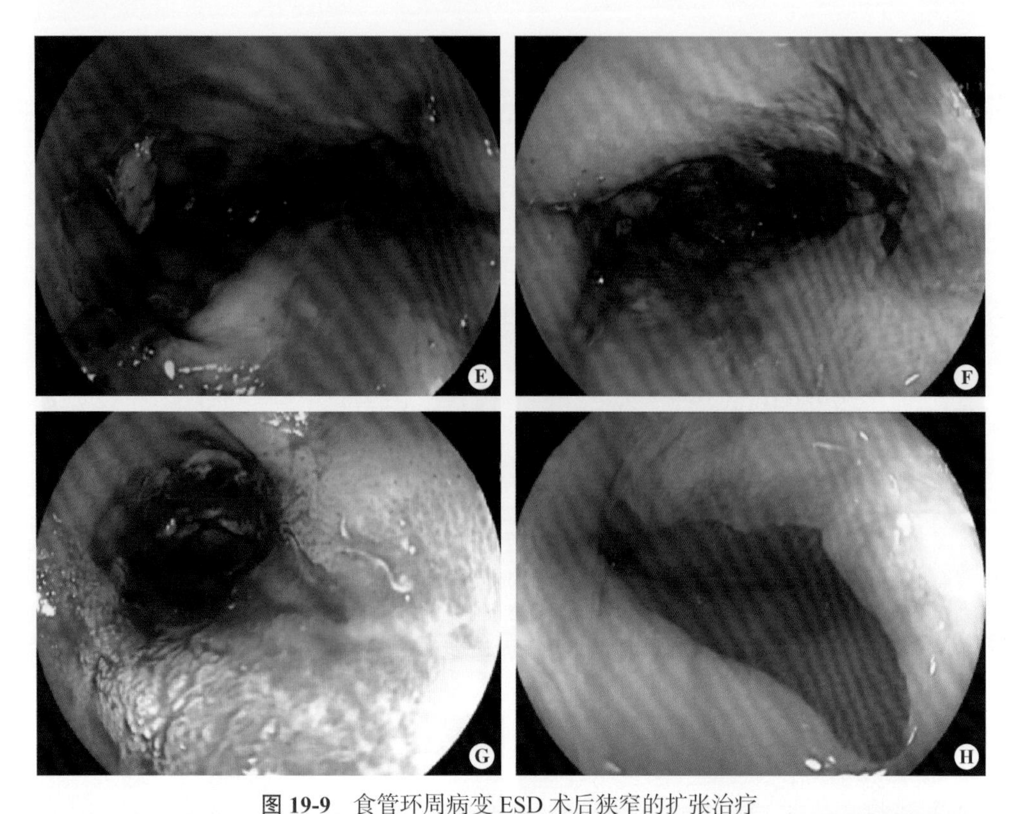

图 19-9 食管环周病变 ESD 术后狭窄的扩张治疗

A. 术后 3 周患者出现明显吞咽困难，胃镜检查提示术后明显狭窄；B ～ G. 随后 3 个月内先后行 6 次狭窄扩张治疗，治疗后狭窄程度逐步减轻；H. ESD 术后 2 年复查提示已无明显狭窄

八、术后处理及注意事项

术后根据手术的具体情况嘱患者卧床休息 1 ～ 3 天，禁食 1 ～ 2 天。密切观察患者有无腹痛、腹胀、呕血、黑便等情况，如出现术后并发症，必要时及时安排急诊内镜处理。如患者术后无不适，可逐步恢复饮食。

术后一般不需要常规应用止血药，对于上消化道病变 ESD，术后应用抑酸药及黏膜保护剂有利于减少出血风险，促进术后恢复，一般建议服药 4 ～ 8 周。上消化道病变 ESD 术后不需要常规应用抗生素。但当存在病变切除范围大、手术操作时间长、合并消化道穿孔、术中出现大量出血、伴有糖尿病或免疫功能低下、营养不良等情况时，可酌情使用抗生素。

如术后病理提示肿瘤黏膜下深层浸润、肿瘤分化程度差、切缘阳性、存在脉管浸润和 2/3 级肿瘤出芽等情况，需要结合患者实际情况考虑追加手术或放化疗等进一步处理。如术后病理仅提示侧切缘阳性，而无肿瘤分化程度低、脉管或黏膜下深层浸润的情况，可考虑密切内镜随访或再次行内镜下切除。

消化道早期癌及癌前病变一般建议 ESD 术后 3 个月、6 个月、12 个月分别安排随访复查，复查内容包括消化内镜检查、肿瘤标志物及相关影像学检查等。如无病变残留或复发，随后可每年复查 1 次以了解有无复发或其他部位的新发病灶。如术后随访监测发现局部病变复发，但评估病灶仍局限于黏膜层，可再次行 ESD 治疗，如病灶浸润至黏膜中下层及更深，则需要考虑外科手术根治切除。

2018 年日本胃癌学会制订了 eCura 评分系统，规范了对早期胃癌 ESD 预后的判断、后续治疗及术后随访。

术后复查除关注原 ESD 手术部位之外，尚需要警惕异时性多原发癌和第二原发癌的筛查，如早期食管癌可能有多发散在病灶，早期食管癌患者头颈部肿瘤的发病风险也较高。

第三节　消化道黏膜下肿瘤内镜切除术

消化道黏膜下肿瘤（submucosal tumor，SMT）是指起源于消化道黏膜上皮层以下各层（主要包括黏膜肌层、黏膜下层、固有肌层）的消化道隆起性病变，也称为上皮下肿瘤。随着内镜检查的普及和内镜技术的发展，SMT 的检出率也大幅提高。SMT 的组织病理学类型复杂多样，包括胃肠道间质瘤、平滑肌瘤、神经内分泌肿瘤、脂肪瘤、颗粒细胞瘤、异位胰腺、囊肿等。大部分 SMT 为良性病变，但有不足 15% 的 SMT 表现为恶性或有恶性潜能，另某些特殊部位及特殊病理类型的 SMT 可不断增大，导致出血、梗阻等症状。内镜下切除 SMT 因创伤小、并发症少、恢复快等特点而受到广泛关注与认可。内镜黏膜下挖除术（endoscopic submucosal excavation，ESE）及内镜全层切除术（endoscopic full thickness resection，EFR）是内镜下处理来源于固有肌层 SMT 的两种常用治疗术式。两种术式的基本操作类同，但 EFR 涉及消化道主动穿孔，对术后创面闭合要求更高。

一、适　应　证

结合我国实际情况，国内于 2018 年制定了消化道 SMT 内镜诊治专家共识，并于 2023 年进行了更新。根据共识意见，没有淋巴结转移或淋巴结转移风险极低、使用内镜技术可以完整切除、残留及复发风险低的消化道 SMT 均可考虑行内镜下切除。内镜切除过程中应遵循无瘤治疗原则，需要完整切除肿瘤，尽量保证瘤体包膜完整。

内镜下切除适应证：①对于术前检查怀疑或活检病理学检查结果证实存在恶性潜能的肿瘤，特别是术前评估肿瘤直径≤ 2cm 疑似胃肠道间质瘤且复发转移风险低并可能完整切除的可内镜下切除；对于肿瘤直径＞ 2cm 的疑似低风险的胃肠道间质瘤，术前评估除外淋巴结或远处转移者，在保证肿瘤可完整切除的前提下，可考虑在内镜治疗技术成熟的单位由经验丰富的内镜医师开展内镜下切除。②有症状（如出血、梗阻）的 SMT。③术前检查怀疑或病理学检查结果证实良性，但患者不能规律随访或随访期内瘤体短时间增大及内镜治疗意愿强烈的患者。

二、禁　忌　证

（1）明确发生淋巴结转移或远处转移的病变。

（2）对于部分明确发生淋巴结转移或远处转移的SMT，为获取病理需要大块活检，可视为相对禁忌证。

（3）一般情况差，无法耐受内镜手术者。

三、术前准备

与患者详细交代疾病的具体诊断与治疗的必要性、手术可能的获益与风险、手术流程与替代治疗方案、术后可能需要追加进一步治疗的可能等，并签署相关手术知情同意书。

所有患者术前均需要完善血常规、血型、凝血功能等常规术前筛查项目，完成心肺功能评估，排除手术禁忌证。对于术前长期口服抗凝药、抗血小板药物的患者，应根据患者具体病情，考虑暂停、调整相关药物或推后手术，一般停用抗血小板药物1周后再行内镜手术，必要时停用抗凝药并术前临时应用肝素桥接治疗。决策困难时应与相关专科医师协商制订处理方案。

对于上消化道SMT，术前常规禁食6h以上，治疗时建议常规气管插管全身麻醉；下消化道SMT患者术前应充分做好肠道准备，可考虑采用镇静或静脉麻醉，但需要注意术中患者的自主呼吸可能影响手术术野的稳定性，如手术难度大，操作时间长，仍建议插管麻醉条件下手术。

术前常规完善超声内镜及CT/MRI等影像学检查，以评估肿瘤性质，确定肿瘤具体来源，对肿瘤的三维形态、与周围组织的毗邻关系有更充分的了解，并初步排除肿瘤转移可能。

如术前评估考虑肿瘤累及固有肌层，拟行全层切除，可在术前半小时左右预防性应用抗生素。术中及术后根据患者具体情况（手术时间、手术顺利程度、术中出血情况等）考虑是否追加抗生素治疗。

备好术中用药（解痉剂、消化道去泡剂及去黏液剂等），备好各种抢救药品。

四、器械准备

器械准备：内镜下一次性使用切开刀（Dual刀、IT刀、Hook刀、啄木鸟刀、黄金刀、海博刀等）、热止血钳、电切刀工作站、止血夹、尼龙绳、CO_2气泵、牙线/磁珠等牵引器械，有条件的医院可使用OTSC、OverStitch等内镜下缝合装置。备好抢救用医疗器械。

五、操作技巧

（1）可应用切开刀行环周标记以确认切除范围。对于体积较小的病变，明确找到并显露瘤体至关重要，保持手术视野清晰有利于寻找确定病灶，可采用圈套器电切去除瘤体表面黏膜后显露黏膜下病变。过多的黏膜下注射反而可能使小的SMT移位而易迷失。

（2）对于来源于黏膜下层或固有肌层浅层的SMT，确认瘤体后于瘤体周围行充分黏膜下注射，有利于分离瘤体与周围正常组织，保证切缘阴性的同时减少穿孔风险，采取ESE手术方式即可达到切除肿瘤的同时保持消化道管壁完整（图19-10）。

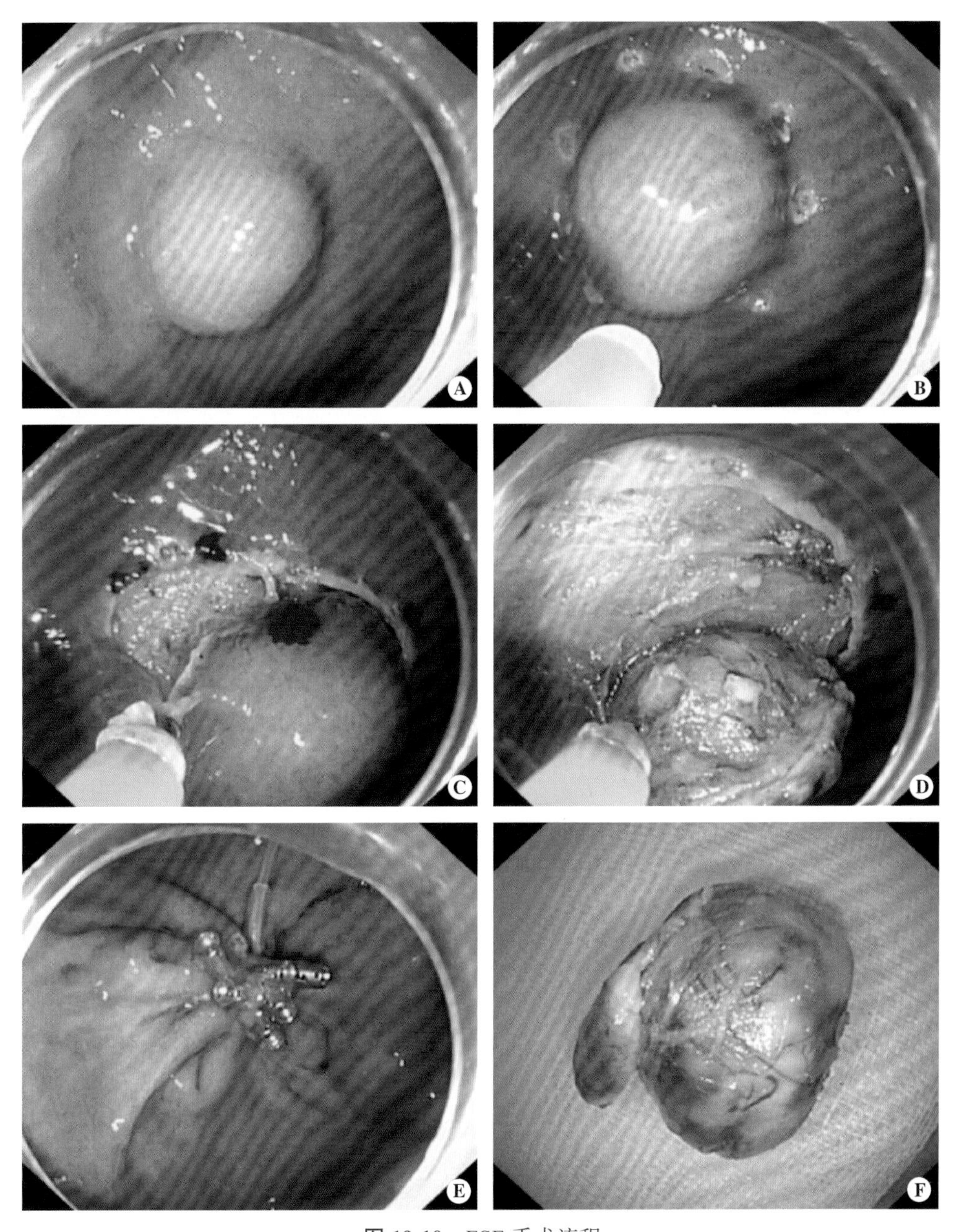

图 19-10 ESE 手术流程

A. 检查发现胃大弯侧 SMT；B. 切开刀电凝标记病变范围；C. 切开肿瘤周边黏膜；D. 显露瘤体，观察肿瘤起源于固有肌层浅层；E. 肿瘤切除后，创面给予止血夹联合尼龙绳行荷包缝合；F. 确认肿瘤包膜完整，瘤体被完整切除

（3）对于来源于固有肌层深层、部分腔外生长甚至腔外生长为主的 SMT，为保证完整切除瘤体，消化道主动穿孔难以避免。对于这类病变，可考虑不行黏膜下注射液体垫，直接全层切开胃壁，采用 EFR 手术方式切除（图 19-11）。全层切开胃壁后，可及时应用牵引技术将瘤体大部牵拉至消化道腔内侧，直视下处理肿瘤浆膜侧，以减少浆膜侧出血及肿瘤切除后掉落入腹腔的风险。

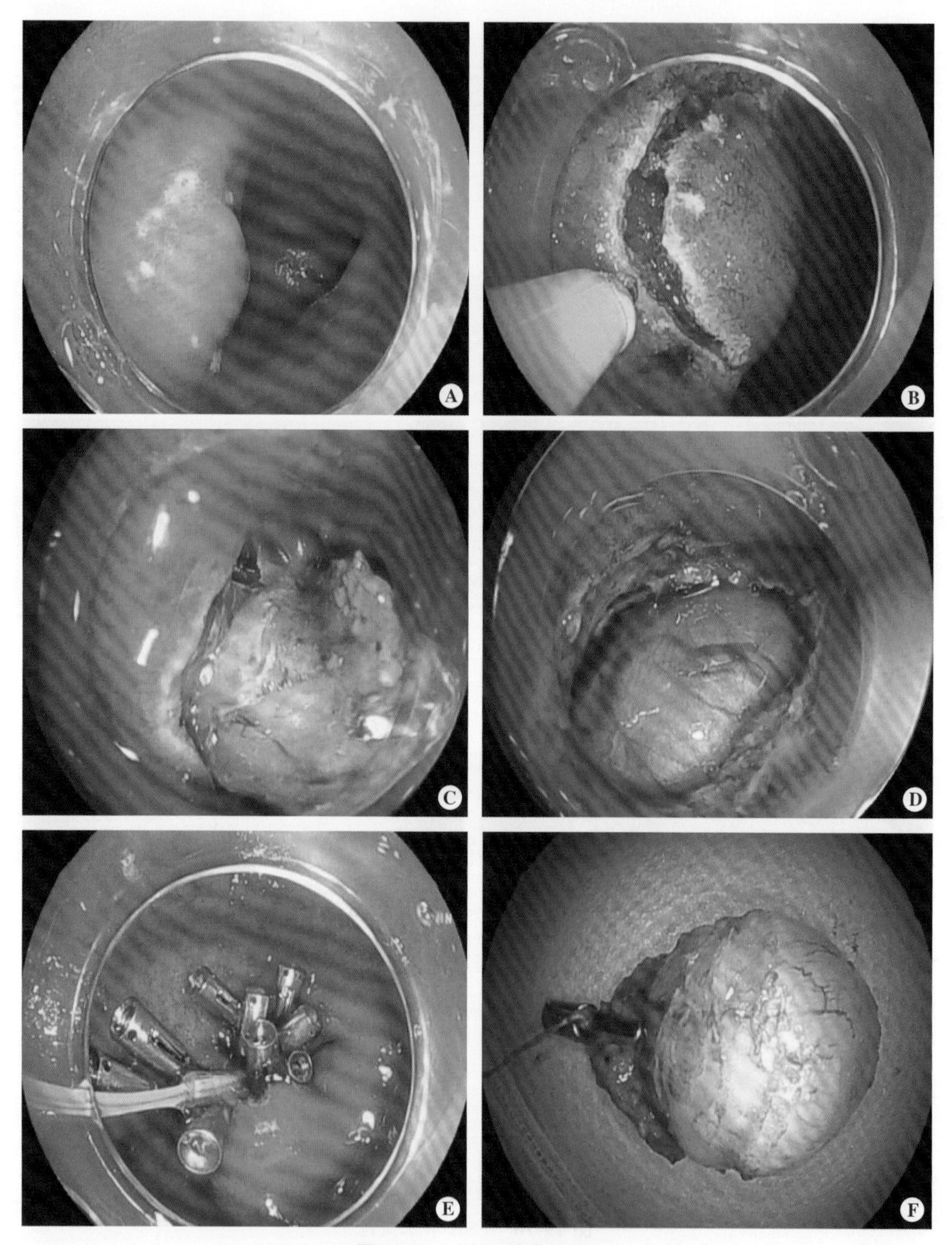

图 19-11 EFR 手术流程

A. 十二指肠前壁 SMT，术前评估考虑间质瘤可能，计划行 EFR，确认标记病灶范围；B. 黏膜下注射后切开黏膜层；C. 肿瘤起源于深肌层，牙线牵引下逐步全层切开肠壁分离肿瘤；D. 肿瘤完全游离切除后，创面可显露腔外器官；E. 止血夹联合尼龙绳行荷包缝合闭合穿孔；F. 牙线牵引下取出瘤体，显示肿瘤被完整切除

（4）对于位于贲门附近、胃体上部小弯侧、胃窦大弯侧及直肠下段的 SMT，必要时可采用隧道内镜切除术进行处理，以进一步减少术后穿孔、感染等风险。对于位于特殊部位，常规治疗内镜难以抵达及流畅操作的病变，可采用变换患者体位、更换双腔内镜等措施，必要时采用牵引技术辅助治疗。

（5）EFR 术中全层切开消化道管壁后，注意避免消化液进入腹腔，尽量减少充气及注水，并尽快完成肿瘤完整切除，及时闭合创面。过长时间的穿孔暴露将增加术后并发症风险，且容易导致胃肠道激惹，增加后续手术操作及创面闭合难度。术中有主动穿孔的 EFR 及术中肌层损伤较明显的 ESE 患者，术后创面确切闭合对患者安全度过围术期至关重要。小的术后创面可给予各种金属止血夹钳夹闭合，对于较大的创面，可采用“网膜垫缝合”法、止血夹联合尼龙绳荷包缝合法，甚至必要时可采用止血夹联合尼龙绳行间断缝合。有条件的医院可应用 OTSC、OverStitch 等缝合装置行内镜下缝合。术后留置胃管持续负压引流有利于创面维持较低张力、促进创面愈合，同时也有利于观察有无术后出血发生。

（6）尽管术前评估完善全面，但术中实际情况可能与术前评估仍有偏差，手术医生应根据术中情况及时修正诊断甚至更改治疗策略（图 19-12）。

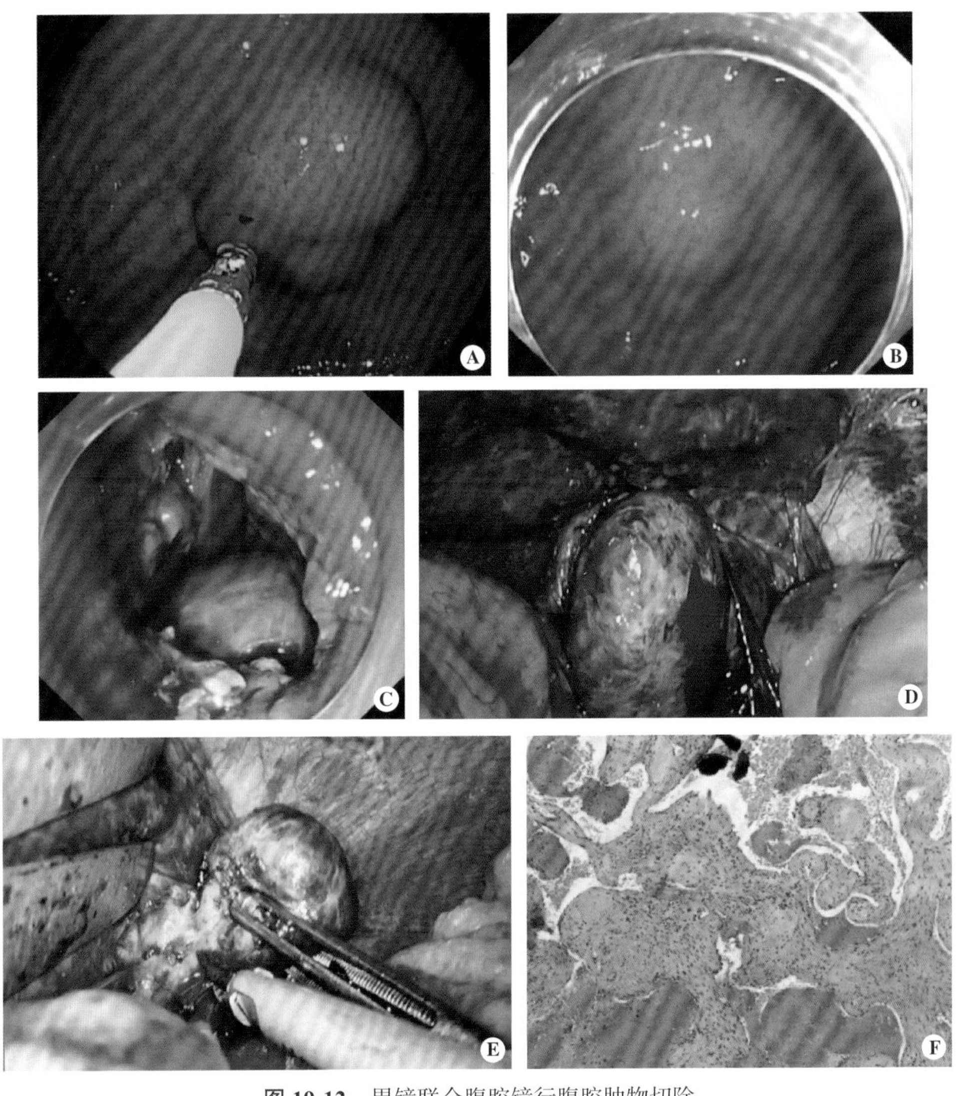

图 19-12 胃镜联合腹腔镜行腹腔肿物切除

A. 胃镜检查发现胃底黏膜下隆起性病变，术前 CT 考虑胃间质瘤，未行超声内镜检查；B. 术中发现病变的隆起程度较前次检查变小；C. 全层切开胃壁后观察肿瘤起源于腹腔，综合考虑后中转行腹腔镜下切除；D. 腹腔镜下显示瘤体起源于脾脏且血供丰富；E. 腹腔镜下完整切除肿瘤并送检；F. 术后病理提示为海绵状血管瘤

（7）对于术中出现内镜下难以有效控制的消化道出血、术中评估发现肿瘤单独内镜下完整切除并安全取出困难或肿瘤切除后内镜下创面缝合困难等特殊情况，可采用内镜与腹腔镜联合技术，必要时甚至考虑中转外科开腹手术。

（8）目前尚有部分设计用于内镜下全层切除的专用器械可供临床选择。但因设备本身体积较大、操控灵活性受限、性价比低等各种原因，仍未在临床大范围应用（图 19-13）。

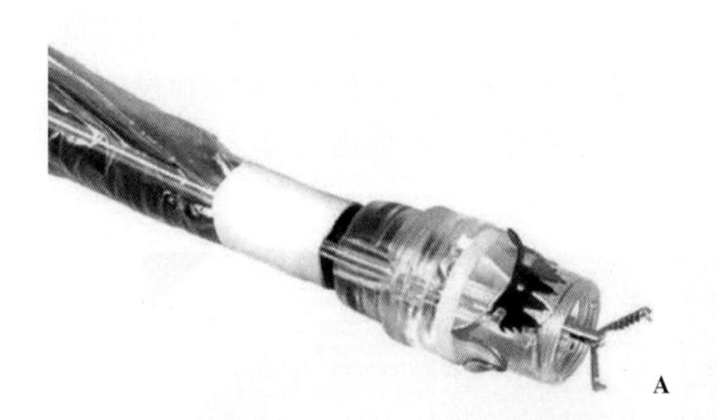

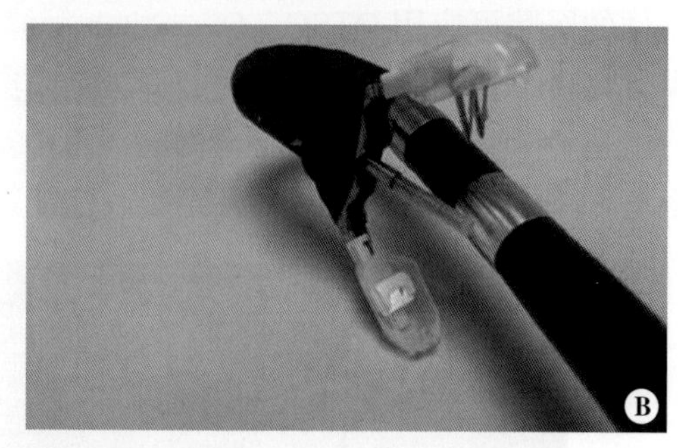

图 19-13 用于内镜下全层切除的专用器械

A. 内镜下全层切除装置；B. 内镜下缝合装置

六、标 本 处 理

（1）术后对切除的标本进行清洗和观察，确认瘤体被完整切除，测量并记录标本的大小、形状、颜色、硬度及包膜完整度等，随后将标本完全浸泡于福尔马林溶液中固定。

（2）由于病理是诊断 SMT 性质、鉴别良恶性病变的金标准，病理学的最终诊断关系到后续随访及治疗方案的确定，要求对切除的 SMT 进行准确、完整的病理诊断。规范的病理报告应包括以下内容：标本类型、标本的肉眼下形态及大小、组织学类型、标本的包膜是否完整、标本的侧切缘及基底切缘状态、被覆的黏膜有无病变等。对于常规 HE 染色鉴别诊断困难者，需要加做免疫组化染色（包括 CD117、CD34、DOG-1、SMA、Desmin、S-100、Ki67、CgA、Syn 等指标）以明确诊断。

七、并发症及处理

内镜下治疗 SMT 的主要并发症包括出血、穿孔及气体相关并发症，一般多不严重，及时发现后多可经保守治疗或内镜治疗痊愈。少部分患者经保守或内镜治疗无效，需要尽快完善术前准备，行腹腔镜或开放手术治疗。

1. 出血 为了预防术中出血，术前应该充分完善检查、评估，了解肿瘤血供情况和肿瘤周围重要组织血管毗邻情况，排除血管性病变导致的 SMT 样表现，避免不必要的内镜手术及出血风险（图 19-14，图 19-15）。手术过程中充分行黏膜下注射，操作过程中尽量暴露并提前处理肿瘤周围血管，必要时可用切开刀、APC、止血钳或止血夹等止血处理，强调手术医生要有预防性止血的意识。

术中发生出血后及时冲洗创面确定具体出血点，可临时应用透明帽压迫辅助止血及寻找出血点，必要时及时更换热止血钳钳夹止血，对于较粗大的血管可分多次钳夹电凝以确切止血。绝大多数术中出血都可在内镜下成功止血，极端情况下出血量大而内镜止血困难时，需加强补液支持治疗的同时及时中转外科手术处理以确保患者安全。肿瘤切除后需再次检查创面血管情况，对可能损伤的血管再次电凝处理以预防术后出血。

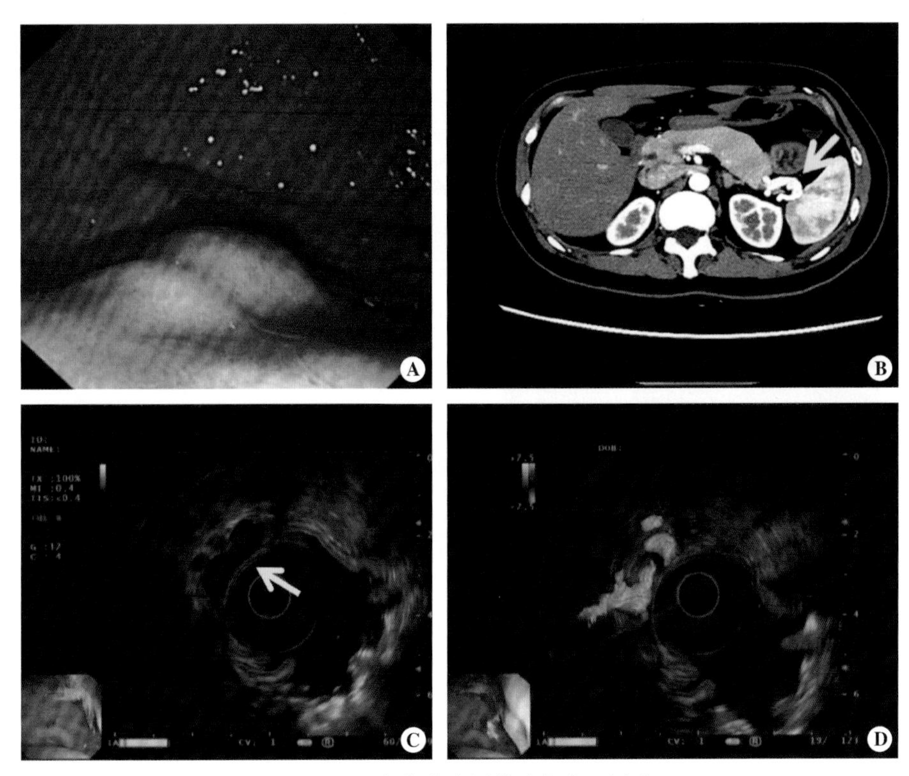

图 19-14 术前准确评估避免出血风险

A. 检查发现胃体后壁黏膜下隆起性病变；B. CT 提示脾动脉瘤；C. 超声内镜可见隆起性病变处呈无回声结构；D. 多普勒超声进一步提示为血管性病变，取消内镜手术计划

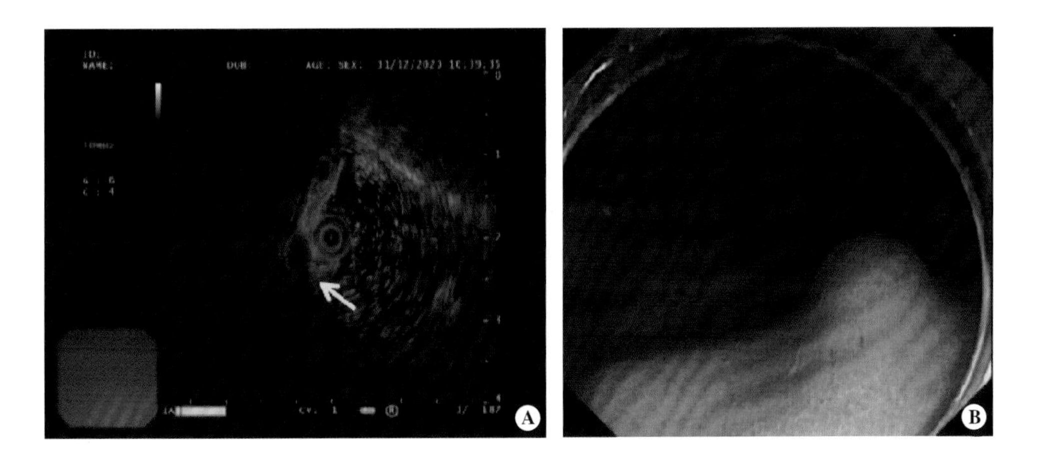

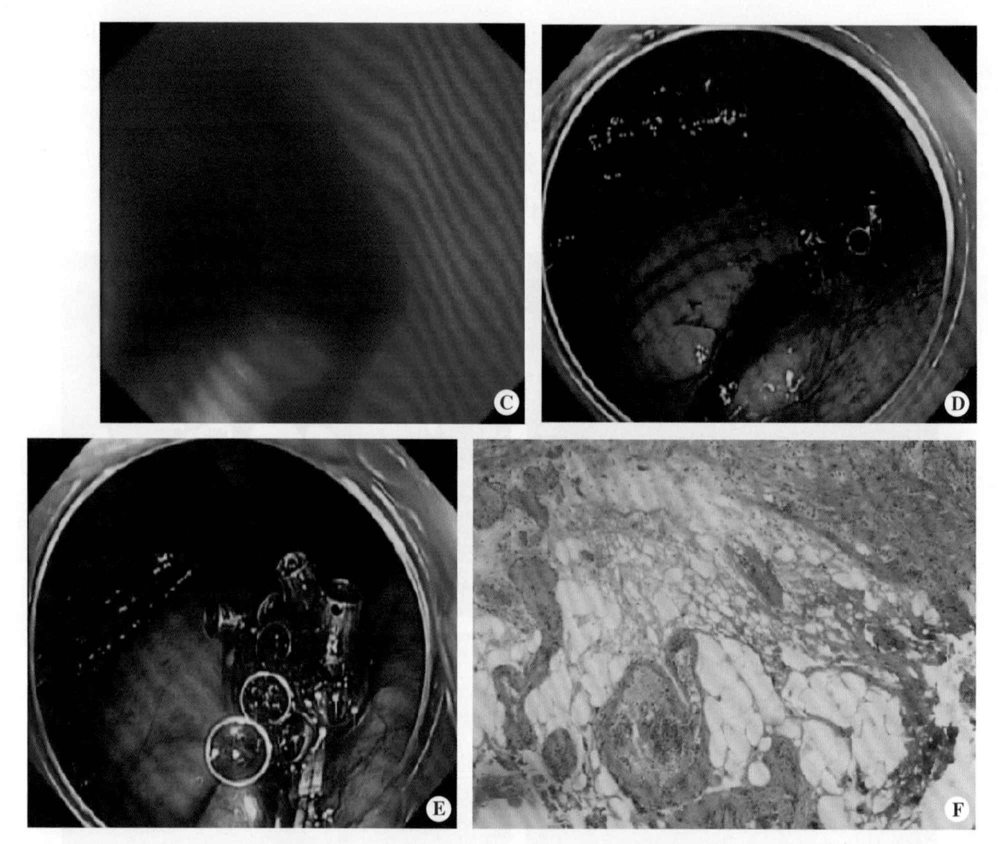

图 19-15 术前评估失误增加术中出血风险

A、B. 胃体后壁隆起性病变，超声内镜提示黏膜下层低回声病变，考虑间质瘤或平滑肌瘤可能性大；C. 拟行内镜下切除，在黏膜切开过程中出现动脉搏动性出血，出血量大而电凝止血困难；D. 及时换用止血夹钳夹后出血停止；E. 多枚止血夹联合尼龙绳加固缝合创面预防再出血；F. 术后病理提示血管瘤可能

术后迟发出血可表现为呕血、黑便或血便等，严重者可表现为失血性休克，多发生于术后 1 周内，少部分也可发生于术后 2 ～ 4 周。如考虑术后出血量较大，血红蛋白下降明显，在扩容输血等内科治疗的基础上，应及时安排行急诊内镜检查。术中需要仔细清理检查手术创面，发现活动性出血点后，多应用热止血钳或金属夹止血。

2. 术后穿孔 通常可表现为腹胀、腹痛等腹膜炎表现及发热症状加重，腹部影像学检查提示积气较前增加有助于诊断。术后穿孔风险与创面缝合不佳、过度电凝、患者过早活动、血糖控制不佳、营养状况及支持治疗欠佳等多种因素相关。一旦考虑发生术后迟发性穿孔，则应及时评估穿孔大小及感染严重程度。对于穿孔较小，胸腹腔感染程度较轻，评估感染局限的患者，可延长卧床休息时间及禁食时间，及时行胃肠减压，加强抑酸、抗感染及静脉营养支持治疗，有积液者可行胸腔闭式引流、腹腔置管引流，动态观察患者病情变化。对于经保守治疗后感染无法局限或合并严重胸腹腔感染者，应及时安排外科手术探查，行穿孔修补、冲洗及留置引流等治疗。

3. 气体相关并发症 包括皮下气肿、纵隔气肿、气胸及气腹等。术中采用 CO_2 充气并注意控制充气量可减少气体并发症发生。如术中出现皮下气肿及纵隔气肿，一般无须特殊处理可自行消退。如术中损伤脏层胸膜，可发生气胸，少量气胸时患者可无明显症状，可给予吸氧治疗以促进气体吸收，保守观察患者病情变化。如发生严重气胸，可行胸腔闭式引流后继续完成手术。对于术中出现明显气腹者，可于下腹麦氏点或反麦氏点行穿刺排气，留置穿刺针至手术结束，确认无持续气体排出后拔除穿刺针。

4. 消化道瘘　常见的术后消化道瘘为食管纵隔瘘、食管胸腔瘘等。考虑瘘发生，需加强营养支持治疗及抗感染治疗，必要时加强引流处理。在感染得到有效控制的情况下，部分瘘口有望自行闭合。如瘘口自行愈合欠佳，可考虑内镜下应用止血夹、OTSC 夹等闭合瘘口，另外也可考虑食管覆膜支架封堵瘘口（图 19-16）。

5. 消化道狭窄　一般较少见，多发生于食管、贲门或幽门等部位 SMT 病变切除时黏膜损伤明显者。采用隧道技术可减少病变表面黏膜损伤，降低狭窄的发生风险。术后出现吞咽困难的患者，应及时安排内镜检查以明确是否存在狭窄，评估狭窄的程度并考虑安排针对狭窄的治疗，包括狭窄扩张（球囊或探条扩张）、狭窄切开或置入可回收支架等。

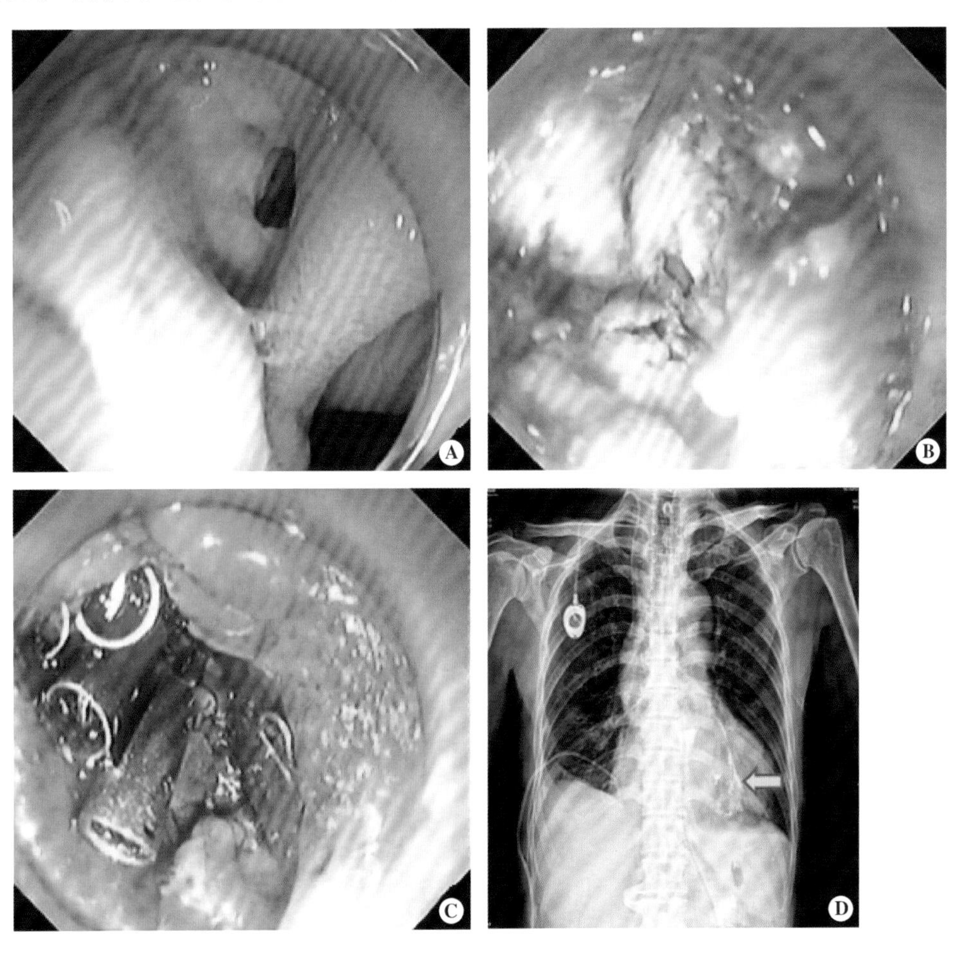

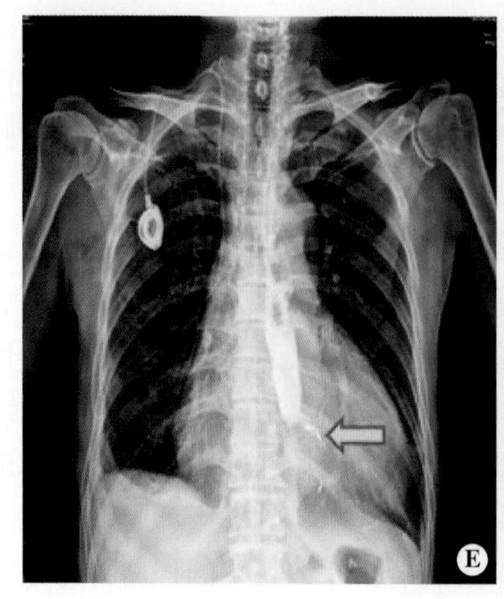

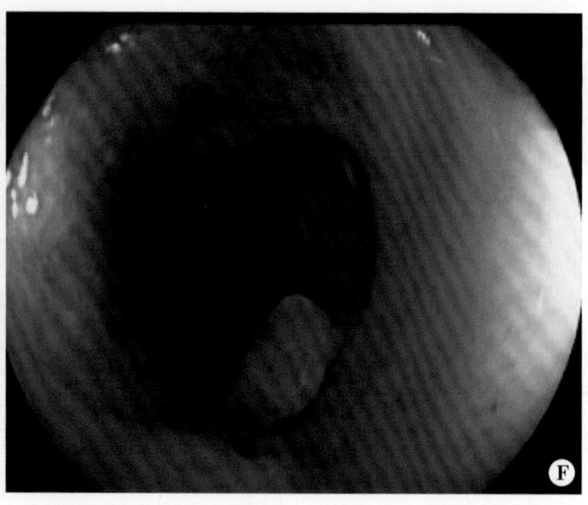

图 19-16 消化道瘘的内镜下处理

A. 胃镜检查明确消化道瘘诊断；B. 给予止血钳反复多次电凝破坏瘘口周围组织，以刺激黏膜再生；C. 随后应用多枚止血夹夹闭瘘口；D. 内镜下封闭瘘口前造影提示口服造影剂后支气管显影；E. 内镜下封闭瘘口术后 1 周造影复查可见止血夹在位，支气管未见显影；F. 术后 2 个月复查提示瘘口已愈合，局部黏膜增生

八、术后处理及注意事项

术后手术医生应及时书写手术操作报告，详细记录手术操作过程，包括术中发现、术中处理、处理结果及术中特殊情况等，及时与管床医生或值班医生交代术后观察和处理要点。发现术后并发症后应及时上报手术医生并及时处理。

预防性应用抗生素一般不超过术后 72h，如伴有全身感染、穿孔或免疫力低下，可酌情延长用药时间。

对于上消化道 SMT，术后常规给予质子泵抑制剂（PPI），恢复饮食后持续口服 PPI 及黏膜保护剂至术后 4 ～ 8 周有利于减少术后出血风险，加快创面愈合。

术后根据病理诊断结果确定随访策略及是否需要进行下一步处理。对于有中高恶性潜能的 SMT，如术后病理证实为直径＞ 2cm 的直肠神经内分泌肿瘤及中高风险的胃肠道间质瘤，需考虑追加手术或抗肿瘤药物等进一步治疗；对于低度恶性潜能且内镜下切缘阴性的 SMT，可规律定期随访，如低风险的胃肠道间质瘤，需治疗后每 6 ～ 12 个月完善超声内镜或影像学检查；而无恶性潜能的 SMT，如脂肪瘤、平滑肌瘤，内镜下治疗后常规随访即可。

第四节　隧道内镜技术及应用

隧道内镜技术是通过内镜下切开及黏膜下剥离技术，在消化道管壁建立一条位于黏膜肌层与固有肌层之间的黏膜下“隧道”，通过该通路对黏膜侧、固有肌层侧甚至穿过固有肌层到消化道管腔外的病变进行诊疗的内镜技术。由于在治疗病变的同时能最大限度保留消化道管壁结构的完整性，减少术后并发症发生，隧道内镜技术在临床上得到广泛应用与认可。目前，隧道内镜技术应用领域主要包括：①对固有肌层病变的治疗，主要为经口内镜食管下括约肌切开术（peroral endoscopic myotomy，POEM）和隧道法内镜黏膜下肿物切除术（submucosal tunnel endoscopic resection，STER）；②对黏膜层病变的治疗，主要为食管大面积或环周型早期癌及癌前病变的隧道法内镜黏膜下剥离术（ESTD）；③对消化道腔外疾病的诊断与治疗，如纵隔、腹腔淋巴结或其他良性肿瘤的切除等。更多的适应证有待临床进一步发掘。

一、经口内镜食管下括约肌切开术

贲门失弛缓症（achalasia of cardia，AC）是一种原发性食管动力障碍性疾病，目前发病机制仍不明确。AC 患者因食管下括约肌松弛不良及食管蠕动缺失，出现吞咽困难、反流、胸痛及体重减轻等症状，严重影响患者生活质量。传统的口服药物治疗、内镜下扩张治疗及肉毒素注射治疗等措施疗效不确切或持续时间短，外科 Heller 肌切开术中长期疗效较好，但创伤较大。而 POEM 应用于 AC 的治疗疗效与外科 Heller 肌切开术相当，但创伤小，目前被认为是处理 AC 的一线治疗方案。国内一项纳入 564 例患者的研究显示，POEM 术后 Eckardt 评分和 LES 压力均明显改善，术后 1 年、2 年、3 年、4 年和 5 年的临床缓解率分别为 94.2%、92.2%、91.1%、88.6% 和 87.1%。

（一）适应证

1. 绝对适应证 无严重黏膜下粘连的贲门失弛缓症。

2. 相对适应证 弥漫性食管痉挛、胡桃夹食管等其他食管动力性疾病，既往 POEM 或 Heller 手术失败或术后症状再发者，术前曾接受过球囊扩张、肉毒素注射或支架治疗的 AC 患者，也可考虑行 POEM 治疗，但手术难度可能较大。

另外，有关经口内镜幽门括约肌切开术（gastric peroral endoscopic myotomy，G-POEM）应用于先天性幽门肥厚、糖尿病胃轻瘫、胃大部切除术后胃排空障碍也处于临床探索研究阶段，前期应用研究提示有良好的临床疗效。

（二）禁忌证

合并严重凝血功能障碍、严重器质性疾病无法耐受手术者，食管黏膜下层严重纤维化而无法成功建立黏膜下隧道者，为绝对禁忌证。另外，食管下段或胃食管结合部有明显炎症或巨大溃疡者为相对禁忌证，可考虑药物治疗后再择期手术。

（三）术前准备

术前需要完善高分辨率食管测压、食管造影及胃镜、胸腹部 CT 等检查，完成 Eckardt 评分，以进一步明确诊断，评估病变严重程度与手术难度，排除肿瘤性病变等其他诊断，根据术前评估初步预判手术疗效。一般认为Ⅱ型 AC 对 POEM 治疗的反应最好，Ⅰ型次之，而Ⅲ型对 POEM 治疗的反应最差。

所有患者术前均需要完善血常规、血型、凝血功能等常规术前筛查项目，完成心肺功能评估，排除手术禁忌证。对于术前长期口服抗凝药、抗血小板药物的患者，应根据患者具体病情，考虑暂停或调整相关药物或推后手术，一般停用抗血小板药物 1 周后再行内镜手术，必要时停用抗凝药并术前临时应用肝素桥接治疗。决策困难时应与相关专科医师协商评估并制订处理方案。

术前详细告知患者诊断及 POEM 治疗的获益与风险，手术流程与替代治疗方案等，完善麻醉评估，签署手术相关知情同意书。术前禁食 24 ～ 48h，禁水 6h 以上，对于食管潴留明显者，可适当增加禁食时间。手术均要求在插管条件下进行，防止术中误吸发生。手术当天在麻醉前再次行胃镜检查，必要时使用生理盐水冲洗清理食管腔，确保食管内无内容物潴留，防止插管时发生误吸，减少手术感染风险。

（四）器械准备

器械准备：内镜下一次性使用切开刀（Dual 刀、IT 刀、啄木鸟刀、黄金刀、海博刀等）、热止血钳、电切刀工作站、止血夹、尼龙绳、CO_2 气泵。备好抢救用医疗器械。

（五）操作技巧

（1）患者一般取左侧卧位或仰卧位，行气管插管全身麻醉，术前半小时左右预防性应用抗生素。

（2）一般于食管右后侧壁建立隧道。对于食管走行较直的患者，多建立标准长度的隧道，于胃食管结合部以上 10cm 左右行食管黏膜下注射，随后切开黏膜层 1.5 ～ 2.0cm，显露黏膜下层。对于食管下段明显扭曲扩张变形者，可采用短隧道行 POEM，于胃食管结合部口侧约 5cm 处切开黏膜建立黏膜下隧道。

（3）沿食管黏膜开口处进入黏膜下层，沿管壁黏膜下层近肌层侧自上而下分离黏膜下层，建立黏膜下隧道。直至到达胃食管结合部以下 2 ～ 3cm。建立隧道的过程中应紧沿肌层侧进行剥离，必要时术中可反复追加黏膜下注射，避免损伤黏膜层。应用具有注水功能的切开刀可降低手术难度，提高手术效率。

（4）建立隧道的过程中需要注意确保隧道正确的前进方向，一般沿垂直于食管环形肌的方向推进建立隧道，必要时镜身可退出隧道，观察确认隧道建立的方向。建立隧道的过程中避免隧道越来越窄，隧道内直径维持在 1.5 ～ 1.8cm，同时避免术中过度充气，可减少气体并发症。贲门附近可见到栅栏样血管，同时贲门附近也是空间最窄处，需小心辨认血管，必要时进行预止血处理，同时注意避免损伤黏膜。胃食管结合部以下 2 ～ 3cm 处为隧道终点。内镜在隧道内经贲门进入胃部黏膜下层后可有落空感，观察可见胃部黏膜下层组织更为疏松、黏膜下层血管更为丰富。隧道建立后，内镜退出隧道经食管腔进入胃腔，倒镜观察可见胃底隧道表面黏膜呈隆起状态。

（5）隧道建立后行肌切开，完全、有效、足够长度的肌切开是保证 POEM 疗效的关键。一般从隧道入口以下 2cm 处开始，从上而下切开肌束至胃食管结合部下 2cm 以上。对于有多处狭窄痉挛环的患者，隧道建立及肌切开的长度应尽量包括所有异常收缩的狭窄环。目前采用的肌切开方式中以全层肌切开和渐进式全层肌切开临床应用较为广泛。强调胃食管结合部上下 5cm 范围内的全层肌切开对保证长期疗效至关重要。

（6）将黏膜下隧道内和管腔内的气体及液体清理干净，冲洗创面并电凝创面出血点及小血管，随后应用多枚止血夹夹闭隧道开口的两侧黏膜。相邻止血夹的排布以间隔 2 ～ 3mm 为宜，且尽量对称夹闭两侧黏膜。确切缝合有利减少术后感染、消化道瘘的发生风险。

POEM 操作流程如图 19-17 所示。

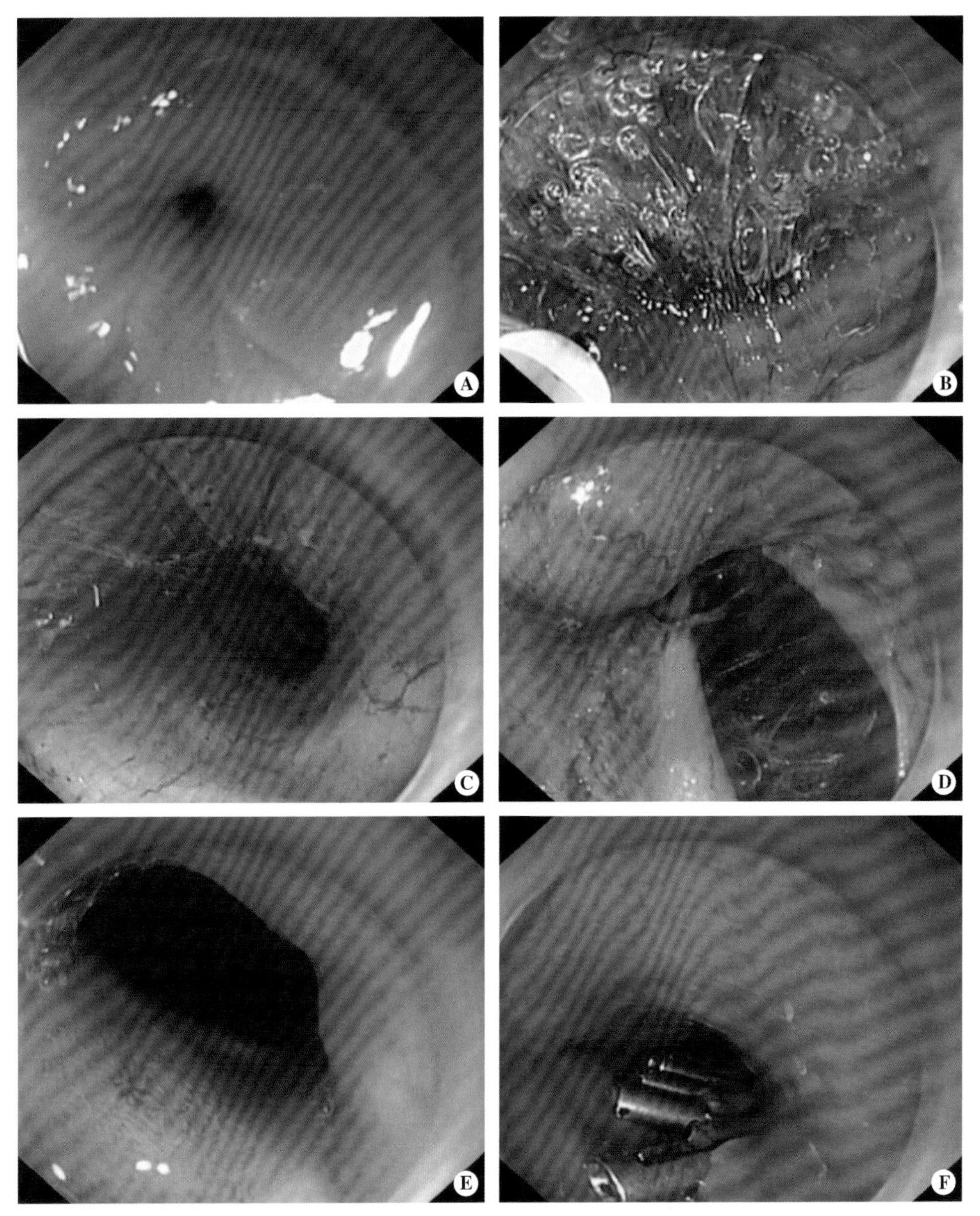

图 19-17　POEM 治疗贲门失弛缓症

A. 术前检查提示贲门呈持续紧闭状态，内镜通过有阻力；B. 在距胃食管结合部以上约 10cm 处行黏膜切开，进入黏膜下层；C. 建立黏膜下隧道；D. 肌切开，贲门附近行全层肌切开后可见外膜；E. 肌切开完成后观察贲门较前松弛；F. 多枚止血夹夹闭隧道开口

（六）并发症及处理

1. 黏膜层损伤 对于术中出现的黏膜层损伤甚至破损，特别是贲门附近，可在手术完成后应用止血夹钳夹局部黏膜。部分术中未发现的黏膜损伤术后可发展成迟发性黏膜坏死，进而发展成瘘，因此对于血供差、活性低的黏膜，也应考虑应用止血夹钳夹，必要时可在胃镜直视下留置胃肠减压管、延长禁食及预防性应用抗生素的时间。

2. 气体相关并发症 包括皮下气肿、纵隔积气、气胸及气腹等，手术中采用 CO_2 充气有利于减少气体并发症发生。轻度皮下皮肿或气胸患者症状不明显，术后气体可较快自行弥散吸收，可无须特殊干预。较大量的气胸、气腹则考虑及时行穿刺引流。

3. 胸腔积液 常与气胸相伴发生，多为反应性积液。少量胸腔积液如不伴发热多可自行吸收。大量胸腔积液可导致肺不张及感染，需要考虑行胸腔穿刺引流、预防性应用抗生素。

4. 迟发性出血 隧道内出血较为少见，万一发生术后明显出血，急诊内镜检查时可考虑拔除隧道开口的止血夹，再次进入隧道清理积血后寻找确认出血点并进行止血处理。对于隧道内出血，必要时也可考虑留置三腔双囊管压迫止血。

5. 感染 主要包括黏膜下隧道内感染、纵隔感染和肺部感染。术前食管清洁不充分，气管插管过程中出现误吸，术中和术后隧道内有出血、积液，术后隧道开口缝合不佳、过早开始进食及活动等，是导致感染发生的重要因素。一旦发生感染，应加强抗感染及营养支持治疗，及时处理导致感染的相关因素，必要时留置引流管。

6. 消化道瘘 主要包括食管纵隔瘘和食管胸腔瘘等。保持食管黏膜的完整性是预防瘘的关键。术中尽量减少黏膜损伤，对于出现损伤的黏膜采用金属夹夹闭，同时应保证隧道入口严密夹闭。一旦出现瘘，可应用金属夹、OTSC、食管覆膜支架和纤维蛋白胶等封堵瘘口，同时加强引流、抗感染及营养支持治疗。

7. 胃食管反流 术后食管下段括约肌压力下降，相当一部分患者可能出现胃食管反流。对于有反流症状的患者，可给予口服 PPI、促动力药等抗反流治疗处理。

（七）术后处理及注意事项

术后患者禁食 2 ～ 3 天，随后可经流食、半流食逐步过渡到正常饮食。禁食期间给予静脉抑酸及营养支持治疗。恢复进食后可继续口服 PPI 至术后 8 周。预防应用抗生素一般不超过术后 3 天。

术后患者应定期随访，以评估疗效、早期发现症状复发及监测远期并发症。患者可分别于术后 3 个月、6 个月、12 个月进行复查，若无异常，此后每年随访 1 次。随访复查的内容包括 Eckardt 评分、生活质量评分、胃镜检查、食管高分辨率测压、食管造影及食管 24h pH 监测等。对于年龄较大、病程较长的患者，复查胃镜时需注意警惕食管癌及贲门癌发生。研究提示，POEM 术后 5 年临床有效率可维持在 85% 以上，术后复发者可接受进一步治疗，包括再次 POEM 手术、内镜下球囊扩张、放置可回收支架等。

二、隧道法内镜黏膜下肿物切除术

（一）适应证

适应证：最小径≤ 3.5cm 的食管及贲门固有肌层来源的肿瘤。部分胃体上部小弯侧、胃窦大弯侧及直肠下段固有肌层来源的肿瘤，也可以尝试行 STER 切除。

（二）禁忌证

禁忌证：肿瘤直径过大，内镜下无法完全切除或无法从隧道内取出者；食管上段固有肌层来源的肿瘤患者（没有建立隧道的空间）；黏膜下层粘连明显者（隧道建立存在困难）；肿瘤表面黏膜溃破或怀疑肿瘤恶性可能者；心肺功能明显障碍无法耐受手术、凝血功能明显障碍者。

（三）术前准备及器械准备

术前准备及器械准确基本同 POEM 术前准备及器械准备。

（四）操作技巧

（1）术中确认肿瘤范围及具体部位后，于距肿瘤上缘 3 ～ 5cm 处黏膜下注射液体垫，切开黏膜进入黏膜下层，随后建立黏膜下隧道。

（2）应确保隧道前进方向指向肿瘤所在部位，逐步剥离黏膜下层并显露瘤体后，应继续向前分离黏膜下层，直至隧道跨过肿瘤至远端 2cm 左右，游离肿瘤周围的黏膜下层，形成隧道内操作空间。

（3）尽量保持内镜直视下挖除肿瘤。应沿着瘤体周围正常肌肉间隙进行切开剥离，避免损伤肿瘤包膜甚至造成肿瘤残留。同时避免损伤黏膜层，必要时反复进行黏膜下注射以明确瘤体与正常组织之间的间隙。

（4）必要时可更换不同的切开刀进行操作，前端绝缘的切开刀有利于减少黏膜层损伤。

（5）部分瘤体血供丰富，应仔细辨认血管，必要时换热止血钳电凝预处理血管。如术中发现出血，则应及时冲洗确认出血点后电凝止血，并清理隧道内积液、积血，保持清晰的手术视野。

（6）部分平滑肌瘤呈多脚形或生姜样生长，瘤体大且形态不规则，考虑病变为良性病变，且隧道内操作空间有限，可结合应用圈套器，多次分块切除病变后于体外拼接固定。

（7）肿瘤完全游离后，瘤体较大时可采用圈套器或网篮从隧道内取出。

（8）隧道开口要求行确切缝合，减少术后并发症风险。

STER 操作流程如图 19-18 所示。

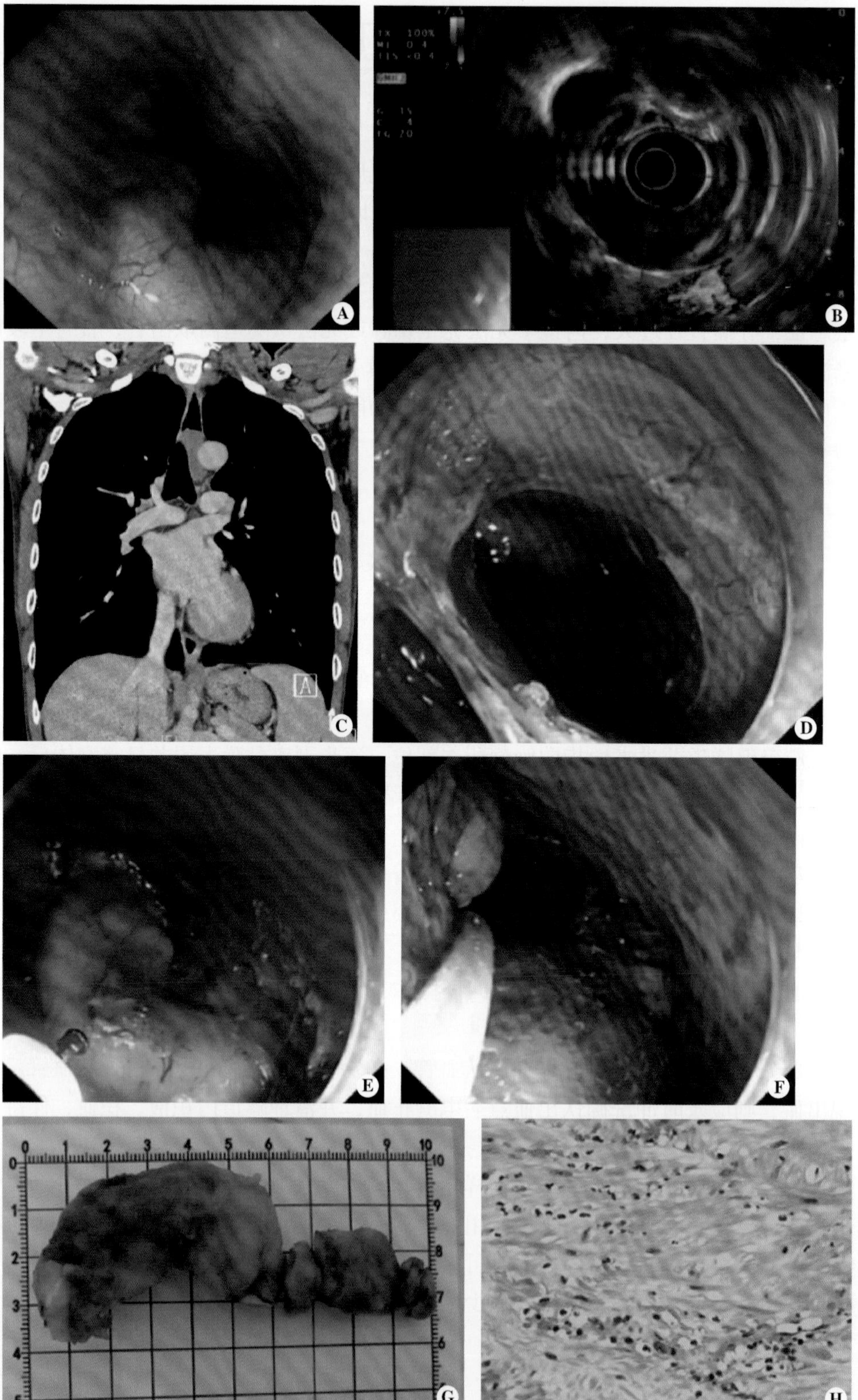

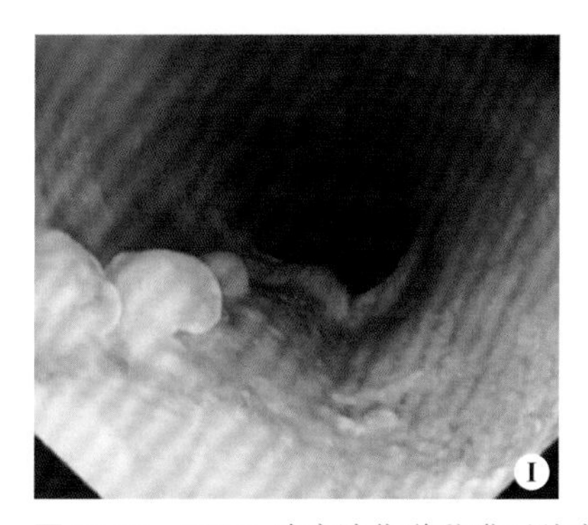

图 19-18 STER 治疗消化道黏膜下肿瘤

A ~ C. 术前胃镜、超声内镜及 CT 检查评估病变性质，明确病变周围毗邻关系，计划 STER 治疗；D. 建立黏膜下隧道；E. 沿肿瘤边缘逐步剥离瘤体；F. 采用圈套器分块取出瘤体；G. 切除后的瘤体；H. 术后病理提示为平滑肌瘤；I. 术后 3 个月复查提示恢复良好

（五）标本处理

标本处理基本同 ESE/EFR。

（六）并发症及处理

并发症及处理基本同 POEM。

（七）术后处理及注意事项

术后观察要点及注意事项基本同 POEM。

术后根据切除的肿瘤病理诊断结果确定下一步的处理及随访策略（基本同 ESE/EFR）。

三、隧道法内镜黏膜下剥离术

ESTD 一般适用于病变面积＞ 1/3 周食管且符合食管早期癌及癌前病变的内镜切除适应证的食管黏膜病变。另外对于胃部及直肠环周或大面积的黏膜病变，如隧道建立条件许可，也可采用 ESTD 的手术方式。ESTD 包括单隧道 ESTD 及多隧道 ESTD。为了建立黏膜下隧道方便、快捷，一般一条隧道宽度约 2cm，小于食管 1/2 周的病变可采用单隧道 ESTD，而大于 1/2 周的病变可采用双隧道 ESTD（图 19-19）。对于大面积甚至环周病变的处理，ESTD 相比常规 ESD 的优势主要在于，在黏膜下层的剥离阶段可以更好地显露消化道管壁的层次结构，可减少术中追加黏膜下注射的次数，使剥离速度更快，手术时间更短，术中并发症的发生率更低。ESTD 的术前及术后处理基本同常规 ESD，大面积黏膜剥离必然伴随更高的术后狭窄发生率，ESTD 术后更强调消化道狭窄的防治。另外也有类似 ESTD 的术式如口袋法 ESD、黏膜桥法 ESD 等。

另外，隧道内镜技术目前也应用于食管憩室的处理。对于憩室较大，有明显症状的患者，可考虑行经黏膜下隧道憩室中隔离断术（submucosal tunneling endoscopic division, STESD）。该术式通过借助隧道技术，在最大程度保留黏膜层完整性的基础上，切开憩室中隔，缓解憩室内潴留所导致的临床症状，其已取得了良好的临床疗效。

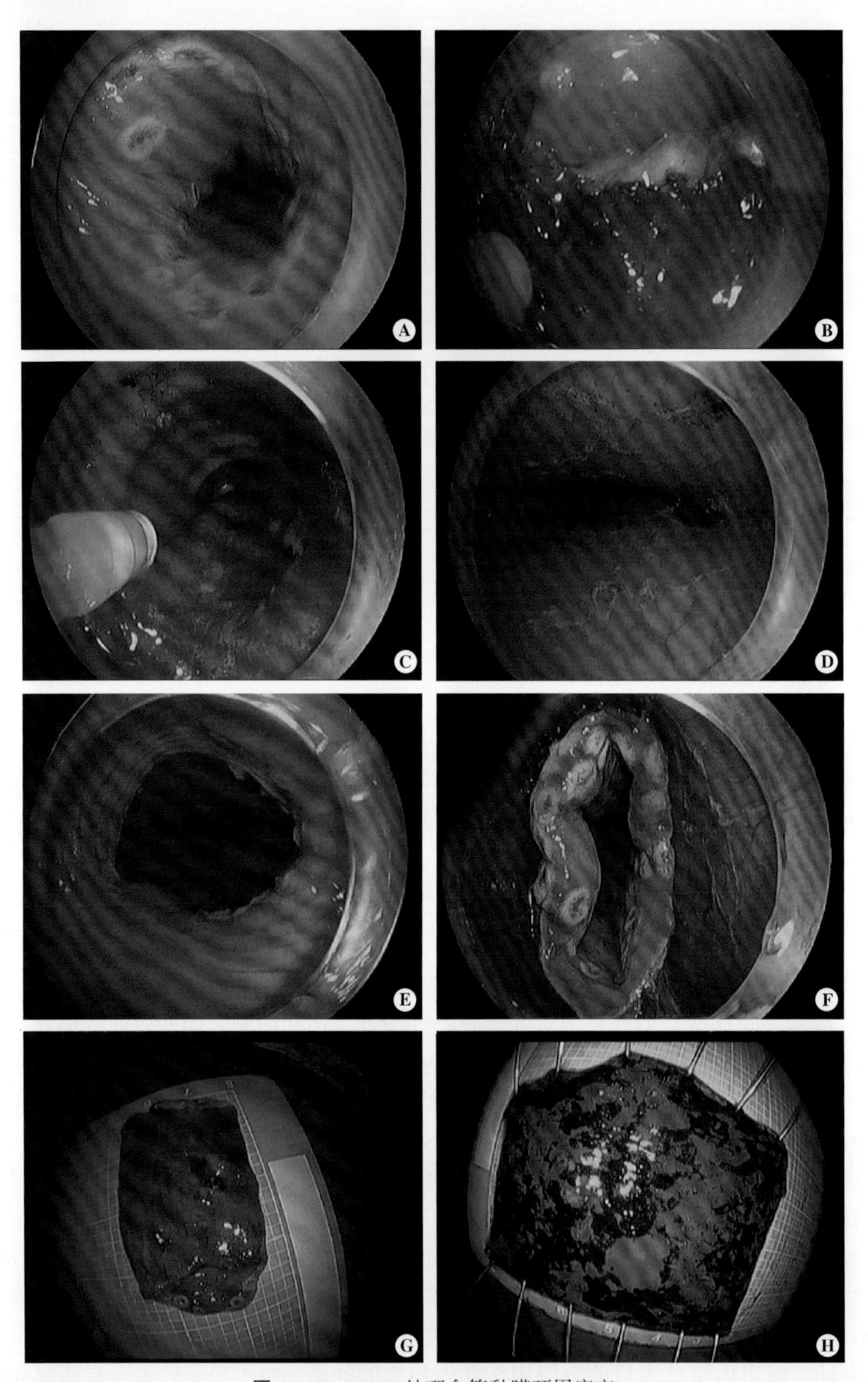

图 19-19 ESTD 处理食管黏膜环周病变

A. 标记病变范围；B. 黏膜下注射后，先后切开病变远侧端及近侧端；C. 分别于食管前壁及后壁建立黏膜下隧道，行隧道内剥离；D. 随后沿隧道两侧剥离，完整剥离环周黏膜病变后可见食管全周黏膜缺失；E、F. 剥离完成后的上下手术切缘；G、H. 切除标本的处理，切开展平黏膜后再次染色确认病变切除情况

（杨　齐）

第二十章 消化道内镜治疗围术期管理

第一节 息肉切除术的管理

一、概 述

胃肠道息肉是胃息肉和肠息肉的总称，胃息肉指胃部黏膜表层长出乳头状组织，肠息肉则是肠道黏膜表层突出的异常生长组织，胃肠道息肉患者早期多无症状，但有症状时多以腹胀、腹痛为主。目前，临床多选择内镜下胃肠息肉切除术治疗，该手术具有创伤小、术后康复速度快、并发症发生率低等优点。

二、术前管理

（一）术前评估

1. 麻醉风险评估 了解麻醉目的，患者用药史，有无服用抗凝药或抗血小板药；有无内镜检查禁忌证；有无年龄过大或身体不适不能做检查者。

2. 实验室及其他检查 术前常规进行血常规、尿常规、粪常规；肝肾功能、凝血功能、血糖、血脂、电解质及感染性标志物、肿瘤标志物的筛查；心电图、胸部X线片检查，常规行腹部B超检查，必要时行腹部CT检查；65～70岁以上或有心脑血管病、肺疾病史者应加做超声心动图、肺功能等检查。近期胃肠镜报告和病理报告等。

3. 知情同意 通常微创治疗息肉是安全的，但仍有可能出现风险，手术和麻醉医生在治疗前充分评估，告知可能出现的并发症，并签署内镜治疗和麻醉知情同意书。

（二）患者准备

1. 饮食管理 术前数天进食少渣易消化食物，避免不洁饮食导致胃肠道感染；术前8h禁食油炸、肉类等蛋白和脂肪固体食物；术前6h禁食米面等碳水化合物固体食物；术前2h禁水，但可以因服药少量进水。胃镜术前30min服用局部麻醉药利多卡因胶浆、去泡剂二甲硅油、去黏液剂等黏膜清洁剂，总量不超过50～100ml。

2. 休息管理 术前数天注意休息，避免劳累、剧烈运动，养精蓄锐，放松心情，有益于术后康复。避免受凉感冒和呼吸道感染影响麻醉进行。

3. 个人行为习惯 戒烟至少 2 ～ 4 周，咳痰者服用止咳化痰药，戒酒至少 1 周；术前日洗澡，换上病员服，避免穿紧身内衣；如有活动义齿、牙套和牙托，术前取下；避免化妆，如涂口红、抹指甲油，以免影响麻醉观察；贵重私人物品不要带入手术室。女性患者手术日如正值月经期，建议延期进行手术。

4. 大小便 术前排空大小便。便秘者提前数天服用缓泻药如乳果糖（杜秘克）等，确保每天至少一次大便。

5. 肠道准备 术前 6 ～ 8h 以上口服清肠剂。根据不同的清肠剂采用对应的口服方法，进行理想的肠道准备直至解清水便为止。

6. 胃腔准备 一般胃息肉切除术前禁食禁饮 6 ～ 8h；对于食管和近端胃切除者，禁食时间要延长。对有胃食管排空差、胃潴留的呕吐症状的患者，为防止麻醉后呕吐呛入气管，必要时先放入胃管进行胃肠减压，可于胃镜进入胃腔吸净胃内容物后再麻醉。

三、术后管理

（1）休息与活动：术后卧床休息，无痛麻醉可能造成低氧血症、低血压、心率减慢、体温下降、血糖下降等反应，给予心电监护、吸氧、补液治疗等；麻醉尚未清醒或有恶心、呕吐时，应将患者头部侧向一侧，防止口腔内分泌物吸入气道引起窒息。肠息肉切除术后可侧卧，有利于肠腔积气从肛门排出；食管、胃息肉切除术后可斜坡半坐位，床头可适当抬高 30°，减少胃液反流刺激创面。卧床期间可缓慢轻柔改变体位和翻身。小于 1cm 或单发息肉切除后卧床 1 ～ 2 天，大于 1cm 或多发息肉，卧床 2 ～ 3 天，以减少切除后出血风险。术后 1 ～ 2 天可在室内散步活动。

（2）饮食管理：根据手术部位、息肉大小、息肉数量，决定禁食、禁饮的时间。麻醉完全清醒及无腹痛等不适时，可进食流食，如稠米汤、清稀饭、藕粉、去油去渣的肉汤等清淡易消化的食物，避免喝豆浆、牛奶易致腹胀的食物。如无腹痛及便血情况，可过渡至半流少渣饮食 3 天，逐步过渡到正常饮食，保持大便通畅。忌烟酒、浓茶、咖啡、碳酸饮料，不吃油炸、腌制、酸辣等刺激性食物。

（3）并发症的观察：密切观察有无活动性出血、腹胀、腹痛及腹膜刺激征，有无生命体征的改变。出血多发生于术后 72h 以内，亦可发生于术后 1 周左右，主要与创面电凝焦痂脱落或黏膜炎症有关，大多数出血可以经肠镜再次止血处理。术后一旦发生明显便血或者大便中有较多黏液脓血，应该及时报告医生。结肠穿孔可表现为逐步加重的腹腔感染，患者出现发热、腹胀、腹部隐痛，也可表现为腹痛突然加重，血液检查可以发现白细胞计数和比例增加，腹部影像学检查提示腹腔积气。

（4）患者胃镜术后可能出现咽喉部不适、上腹部胀痛，肠镜术后可出现肛门部不适、腹胀，一般平卧休息数小时后大多可自行缓解。如术后腹痛逐渐加重，术后本来无腹痛而后出现腹痛，应警惕肠穿孔、局部感染等。

四、出院指导

出院后 1 ～ 2 周仍以清淡半流质软食为主，主食可选择稀粥、肉糜粥、烂面条、泡馒头、小馄饨等；蔬菜可选食山药、冬瓜、西红柿等，少吃芹菜、韭菜等多粗纤维类食物；荤食可选鸡蛋、鱼类等。忌浓茶、咖啡、酒精饮品、辛辣等刺激性食品。如无明显不适，1 ～ 2 周后可恢复普通正常饮食。

大多数情况下息肉的伤口在 3 天内稳定，半个月内基本愈合，1 个月内完全愈合，出院后 1 个月内注意休息，可进行轻度体力劳动，避免剧烈运动和各种屏气用力活动；有慢性病如心血管疾病服用抗凝药者、糖尿病的患者、伤口愈合较慢者，注意观察迟发性出血发生。

息肉切除后，强调定期胃肠镜随访，早期发现新的病变和局部复发病变，并及时处理。

（1）对于 1 ～ 2 个小管状腺瘤（直径＜ 10mm）及低级别上皮内瘤变的患者，在息肉切除术后 2 ～ 3 年进行初次随访。

（2）对于 3 ～ 10 个腺瘤，任何 1 个腺瘤的直径≥ 10mm、有绒毛结构、高级别上皮内瘤变的患者，息肉切除术后的 3 ～ 6 个月进行随访。

（3）在 1 次检查中发现 10 个以上腺瘤的患者，随访间隔应在 1 年以内，并考虑是否有潜在家族性息肉病的可能。

（4）分块切除无蒂型息肉的患者，3 ～ 6 个月进行随访，观察息肉是否被完全切除。

（5）疑有遗传性非息肉性结直肠癌的患者，对其有血缘关系的亲属行肠镜检查，排除家族性息肉病。

（6）单个良性息肉摘除术后，每年需要复查 1 次肠镜，2 ～ 3 年检查无复发，可以改为每 3 年复查 1 次肠镜。多发良性息肉，建议每年进行 1 次肠镜检查。

第二节　内镜黏膜切除术的管理

一、概　　念

内镜黏膜切除术（EMR）是指内镜下将病变黏膜完整切除的手术，是一种结合内镜下息肉切除术和内镜黏膜下注射术发展而来的治疗方法，属于择期诊断性或根治性手术。手术旨在通过大块切除部分黏膜（深度可达黏膜下组织）诊治黏膜病变。

EMR 是在 20 世纪 80 年代由日本专家开发的一种内镜下微创手术，主要用于治疗早期癌，最早应用于早期胃癌及早期食管癌、早期结肠癌。EMR 能完整切下肿瘤并送病理检查，通过病理评判是否彻底清除，这是早期癌 ESD 的基础，即黏膜剥离术的基础，ESD 是从 EMR 手术发展而来的。

（一）适应证

（1）获取组织标本。

（2）消化道息肉。

（3）消化道早期癌：小于 2cm 且局限于黏膜层的分化型癌。

（4）消化道扁平息肉、癌前病变、早期癌及部分源于黏膜下层和黏膜肌层的肿瘤。

（5）消化道黏膜病变常规活检后未确诊者。

（二）禁忌证

（1）有胃肠镜检查禁忌证者。

（2）严重心肺疾病、休克、昏迷、上消化道急性穿孔、神志不清、严重或急性咽喉疾病、食管及胃的重度急性炎症、主动脉瘤、严重颈椎畸形、胸椎畸形者。

（3）肝硬化、血液病等有凝血功能障碍者，有出血倾向者。

（4）病变表面有明显溃疡或瘢痕者。

（5）起源于固有肌层的黏膜下肿瘤，浸润至黏膜下深层的早期癌。

（6）内镜下病变有明确黏膜下浸润征象，如充气不能引起变形、组织坚硬及有溃疡、瘢痕、注射不能抬举等。

（7）病变范围过大者。

（三）内镜黏膜切除术的分类

内镜黏膜切除术分为黏膜下注射 - 切除法（EMRL）、透明帽法（EMR-C）、分片切除法（EPMR）。

二、术前管理

（1）麻醉风险评估：了解麻醉目的，患者用药史，有无服用抗凝药或抗血小板药；有无内镜检查禁忌证；有无年龄过大或身体不适不能做检查者。

（2）实验室及其他检查：术前常规进行血常规、凝血功能、肝肾功能检查；心电图、胸部 X 线片等；术前内镜检查，必要时需行超声内镜检查及病理学检查。

（3）知情同意：向患者家属讲解手术的必要性、方法、效果、风险及目前该项技术的成功率等，消除患者及其家属的顾虑和恐惧，取得患者家属同意，签署手术知情同意书。

（4）胃肠道准备：上消化道手术患者术前准备同胃镜检查；下消化道手术患者术前准备同肠镜检查。

（5）建立静脉通路，去除患者贴身佩戴的金属物件及活动性义齿、眼镜等。

三、术后管理

1. 休息与活动　根据治疗病变的大小，卧床休息 1 ～ 3 天，如术中出血量较多，可适当延长卧床天数，2 周内避免重体力劳动和剧烈活动（如过多、过早下床活动及用力排便等）防止圈套、止血夹太早脱离引发出血，1 个月内禁忌重体力劳动。

2. 饮食护理　上消化道 EMR 术后，根据病变大小，禁食 24 ～ 48h，如无腹痛、呕血、便血等症状，24h后给予温凉流质饮食，逐渐过渡至清淡易消化的普食；下消化道EMR术后，无腹胀、腹痛者可进流质食物，1周之内维持少渣饮食，避免产气较多的食物；禁忌过热、刺激性食物。2周内禁忌易胀气、生硬、辛辣食物。

3. 病情观察 观察患者有无呕血、黑便、便血、胸痛、腹痛、腹胀等，监测大便的颜色、次数及血压情况，观察患者生命体征；保持大便通畅：避免大便干结，多饮水，确保大便稀软顺畅，防止用力排便而引发出血，便秘者可适量使用缓泻剂，如乳果糖等，但应避免腹泻；圈套、止血夹大概术后1周即可脱落，监测腹部情况，避免继发穿孔、迟发性出血发生。

4. 并发症及处理

（1）出血：明确出血点，可用内镜下氩气刀、止血钳、注射硬化剂或金属止血夹止血。

（2）穿孔：一般较小，并发腹膜炎症状较轻，术后禁食，取半卧位，抗感染，多数可应用金属止血夹夹闭裂口修补。若上述治疗无效或发生迟发性穿孔，则需尽快手术。

四、出院指导

（1）日常饮食以软食为主，禁食生硬、辛辣、粗糙等刺激性食物，适当进行体育锻炼，增强体质，注意劳逸结合。

（2）避免过度劳累，避免剧烈活动和极速弯腰，避免长途跋涉；保持大便通畅，避免大便干结和增加腹压的因素。

（3）教会患者和家属早期识别异常情况及采取应急措施，如出现胸痛、腹痛、恶心、呕血或便血，立即卧床休息，保持安静，减少身体活动，或立即到附近医院就诊。

（4）复查术后随访：术后3个月、6个月、12个月行内镜检查，以后每年1次内镜检查。

第三节 内镜黏膜下剥离术的管理

一、概 念

内镜黏膜下剥离术（ESD）是目前治疗胃肠道早期癌及癌前病变的新型微创方法，可达到与外科手术一样的效果，是在内镜下使用高频电刀与专用器械，将胃肠道病灶（包括胃肠道早期肿瘤）与其下方正常的黏膜下层逐步剥离，以达到将病灶完整切除的目的。

（一）内镜黏膜下剥离术的优点

（1）创伤小、不改变消化道结构、避免外科手术风险及减少术后生活质量下降等。

（2）患者可接受多个部位多次治疗。

（3）使医生获得完整的组织病理标本以供分析。

（4）对面积较大且形态不规则或合并溃疡、瘢痕的肿瘤进行96%以上的切除，以减小复发率。

（5）在疗效评估上，相关研究显示如下。

1）早期胃癌可实现较高的整块切除率（92%～97%）和完整切除率（73.6%～94.7%），

5 年总生存率和 5 年疾病生存率分别为 96.2% ～ 97.1% 和 100%。

2）食管 ESD 的整块切除率和完整切除率分别为 90% ～ 100% 和 87.9% ～ 97.4%；病变局限于上皮或黏膜固有层者及病变浸润深度超过黏膜固有层者，在接受 ESD 治疗后的 5 年生存率分别为 100% 和 85%。

3）结直肠 ESD 的整块切除率和治愈性切除率分别为 82.8% 和 75.5%。

总之，ESD 是一种经济、安全、可靠的治疗消化道浅表性病变的方法。

（二）内镜黏膜下剥离术的适应证

1. 消化道巨大平坦息肉 直径＞ 2cm 的胃肠道宽基息肉和无蒂息肉。

2. 胃肠道早期癌 ESD 治疗消化道早期肿瘤的适应证为无淋巴及血行浸润、转移，无论病灶位置及大小，均能采用 ESD 切除。在日本，ESD 已被确立为上消化道早期肿瘤内镜切除的标准方法。

ESD 治疗早期胃癌适应证如下。

（1）分化型黏膜内癌、无溃疡发生。

（2）溃疡、分化型黏膜内癌，病变直径＜ 30mm。

（3）浸润分化型腺癌，无溃疡发生，无淋巴及血行转移，病变直径＜ 30mm。

（4）低分化型黏膜内癌，无溃疡发生，病变直径＜ 20mm。

（5）对于年老体弱，有手术禁忌证或疑有淋巴结转移的黏膜下癌可视为相对适应证。

3. 消化道黏膜下肿瘤（SMT） 指消化道上皮以下组织起源的实体肿瘤，包括平滑肌瘤、间质瘤、脂肪瘤、神经源性肿瘤、类癌、异位胰腺、囊肿、静脉瘤等，对于直径＞ 2cm 的黏膜下隆起需进行 ESD 治疗。

4. 食管病变

（1）Barrett 食管。

（2）早期食管癌：局限在黏膜层和没有淋巴结转移的黏膜下层早期食管癌。

（3）食管癌前病变：直径＜ 2cm 的病灶采用 EMR，直径＞ 2cm 的病灶推荐 ESD 治疗。

（4）食管良性肿瘤：包括息肉、平滑肌瘤、食管乳头状瘤等。

（三）内镜黏膜下剥离术的禁忌证

（1）病变隆起试验阴性（基底部注射生理盐水后局部无明显隆起），提示病变基底部的黏膜下层与基层间有粘连，肿瘤可能已浸润至肌层组织。

（2）心脏或大血管手术后服用抗凝药、血液病、凝血功能障碍者，在凝血功能没有得到纠正前，严禁 ESD 治疗。

二、术前准备

1. 麻醉风险评估 了解麻醉目的，患者用药史，有无服用抗凝药或抗血小板药；有无内镜检查禁忌证；有无心肺疾病及高血压病史，有无年龄过大或身体不适不能做检查者。

2. 实验室及其他检查 常规进行术前检查，如血常规、凝血功能、血生化、心电图、胸部X线片等常规检查。

3. 知情同意 应积极与患者及其家属进行有效沟通，告知无痛内镜下ESD的目的、治疗过程、安全性及其优越性，减轻和消除患者的恐惧心理，介绍成功的病例，稳定情绪，积极配合治疗，签署相关知情同意书。

4. 胃肠道准备 术前一晚进食清淡、易消化食物，术前禁食、禁水。

三、术后管理

1. 休息与运动 严格卧床休息24h，避免大幅活动，观察有无发热、心悸、冷汗、腹痛、便血等感染及出血并发症。

2. 饮食管理 术后禁食48～72h，之后给予温凉流食（米汤、面汤、牛奶等），逐渐过渡到半流食（软面条、粥等），禁食粗糙、辛辣食物，半个月内避免重体力活动，出血且创面较大的患者延长禁食时间，遵医嘱给予营养支持、抗感染、应用制酸药物。

3. 并发症及其处理

（1）出血：多发生于术中或术后24h，操作中黏膜下反复足量注射有助于预防ESD术中出血；剥离过程中，少量渗血可直接用生理盐水或2%去甲肾上腺素溶液冲洗，微小的出血可通过电凝治疗，大血管选用热活检钳烧灼，必要时可使用金属夹进行夹闭治疗。术后常规应用质子泵抑制剂，可有效降低迟发性出血的概率。

（2）穿孔：较小的穿孔可采用金属夹夹闭并留置胃管观察，如穿孔较大内镜不能闭合创面，或同时合并出血，应及时转腹腔镜修补穿孔创面。内镜下金属夹夹闭后的穿孔，经内科保守治疗，如胃肠减压、禁食水和PPI治疗后愈合，极少数较大的穿孔需外科手术治疗。

（3）狭窄：是食管ESD后的主要并发症，也可能见于胃贲门及幽门前区ESD术后，切除病灶的面积及周长与狭窄形成的风险高低有关。ESD术后导致的狭窄可通过应用激素预防，必要时通过食管扩张治疗。

四、出院指导

ESD术中的金属夹会随着创面愈合而自行脱落后排出，向患者做好解释，消除患者顾虑。手术创面会形成溃疡，一般1～2个月后完全愈合，嘱患者定期复查、随访内镜。

术后病理为高级别上皮内瘤变、黏膜内癌、黏膜下层浅层癌有局部残留及复发风险需密切随访。间隔3个月、6个月、12个月、1年、1年、1年共6次随访，必要时行腹部增强CT，如有局部复发及时进行内镜下切除。

第四节 内镜黏膜下挖除术的管理

一、概念

内镜黏膜下挖除术（ESE）是在内镜黏膜下剥离术（ESD）的基础上研究和探索出的

一种新方法。通过内镜直视 + 手术器械切开病变表面的黏膜，充分暴露病变并完整剥离，最后用金属钛夹等缝合创面。在操作过程中患者无须开腹，术后恢复快，腹部不留瘢痕，并且保留了胃的完整性，还能取得良好的疗效。

研究表明，由于胃肠道间质瘤具有潜在恶变风险，因此临床对发现的黏膜下肿瘤均进行手术治疗，以往治疗的方式往往以外科手术或腹腔镜切除为主，但创伤大、住院时间长、术后生活质量低，并对消化道正常功能影响较大，而且胃肠道间质瘤大多来源于固有肌层，ESD 已不能满足完整切除病变的要求。ESE 具有完整切除率高、复发少、操作时间短、创伤小、术后恢复快等优点，已成为内镜下治疗相关疾病的主要方法之一。

ESE 的适应证如下。

（1）肿瘤直径＜ 5cm。

（2）肿瘤呈腔内生长。

（3）影像学证实无远处转移。

（4）超声内镜显示边界清晰、回声均匀的间质瘤可行 ESE。

二、术前准备

1. 麻醉风险评估 了解麻醉目的，患者用药史，有无服用抗凝药或抗血小板药；有无内镜检查禁忌证；有无心肺疾病及高血压病史，有无年龄过大或身体不适不能做检查者。

2. 实验室及其他检查 常规进行术前检查，如血常规、凝血功能、血生化、心电图、胸部 X 线片等常规检查。

3. 知情同意 向患者讲解 ESE 全过程及手术目的、意义、方法，该手术优点及诊疗后可取得效果，可能出现的不适及怎样配合，使患者了解手术必要性、安全性及注意事项。

4. 患者准备 对于上消化道病变患者，术前准备同胃镜检查；对于肠道病变患者，术前准备同肠镜检查。

三、术后护理

1. 病情观察 术后患者顺利返回病房，应严密监测生命体征，观察患者腹部有无压痛、反跳痛、肌紧张等体征，观察患者有无呕血、黑便，警惕术后迟发性出血。

2. 休息与活动 术后当天嘱患者绝对卧床休息，术后 2 ～ 3 天无特殊情况，可适量活动，勿剧烈运动，以免引起术后出血。

3. 饮食护理 术后当天应禁食、禁饮，次日可进食温凉流食，如牛奶、稀饭等。术后 2 ～ 3 天进食高营养、细软且易消化食物，嘱患者要少食多餐，进食时要细嚼慢咽，避免生硬、油炸、辛辣刺激性食物。严禁吸烟饮酒，避免饱餐和暴饮暴食。

4. 术后常规留置胃管的目的及注意事项

（1）引流胃液减轻对创面的刺激与腐蚀。

（2）引流胃内气体，使胃壁塌陷，降低胃壁张力，利于创面愈合。

（3）也可以通过对引流液的观察，判断患者是否发生术后出血及评估出血程度。

（4）注意事项：妥善固定胃管，向患者及其家属解释留置胃管的目的，并保持胃管引流通畅，避免胃管脱出。详细记录引流物的颜色、量及性状。

四、出院指导

（1）生活规律，保证充足的睡眠和休息，缓解疲劳，减轻压力，保持情绪稳定，正确对待疾病。

（2）告知患者饮食要有规律，少食多餐，1个月内进食易消化的细软食物，不宜进食生、冷、硬、刺激性饮食。

（3）出院后遵医嘱用药，并遵医嘱定期复查，观察创面愈合情况及瘢痕形成情况，有无复发。告知患者复查的重要性，定期门诊随诊。

第五节　隧道内镜术的管理

随着内镜检查的普及和超声内镜的使用，位于黏膜固有肌层的食管肿瘤发现率明显增加，对于食管固有肌层肿瘤，以往主要采用外科手术或胸腔镜切除。近年来，随着内镜操作技术的不断提高、配套器械的不断更新，在内镜黏膜下剥离术（ESD）治疗黏膜病变的基础上，产生了隧道技术，即用内镜在消化道黏膜下建立位于黏膜层与固有肌层之间的一条通路，通过该通路进行的黏膜侧、固有肌层侧，穿过固有肌层到消化管腔外的诊疗技术。

一、术前管理

（1）知情同意：实施操作前，术者或主要助手应与患者或家属沟通，告知其操作适应证、目的、替代方案（保守治疗）、可能存在的风险，详细表述术后可能出现的并发症，并由患者或患者指定的委托人签署书面知情同意书。

（2）术前准备：术前积极完善常规检查如血液分析、血型、凝血时间、肝肾功能、心电图、胸部X线片、CT、内镜及病理等检查；嘱患者戒烟戒酒，术前禁食、禁水8h，胃功能减退者禁食、禁水12h，同时指导患者练习床上排便，患者术前1天沐浴更衣，做好卫生处置。

（3）心理护理：内镜黏膜下隧道食管肿瘤剥离术前，患者多伴有焦虑或抑郁情绪，担心不能将病变彻底完整切除，出现并发症等。医护人员对患者进行安慰、疏导，使患者建立治疗信心，减轻不良情绪，预防术中应激反应，使患者以最佳心理状态积极配合治疗。

（4）术前完善胸外科会诊，术中可能会损伤纤维膜而引起纵隔气肿和气胸，必要时请胸外科协助诊治。

（5）建立静脉通路：有利于病情急危重患者的抢救及大手术中快速输血、输液。

（6）器械准备：手术开始前，应妥善准备手术器械、药品，器械应严格消毒，预防术中感染。

二、术中管理

（1）协助患者松解衣领、腰带，取平卧位，注意保护受压部位及保暖，留置静脉通路，协助麻醉医生实施气管内插管麻醉及心电监护，给患者戴上口垫，贴好电极板。

（2）安装高水平消毒后注水胃镜，前端置透明帽。

（3）配制术中所需黏膜下注射液。

（4）准备消毒纱布和无菌生理盐水及注射器。

（5）按手术步骤，顺次放置术中所需无菌器械，协助医生在胃镜插至肿瘤上方建立隧道。

（6）反复进行黏膜下注射，隧道内分离，见肿瘤后，配合医生继续沿肿瘤包膜分离，完整切除瘤体。

（7）术中创面严密止血，夹闭食管黏膜切口前反复用无菌生理盐水冲洗隧道。吸尽液体后，隧道口用钛夹纵行缝合创面。

（8）术中注意观察患者生命体征的变化、气管插管的位置，防止因胃镜的插拔使气管插管移位危及患者生命，经常触摸患者颈部及前胸部，观察有无皮下气肿发生。

（9）术中所用的各种器械均要进行灭菌处理，在交替使用的间隙，所用器械应放在清洁区域内，严格无菌操作，创面严密止血。

三、术后管理

1. 体位与活动 按全身麻醉术后常规护理，给予氧气吸入，床边心电监护，严密监测呼吸、心率、血压、血氧饱和度、体温并记录。术后卧床休息 24h，注意患者完全清醒后给予半卧位，减少酸性胃液反流对病变部位的刺激；患者有呕吐不适时嘱其头偏向一侧，并观察呕吐物的颜色、性状，卧床期间协助其床上大小便，观察有无尿潴留及大便颜色、性状。术后早期活动可以预防术后长期卧床导致的下肢深静脉血栓形成、肺部感染等并发症，但为防止钛夹提早脱落造成的出血、愈合延迟等，术后活动度必须适当，术后第 2 天可适当下床活动，如如厕、洗漱等，逐渐增加活动量，指导患者活动时避免用力或增加腹压的动作，如用力排便、提重物等，防止用力过度造成钛夹提早脱落，2 周内避免过度体力活动。

2. 心理护理 医护人员及家属更要热情细心体贴和关怀患者，转移患者注意力，降低患者紧张度。

3. 饮食管理 隧道内镜技术是将瘤体完整切除后用钛夹将黏膜表面隧道口全部夹闭，食管黏膜创伤小，与传统 ESD 相比，术后禁食时间相对要短（传统 ESD 如无并发症，术后常规禁食 24h）。开始进食时先给予米汤 50 ～ 80ml/ 次，5 ～ 6 次 / 天，进流食 2 天，第 3 天给予半流食，逐渐过渡到软食，嘱患者少食多餐，每天 5 ～ 6 餐，勿食生、冷、油炸、富含粗纤维及刺激性食物。

4. 病情观察 密切观察患者的面色、体温、脉搏、呼吸、血压的变化；有无恶心、呕吐、腹痛、腹胀及压痛、反跳痛等症状和体征。

5. 用药指导 遵医嘱给予质子泵抑制剂抑制胃酸分泌、抗生素预防感染、止血药止血等。术后疼痛剧烈者，可遵医嘱给予镇痛类药物。通过听音乐、转移注意力等缓解疼痛，提升患者的舒适度及依从性。

四、并发症观察及处理

1. 皮下和纵隔气肿 是STER最常见的并发症。在操作过程中隧道内气体容易穿透固有肌层间隙，易引起纵隔及皮下气肿，术后X线检查或体格检查发现有游离气体。可用针筒行皮下抽吸排气处理；若颈部少量皮下气肿，无须特殊处理，气肿自行吸收。

2. 气胸 患者出现呼吸困难、颈部及前胸部皮下有捻发感，通常提示术中纤维膜损伤导致发生气胸。轻度气胸，患者生命体征平稳，无须特殊处理，气胸消退。气胸严重者给予胸腔闭式引流，取半卧位，做好胸腔闭式引流相关护理，指导患者进行有效呼吸功能锻炼。

3. 出血 术后24～48h应给予心电监护，密切监测患者生命体征及外周血氧饱和度的变化，观察胃肠减压引流液量、颜色、性状变化，观察患者有无呕血、便血及大便的颜色、性状，动态监测血常规尤其血红蛋白变化，以便早期发现出血先兆，如有异常，立即通知医师及时处理。

4. 感染 发生高热，则提示术后可能有感染情况发生。密切监测体温情况，及时采取应对措施，保持病室环境清洁、整齐、安静，减少人员探视，避免交叉感染。

5. 穿孔 术后观察有无出现剧烈腹痛、腹胀、腹肌紧张、面色苍白、血压下降等症状，必要时行急诊CT检查，明确是否有穿孔，一旦出现穿孔，可先选择保守治疗，禁食、胃肠减压，应用抗生素，密切观察病情变化，若症状加重，立即给予外科手术治疗。

五、出院指导

（1）术后2周内要吃软、烂、细、无刺激性食物，忌食富含粗纤维食物。

（2）适量活动，避免劳累和受凉，不要做重体力活动。

（3）遵医嘱口服质子泵抑制剂及胃黏膜保护剂4～6周。

（4）术后3个月、6个月、1年复查胃镜，观察创面愈合情况、病变有无残留和复发。

第六节 内镜逆行胰胆管造影术的管理

内镜逆行胰胆管造影（ERCP）是指将十二指肠镜插至十二指肠降部，找到十二指肠乳头，由活检管道内插入造影导管至乳头开口部，注入造影剂后进行X线摄片，以显示胰胆管的技术。自20世纪70年代开始其在国内应用以来，目前已有超过40年的历史，ERCP的成功率也有明显提升，目前我国ERCP的插管成功率可达95%以上，在清除肝外胆管结石、缓解梗阻性黄疸等方面，ERCP已经作为临床的重要治疗手段，其疗效、安全性得到广泛认可。

一、条件与准入

（1）ERCP应在设有消化内科、普外科或肝胆外科、麻醉科、重症监护室、影像科和内镜中心的综合性医院开展，需要多学科协同合作完成。

（2）实施ERCP的操作室应具有较大空间，可以容纳专业设备及相对较多的工作人员。具有性能良好的X线机：推荐ERCP专用的X线机，床头应可调整，旋转范围+90°/–40°，C形臂开口径不小于780mm，深度不小于730mm，最大管电流900mA。具备合乎要求的放射防护设施和心电、血压、脉搏、氧饱和度监护设备，以及供氧、吸引装置、由发电机或电池提供的不间断电力，同时备有规定的急救药品和除颤仪。控制室应有中控双开门，如为单独的ERCP中心，应配备复苏室。

（3）ERCP操作必须备齐以下器械：十二指肠镜、导丝、造影导管、乳头切开刀、取石器、碎石器、扩张探条、扩张气囊、引流管、支架、内镜专用的高频电发生器、注射针和止血夹等。所有器械符合灭菌要求，一次性物品按有关规定处理，常用易损的器械均有备用品。

（4）ERCP由主要操作者、助手及护士协同完成。ERCP项目负责人必须是副主任医师及以上职称者，主要操作者必须由主治医生职称以上、经过正规培训的医生担任。

（5）ERCP的主要操作者及其助手必须参加规范化专业技术培训。

（6）医院保持一定工作量以利于操作者技术水平的提高和工作经验的积累，减少操作风险。

二、术前准备

1. 知情同意 实施ERCP操作前，术者或主要助手与患者或家属沟通，告知其操作适应证、目的、替代方案（保守治疗）、可能存在的风险，详细表述ERCP术后可能出现的并发症，并由患者或患者指定的委托人签署知情同意书。

2. 病情评估 术前充分评估患者的心肺功能、生命体征、有无胰腺基础疾病及ERCP禁忌证、凝血时间、血尿淀粉酶、血小板计数和分类。

3. 心理护理 术前做好解释工作，详细向患者及其家属介绍检查的目的及方法，操作过程中患者配合要求。介绍手术医生及成功案例，指导放松心情，积极配合操作。

4. 一般护理 禁食、禁水8h；常规完善相关辅助检查；询问碘过敏史，准备造影剂及术前用药；患者穿着简单，除去金属物品及取下活动性义齿。

5. 镇静与监护 术前对患者病情及全身状况进行全面评估，根据实际情况选择合适的镇静和麻醉方式，麻醉专业资质的医生实施深度镇静或静脉麻醉，并负责操作过程中麻醉管理与监护。操作过程中，实时监测心电、血压、脉搏及氧饱和度等。

6. 建立静脉通路 建立有效静脉通道，有利于病情急危重患者的抢救及大手术中快速输血、输液，是手术顺利进行的重要保证，也是手术成败的关键环节。

7. 术前讨论 ERCP前进行术前讨论，对于疑难病例建议多学科术前讨论，结合病史、化验检查、影像学资料权衡 ERCP 的获益与风险，制订切实的诊疗方案，并详细书写讨论记录。

三、术中管理

（1）给患者提供一个整洁、安静的环境，促进患者舒适，避免不良因素的刺激。

（2）护士陪同患者进入内镜室，给予心理支持，摆好体位，做好防护安全工作，以防摔伤。

（3）选择合适的导管。

（4）嘱患者咬紧牙垫，进镜时放松喉部，保持呼吸匀称，可缓解恶心、呕吐等不适。

（5）严格执行无菌操作，防止感染。

（6）手术过程中严密观察患者的血压、面色、呼吸、神志变化，如出现异常，立即告知医生。

（7）护士在手术过程中熟悉医生操作步骤，做到配合及时、准确，按要求执行口头医嘱，在确定导管已插入胆管或胰管的前提下，才能推注造影剂。严格掌握推注造影剂的速度，特别是胰管造影，一般每秒 0.2 ～ 0.6ml 为宜，压力、量不宜过大，以免胰管分支过度充盈引起腺泡显影，或注入量太大过浓，而遮盖病变，在推注过程中，如患者出现呻吟、躁动，则考虑为造影剂推注过快。

四、术后管理

（1）操作者及助手及时完成操作报告，操作过程的图片按照相关规定存档管理。

（2）心理护理：医护人员热情细心体贴患者，转移患者注意力，降低患者紧张度。

（3）饮食护理：术后常规禁食、禁饮 24h，术后第 2 天患者无特殊不适，检查未见异常，进食开水、米汤，如无腹痛、腹胀、呕吐，可由半流食、软食过渡到正常饮食。注意给予低脂肪、少渣、低糖、高维生素食物，少量多餐。

（4）病情观察：密切观察患者的面色、体温、脉搏、呼吸、血压的变化；观察有无恶心、呕吐、腹痛、腹胀及压痛、反跳痛、皮肤黄染等症状和体征，观察大便颜色、量、性状及可能排出的结石；术后当天及次日复查血、尿淀粉酶。

（5）用药指导：术后应常规用抗生素 3 天，注意观察有无体温上升，注意化脓性胆管炎的发生，若出现异常，及时报告医生，指导患者遵医嘱按时服药。

（6）鼻胆引流管护理：向患者及家属解释引流的重要性和必要性。妥善固定引流管，避免折曲，保持通畅和有效引流，做好床旁交接，加强巡视，准确记录引流液的颜色、性状、量。

五、并发症观察

1. 急性胰腺炎 严格控制禁食并遵医嘱补充能量，维持水、电解质平衡，重症患者给予吸氧、静脉高营养治疗及应用抑酸剂、生长抑素和广谱抗生素等，定期复查血、尿淀粉酶，胆汁引流不畅者可行十二指肠镜鼻胆管引流术。

2. 出血 对于术前存在慢性肝病疑有凝血功能障碍的患者，应纠正后再行手术。术后严密观察患者有无呕血、黑便、出冷汗，脉搏及血压下降等出血征象。

3. 穿孔 在临床表现早期可出现上腹痛；持续性加重，可向背部放射，X 线透视可发现膈下游离气体。一旦出现穿孔，可先选择保守治疗，禁食、持续胃肠减压，应用抗生素，同时鼻胆管引流，防止胆汁流入腹腔加重腹膜炎，密切观察病情变化，若症状加重，立即进行外科手术治疗。

第七节 胆道子母镜检查与治疗术的管理

经口胆道子母镜（mother-baby peroral choledochofiberscope，PCS）检查是将子镜经母镜活检孔插入胆总管、肝总管及肝内胆管，对胆道疾病在直视下进行诊断、治疗。自 20 世纪 70 年代以来，经口胆道镜的问世实现了对胆管内病变的直视观察，解决了对胆管不明原因狭窄的诊断及胆管困难结石的治疗等临床难题，成了继 ERCP 之后胰胆管疾病诊治的重要手段。

一、适 应 证

1. 诊断方面

（1）ERCP 无法明确的病变。

（2）为明确诊断需行组织病理学检查或细胞学检查者。

2. 治疗方面

（1）直视下行高压电水冲击波或激光碎石。

（2）高位胆管结石行网篮取石。

（3）直视下行机械性碎石。

二、术 前 准 备

（1）检查前常规行心电图、胸部 X 线透视、凝血常规、血生化及相关传染病检查，排除禁忌证。

（2）向患者及家属充分告知检查及治疗的必要性，以及内镜术中或术后可能出现的危险及并发症，取得其理解和同意后签署内镜检查及治疗知情同意书。

（3）麻醉医师与患者谈话并签署麻醉知情同意书。

（4）禁食至少 8h。

（5）常规静脉注射丁溴酸东莨菪碱、地西泮及哌替啶。术前 15min 用 2% ～ 4% 利多卡因或普鲁卡因喷雾或口含进行咽部麻醉。

（6）患者穿着要适合 X 线摄片的要求，不要穿着过多、过厚，去除金属物品或其他影响摄片的衣物等。

（7）咽喉部麻醉与普通上消化道内镜检查相同。

（8）右手前臂建立静脉通路。

（9）病情危重或老年患者，伴有心肺或脑等器官重要疾病者，应进行血氧饱和度、心电及血压监护，必要时吸氧。

三、术中管理

（1）患者进入手术间后由巡回护士与手术医师共同核对患者信息，确认无误后，协助患者平卧于手术床上，双手平放于托手架上固定，保持身体舒适位置，连接心电监护，密切观察生命体征，必要时给予吸氧，精神紧张者给予心理安慰，消除紧张情绪，配合手术。

（2）术前准备：先用普通十二指肠镜行常规乳头切开，一般做中切开较合适，如出现活动性出血，则1周后再行子母镜检查较安全。

（3）必须有2名熟练ERCP技术的内镜医生默契配合，同时应装备X线电视监视及内镜显像仪。

（4）严格执行无菌操作，防止感染。

（5）手术过程中严密观察患者的血压、面色、呼吸、神志变化，如出现异常，应立即告知医生。

四、术后管理

（1）应用广谱抗生素2天，以预防胆管及胰管感染，对ERCP后胰腺炎高危人群应预防性给予抑酸剂及抑制胰腺分泌药物。

（2）禁食及卧床休息2～3天。

（3）术后3h与24h查血清淀粉酶及脂肪酶，含量升高者应复查，直至恢复正常。

（4）观察有无发热、黄疸、急性腹痛等。

（5）心理护理：医护人员及家属更要热情细心体贴和关怀患者，转移患者注意力，降低患者紧张度。

五、并发症观察

1. 高淀粉酶血症及胰腺炎 是最常见的术后并发症，术后3h及术后24h查淀粉酶。若血淀粉酶升高，上腹痛，伴有恶心、呕吐，应立即给予对症处理。

2. 胆道感染 表现为发热、腹痛、黄疸或黄疸加深，右上腹压痛，甚至中毒性休克及败血症等，观察患者有无发热、黄疸、急性腹痛等。

3. 肠穿孔 一般发生于内镜通过十二指肠壶腹及用针状切开刀切开乳头时，应手术处理。

4. 出血 见于剧烈恶心、呕吐致马洛里-魏斯综合征者及乳头肌切开后，内科或内镜治疗多可痊愈。

（潘雪梅）

参考文献

巴荣，科扎瑞克，卡 - 洛克，2014. 内镜逆行胰胆管造影 . 2 版 . 郭学刚，吴开春，译 . 北京：人民军医出版社 .

北京市科委重大项目《早期胃癌治疗规范研究》专家组，柴宁莉，翟亚奇，等，2018. 早期胃癌内镜下规范化切除的专家共识意见（2018，北京）. 中华胃肠内镜电子杂志，5（2）：49-60.

范志宁，李兆申，厉有名，2011. 消化道支架 . 南京：江苏科学技术出版社 .

费格尔，凯夫，2009. 胶囊内镜 . 张澎田，译 . 北京：北京大学医学出版社 .

葛军，华敏，赵冰，等，2020. 内镜下结直肠息肉切除术后复发的危险因素分析 . 中国内镜杂志，26（8）：20-24.

龚均，董蕾，王进海，2017. 实用胃镜学 . 3 版 . 西安：世界图书出版公司 .

国家消化内镜专业质控中心，国家消化系统疾病临床医学研究中心(上海)，国家消化道早癌防治中心联盟，等，2020. 中国内镜黏膜下剥离术相关不良事件防治专家共识意见（2020，无锡）. 中华消化内镜杂志，37（6）：390-403.

国家消化系统疾病临床医学研究中心（上海）国家消化内镜质控中心，中华医学会消化内镜学分会胶囊内镜协作组，上海市医学会消化内镜专科分会胶囊内镜学组，2021. 中国磁控胶囊胃镜临床应用指南（精简版，2021 年，上海）. 中华消化杂志，41（12）：949-963.

赫捷，陈万青，李兆申，等，2022. 中国胃癌筛查与早诊早治指南（2022，北京）. 中国肿瘤，31（6）：401-436.

侯若楠，李玉峰，许素环，等，2017. 国内临床护理路径在内镜下大肠息肉切除术患者中应用效果的 Meta 分析 . 中国实用护理杂志，33（28）：2234-2240.

胡冰，2010. ERCP 临床诊疗图解 . 2 版 . 上海：上海科学技术出版社 .

孔伟迅，李霞，王娟，等，2022. 基于计划行为理论的围手术期干预对 ERCP 联合腹腔镜胆囊切除术患者术后并发症及生活质量的影响 . 中华现代护理杂志，28（23）：3147-3153.

李兆申，许国明，2001. ERCP 基本技术与临床应用 . 济南：山东科技出版社 .

陆星华，2007. 小肠镜临床应用 . 中国消化内镜，1（2）：12-13.

施云星，王广勇，钱慧，等，2019. 侧视内镜联合 X 线置入胃十二指肠及空肠金属支架治疗消化道恶性梗阻的临床观察 . 中国内镜杂志，25（5）：80-83.

王雯，李达周，郑福林，等，2021，消化内镜入门及规范操作 . 北京：化学工业出版社 .

细井董三，2013. 标准胃镜检查 . 汪旭，李昱骥，周建平，译 . 辽宁：辽宁科技出版社 .

谢宇欣，郭键漪，姚欢，等，2020. 消化道良性狭窄的内镜下防治进展 . 医学综述，26（16）：3275-3281.

邢玲，2020. 内镜下高频电切术、氩离子束凝固术及黏膜切除术治疗结肠息肉的有效性和安全性 . 中国内镜杂志，26（12）：29-34.

徐美东，周平红，姚礼庆，2017. 隧道内镜治疗学 . 上海：复旦大学出版社 .

张宏博，毕锋，韩英，等，2004. 上消化道吻合口狭窄原因及内镜球囊扩张疗效分析 . 中华消化内镜杂志，

21（2）：92-95.

张娟娟，汪志明，2021. 经皮内镜下胃 / 空肠造瘘术的临床应用进展 . 医学研究生学报，34（6）：668-672.

郑文棋，林海凤，杨长青，等，2010. 被膜食管支架治疗食管贲门良性狭窄 32 例 . 世界华人消化杂志，8：830-833.

《中华内科杂志》编辑委员会，《中华医学杂志》编辑委员会，《中华消化杂志》编辑委员会，等，2019. 急性非静脉曲张性上消化道出血诊治指南（2018 年，杭州）. 中华消化杂志，3：173-180.

中华医学会，2004. 临床技术操作规范消化内镜学分册 . 北京：人民军医出版社 .

中华医学会麻醉分学会，2022. 中国消化内镜诊疗镇静 / 麻醉的专家共识（2020 版）. 北京：人民卫生出版社 .

中华医学会外科学分会胆道外科学组，2018. 胆道镜临床应用专家共识（2018 版）. 中国实用外科杂志，38（1）：21-24.

中华医学会消化内镜学分会 ERCP 学组，中国医师协会消化医师分会胆胰学组，国家消化系统疾病临床医学研究中心，2018. 中国 ERCP 指南（2018 版）. 中华消化内镜杂志，53（11）：1185-1215.

中华医学会消化内镜学分会，中国医师协会内镜医师分会，北京医学会消化内镜学分会，等，2017. 消化内镜隧道技术专家共识（2017，北京）. 中华胃肠内镜电子杂志，4（4）：145-158.

中华医学会消化内镜学分会 ERCP 学组，中国医师协会消化医师分会胆胰学组，国家消化系统疾病临床医学研究中心，2018. 中国 ERCP 指南（2018 版）. 中华消化内镜杂志，35（11）：777-813.

中华医学会消化内镜学分会超级微创协作组，中国医师协会内镜医师分会，北京医学会消化内镜学分会，2021. 中国贲门失弛缓症诊治专家共识（2020，北京）. 中华消化内镜杂志，38（4）：256-275.

中华医学会消化内镜学分会麻醉协作组，2019. 常见消化内镜手术麻醉管理专家共识 . 中华消化内镜杂志，36（1）：9-19.

中华医学会消化内镜学分会内镜外科学组，中国医师协会内镜医师分会，中国医师协会胰腺病专业委员会，2022. 中国外科 ERCP 医师培训专家共识意见（2022 版）. 中华消化内镜杂志，39（6）：421-429.

中华医学会消化内镜学分会外科学组，中华医学会消化内镜学分会经自然腔道内镜手术学组，中国医师协会内镜医师分会消化内镜专业委员会，等，2023. 中国消化道黏膜下肿瘤内镜诊治专家共识（2023 版）. 中国实用外科杂志，40（4）：253-263.

ASGE Technology Committee，Aslanian HR，Sethi A，et al，2019. ASGE guideline for endoscopic full-thickness resection and submucosal tunnel endoscopic resection. VideoGIE，4（8）：343-350.

Barkun AN，Almadi M，Kuipers EJ，et al，2019. Management of Nonvariceal Upper Gastrointestinal Bleeding: Guideline Recommendations From the International Consensus Group. Ann Intern Med，171（11）：805-822.

Cohen LB，Delegge MH，Aisenberg J，et al，2007. AGA institute review of endoscopic sedation. Gastroenterology，133（2）：675-701.

de Oliveira PV，de Moura DT，Ribeiro IB，et al，2020. Efficacy of digital single-operator chol angioscopy in the visual interpretation of indeterminate biliary strictures：a systematic review and meta-analysis. Surg Endosc，34（8）：3321-3329.

Dumonceau JM，Hassan C，Riphaus A，et al，2012. European Society of Gastrointestinal Endoscopy（ESGE）Guideline Development Policy. Endoscopy，44（6）：626-629.

Homs MY，Steyerberg EW，Eijkenboom WM，et al，2004. Single-dose brachytherapy versus metal stent placement for the palliation of dysphagia from oesophageal cancer：multicentre randomised trial. Lancet，364（9444）：1497-1504.

Irani S，Kozarek RA，2015. Techniques and principles of endoscopic treatment of benign gastrointestinal strictures. Curr Opin Gastroenterol，31（5）：339-350.

Keller R，Flieger D，Fischbach W，et al，2007. Self-expanding metal stents for malignant esophago-gastric obstruction：experience with a new design covered nitinol stent. J Gastrointestin Liver Dis，16（3）：239-243.

Lichtenstein DR，Jagannath S，Baron TH，et al，2008. Sedation and anesthesia in GI endoscopy. Gastrointest Endos，68（5）：815-826.

Ono H，Yao K，Fujishiro M，et al，2021. Guidelines for endoscopic submucosal dissection and endoscopic mucosal resection for early gastric cancer（second edition）. Dig Endosc，33（1）：4-20.

Ponsky JL，2021. Percutaneous endoscopic gastrostomy：after 40 years. Gastrointest Endosc，93（5）：1086-1087.

Riphaus A，Wehrmann T，Weber B，et al，2008. S3 Guideline：sedation for gastrointestinal endoscopy 2008. Endoscopy，46（11）：1298-1330.

Shabanzadeh DM，Sorensen LT，Jorgensen T，2016. A prediction rule for risk stratification of incidentally discovered gallstones：results from a large cohort study. Gastroenterology，150（1）：156-167.

Sun B，Moon JH，Cai Q，et al，2018. Review article：Asia-Pacifific consensus recommendations on endoscopic tissue acquisition for biliary strictures. Aliment Pharmacol Ther，48（2）：38-151.

Tanaka S，Kashida H，Saito Y，et al，2015. JGES guidelines for colorectal endoscopic submucosal dissection/ endoscopic mucosal resection. Dig Endosc，27（4）：417-434.

Walter D，van den Berg MW，Hirdes MM，et al，2018. Dilation or biodegradable stent placement for recurrent benign esophageal strictures：a randomized controlled trial.Endoscopy，50（12）：1146-1155.

Xin L，Liao Z，Jiang YP，et al，2011. Indications，detectability，positive finding，total enteroscopy and complications of diagnostic double-ballon enteroscopy：a systematic review of data over the first decade of use. Gastrointest Endosc，74（3）：563-570.